药物合成及检验综合实训教程

白　影　吴春健　姚梅悦　主编

U0238703

山东大学出版社
·济南·

图书在版编目(CIP)数据

药物合成及检验综合实训教程 / 白影,吴春健,姚梅悦主编.—济南:山东大学出版社,2021.7
ISBN 978-7-5607-7098-7

Ⅰ.①药… Ⅱ.①白… ②吴… ③姚… Ⅲ.①药物化学－有机合成－医学院校－教材②药物－检验－医学院校－教材 Ⅳ.①TQ460.31②R927.1

中国版本图书馆 CIP 数据核字(2021)第 144579 号

策划编辑　唐　棣
责任编辑　李昭辉
封面设计　杜　婕

出版发行　山东大学出版社
社　　址　山东省济南市山大南路 20 号
邮政编码　250100
发行热线　(0531)88363008
经　　销　新华书店
印　　刷　济南巨丰印刷有限公司
规　　格　720 毫米×1000 毫米　1/16
　　　　　24 印张　431 千字
版　　次　2021 年 7 月第 1 版
印　　次　2021 年 7 月第 1 次印刷
定　　价　52.00 元

《药物合成及检验综合实训教程》
编委会

主　　编　　白　影　　吴春健　　姚梅悦

副主编　　贾玉英　　孙　萌

编　　者　（按姓氏笔画排列）

王　莹　齐鲁理工学院

亓　超　齐鲁理工学院

白　影　济南市第五人民医院

孙　萌　济南护理职业学院

吴春健　山东省荣军医院

张　文　齐鲁理工学院

张　琛　齐鲁理工学院

赵西梅　齐鲁理工学院

姚晓萌　齐鲁理工学院

姚梅悦　齐鲁理工学院

前　言

　　药物合成及检验综合实训教程是一门跨专业、跨学科的综合实训课程,该课程主要面向药学及医学检验技术专业的学生开设,意在通过实训,使学生掌握药学及医学检验领域的各种实训原理、方法和技能,锻炼学生分析问题、解决问题的能力。

　　本书共包括三篇,分别是实验指导事项、药物合成综合实训和医学检验综合实训。其中,药物合成综合实训是从药品生产企业从事药品研发、生产、检验等多方面的工作着手,以基础化学学科为基石,融合药学领域的相关综合实训,主要整合了药物化学、药剂学、药物分析三部分内容,并将其分为验证性、综合性和设计性实验项目;医学检验综合实训主要面向医学检验技术专业的学生,涵盖了临床检验基础、微生物学检验、免疫学检验三部分内容,对接临床检验工作科室,即基础临床检验科室、微生物学检验科室、免疫学检验科室,实验项目由基础到设计,层层递进。

　　本书最大的特点就是融合了药学与检验这两个专业的核心课程,同时又设计了相互依托的内容,如微生物学检验中对药敏试验结果的分析,包括不同抗生素选用的内容,还可以对接到药物化学中抗生素性质的鉴定试验,由此产生了学科间的碰撞,可进一步提升学生的科研探索精神。

　　本书在编写过程中参考了国内外新近出版的相关实验教材,结合了主编及参编人员多年的实验教学经验,并调研了兄弟院校的相关实验教学建设情况,在此基础上编写而成。本书的编写工作得到了编委会全体成员的大力支持,在此表示衷心的感谢。由于编写时间紧迫,加之作者水平有限,不足之处在所难免,在此特诚挚地希望广大师生和读者予以批评指正。

编　者

2021 年 3 月

目　录

第一篇　实验指导事项

第二篇　药物合成综合实训

第三篇　医学检验综合实训

第一篇

实验指导事项

第一章　实验目的与实验要求

　　无论做什么实验,首先都要明确实验目的与实验要求。下面就对药物合成及检验综合实训相关实验的实验目的与实验要求进行简要介绍。

一、实验目的

　　药物合成及检验综合实训融合了药学综合实训和检验综合实训两部分内容,涉及药学专业的药物化学、药物分析、药剂学及医学检验技术专业的临床检验基础、微生物学检验、免疫学检验等专业核心课程的实验实训内容。

　　药物化学实训是药学专业必修课程药物化学的重要组成部分,目的是通过实验,加深学生对药物化学的基本理论和基础知识的理解,掌握合成药物的基本方法及对药物进行结构修饰的基本方法,了解拼合原理在药物化学中的应用,进一步巩固学生对有机化学实验的操作技术及有关理论知识的掌握,培养学生理论联系实际、实事求是、严格认真的科学态度与良好的实验习惯。

　　药物分析实训以加深和巩固学生对药物分析理论知识的理解,正确掌握药物分析中的各种方法和基本操作技能为目标,培养学生熟练使用各种分析仪器,全面了解药品检验工作的基本程序;具备独立开展药品质量控制的能力,并初步具备掌握药物分析新方法、新技术的能力;树立高度的责任意识、质量意识和安全意识,形成严肃认真、实事求是的科学态度和工作作风。

　　药剂学实训以突出药剂学理论知识的应用与实际动手能力的培养,强调实用性、应用性为原则,把掌握基本操作、基本技能放在首位,通过实验使学生掌握药物配制的基本操作,会使用常见的衡器、量器及制剂设备,能制备常用的药物制剂,具有一定的分析问题、解决问题和独立工作的能力。这部分实验内容选编了具有代表性的常用剂型的制备及质量评定、质量检查方法,介绍了药剂学实验中常用仪器和设备的应用。

临床检验基础实训以临床检验科室所涉及的检验项目为指导，项目内容以岗位需求为原则，注重实用性和应用性，加强对基本操作技能的培养，实现与临床岗位的无缝连接。通过该实训课程，使学生达到"边做边学"，既巩固所学的理论知识，又掌握临床检验的基本操作技能，从而提升分析问题、解决问题的能力。

微生物学检验实训对接微生物检验科室，坚持面向岗位和实践工作任务需要及"必须、够用"的原则，以突出理论知识的应用，满足岗位能力培养的需求为目的，重点介绍了与微生物检验岗位有关的基本操作技能，进一步帮助学生树立无菌观念和生物安全意识。

免疫学检验实训以抗原抗体反应、免疫细胞检验为基本原理，开设有形态学、机能学等实验项目，面向临床免疫检验科室，旨在加强和巩固学生对课堂上讲授的基本理论的理解和体会，使其学习和掌握免疫学实验的基本操作技术，规范临床检验标准，为今后的实际工作和科研工作打下基础。

二、实验要求

教师在指导开展每个实验时都要认真、负责、严格地要求学生，重视对学生实验能力的培养和基本操作的训练，并将其贯穿于各个具体的实验之中。每个实验既要有完成具体实验内容的教学任务，也要有进行基本操作训练方面的要求。实验教学对人才的培养是全面的，既有实验知识的传授，又有操作技能技巧的训练；既有逻辑思维的启发和引导，又有良好习惯、实验作风和科学工作方法的培养。

对于每一个实验，学生不仅要在原理上搞清、弄懂，而且要在操作上进行严格的训练。还要看到，实验对自己的锻炼和培养是多方面的，要注意从各方面严格要求自己，比如对实验方法、步骤的理解和掌握，对实验现象的观察和分析，就是在培养自己的科学思维和工作方法；又比如保持桌面整洁，仪器摆放有序，污物不能乱扔，就是在培养自己从事科学实验的良好习惯和作风。不能认为这些都是无关紧要的小事而不认真去做，须知，小事是构成大事的基石，人才是在平常的点滴锤炼中逐渐成长起来的。

在实验过程中，要注意做到以下几点：

1.预习

充分预习实验教材是保证做好实验的一个重要环节。预习时，应按每个实验中的"预习要求"来进行，搞清楚实验的目的、内容、有关原理、操作方法及注意事项等，并初步估计每一个反应的预期结果，根据不同的实验及指导教师的要求完成预习报告。对于每个实验后面的"思考题",预习时应认真思考。学生在预习时,应按指导教师的要求写好预习实验报告。

2.提问和检查

实验开始前,由指导教师进行集体或个别的提问和检查,这一方面可以了解学生的预习情况,另一方面可以具体指导学生的学习方法。查问的内容主要是实验的目的、内容、原理、操作、注意事项和预习实验报告等。若发现个别学生准备不够,教师可以停止其进行本次实验,在指定日期另行补做。

3.进行实验

学生应遵守实验室规则,接受教师的指导,按照实验教材上所给出的方法、步骤、要求及药品的用量进行实验。在实验过程中,要细心观察实验现象,如实记录于实验报告中。同时,应深入思考,分析产生此现象的原因。若有疑问,可相互讨论或向教师请教。

4.完成实验报告

实验完毕后,应当堂(或在指定时间内)完成实验报告,由课代表收齐后交给指导教师。教师可给出一些实验的报告格式,供学生书写时参考。实验报告要做到记录清楚,结论明确,文字简练,书写整洁,不合格者教师可退回让学生重写。教师在接收报告时,可以提出实验中的相关问题,对学生进行再次查问。

第二章　实验室工作准则

为了确保实验课的正常进行,培养学生良好的实验作风,需要在实验中遵循一定的实验室工作准则,包括实验室工作规则和实验室安全规则,此外还要掌握实验室发生意外情况时的应急处理方法。

一、实验室工作规则

在实验过程中,学生必须遵守下列实验室工作规则:

1.实验前要认真预习,做好一切准备工作。要求学生通过预习,明确实验目的和实验要求,熟悉实验的基本原理、操作步骤和有关的操作技术,了解实验所需的原料、试剂、仪器和装置,并充分考虑如何防止可能发生的事故和一旦发生事故时采取的处理措施。

2.实验室中应保持安静,不得大声喧哗,严禁在实验室内追逐打闹。进行实验时思想要集中,操作要认真,并要如实地做好实验记录。实验中途不得擅自离开实验室。

3.严格按照要求进行实验,遵守实验室的纪律,服从教师和实验室人员的安排及指导。学生若有新的思路,须得到教师的同意后方可进行。

4.爱护仪器设备,节约用电用水,节约药品材料。公用仪器、原料、试剂和工具应在指定的地点使用,用后立即放回原处。严格控制原料、试剂的用量,破损的仪器应及时报损补充。严禁将实验室的仪器、药品、器材、设备等物品带走。

5.在实验过程中要保持桌面、地面、水槽及仪器的清洁。废弃物与回收试剂等应放到指定的地方,不得乱丢乱倒。实验结束后,应将所有的仪器洗涤干净,并放置整齐,进行安全检查。征得教师的同意后,才能离开实验室。

6.值日生的职责包括负责门窗玻璃、桌面、地面、水槽的清洁,整理公用原料、试剂和器材,清除垃圾,检查水、电、煤气的安全,关好门窗。

二、实验室安全规则

1.熟悉实验室环境,熟悉消防器材及急救药箱的放置地点和使用方法。实验无关人员未经批准不得擅自进入实验室工作区。

2.实验开始前应检查仪器是否完整无损,装置是否正确稳妥,在征得实验指导教师同意后方可开始进行实验。

3.进行实验时,必须身着合适的工作服或防护服,在进行可能接触到血液、体液及其他具有潜在感染性的材料或感染性动物的操作时,应戴上合适的防护设备和手套。

4.实验过程中不得随便离开,要注意反应进行的情况和装置有无漏气、破裂等,并要随时记录每一步实验的所见所闻,记录的内容包括实验时间、实验材料、实验条件、实验现象及各种数据和结果。

5.使用精密仪器及电气设备时,须在装配完毕经检查合格后才能接通电源。要严格按操作规程进行操作,不要用湿手接触电器。电器用完后,应先关闭电源,再进行清理或拆除装置。

6.加热试管时,不能将管口对着自己或别人。

7.蒸馏液体前应加入数粒沸石,以防暴沸而导致实验失败或烫伤。

8.将药品加到容器中时,切勿在容器上方俯视;也不要俯视正在加热的液体,以防热液溅出伤人。

9.在进行有可能发生危险的实验时,要根据具体情况采取必要的安全措施,如戴防护眼镜、面罩、手套等。对反应中产生的有害气体要按规定处理。

10.实验中所用的易燃、易爆、有毒物品不得随意放置或丢弃。实验完成后,产生的废液或残渣必须按要求倒入相应的容器中。

11.如遇意外事故,应保持镇静,不要慌乱,应立即告知教师或实验室人员,采取相应的措施。

三、实验室发生意外情况时的应急处理方法

1.割伤:在实验过程中,若不慎被玻璃割伤,如果伤口较小且无异物,可用水冲洗后涂上碘酊并用消毒纱布包扎;如果伤口较大且伤口内有碎玻璃屑或其他异物,要设法先取出异物,再用绷带扎紧伤口上部,立即送医院就诊。

2.烫伤:发生烫伤时,可用高锰酸钾或苦味酸溶液揩洗灼伤处,再搽上凡士林或烫伤油膏,切勿用水冲洗,更不能把烫起的水疱挑破。

3.化学药品腐蚀伤:发生强酸腐蚀时,应先用大量清水冲洗,再以5%的碳

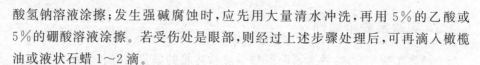

酸氢钠溶液涂擦；发生强碱腐蚀时，应先用大量清水冲洗，再用5％的乙酸或5％的硼酸溶液涂擦。若受伤处是眼部，则经过上述步骤处理后，可再滴入橄榄油或液状石蜡1～2滴。

4.菌液流洒到桌面上：将适量2％～3％的甲酚或0.1％的苯扎溴铵(新洁尔灭)倒于污染面上，浸泡半小时后抹去。若手上有活菌，亦应浸泡于上述消毒液中3 min后，再用肥皂洗涤，最后用自来水清洗。

5.菌液误入口中时应立即吐到消毒容器内，并用1∶1000的高锰酸钾溶液或3％的过氧化氢溶液漱口；同时根据菌种的不同，服用相应的抗菌药物以预防感染。

6.易燃物品(如乙醇、二甲苯等)不准靠近火源，如发生火警险情，须沉着处理，切勿慌张，应立即关闭电闸；切忌用水扑救，可用湿毛巾或沙土等扑灭火苗。

7.对于致病性废弃物，应按其级别做好移交登记，标明危险品的内容和数量，进行回收处理。

第三章 实验课相关人员的职责与要求

一、实验课教师的职责与要求

1.启发教育学生认识实验教学的目的和意义,重视实验课。

2.指导学生按教学大纲和教材的要求,独立而正确地完成各项实验操作。培养学生的实验工作能力,养成良好的实验室工作习惯。

3.及时提示学生,避免发生安全事故。

4.督促、检查学生是否按要求完成了各项实验作业,考核学生的实验成绩。

5.负责组织学生落实实验室的各项管理制度。

6.改进实验教学内容和教学方法,努力提高教学质量。

7.在实验课教学组长的组织领导下,负责向有关实验技术人员提出所需器材的使用计划,指导实验技术人员完成有关的准备工作。

8.实验课教师有权终止未按要求完成实验准备工作或不认真进行实验操作的学生的实验,有权制止任何违反实验室制度的行为。

9.实验课教师要认真备课,在教学中细心观察,耐心指导,严于律己,并认真填写教学记录,以便积累经验,不断提高教学水平。

10.实验课教师对实验教学的目的和要求要有充分的理解和认识,并在教学中通过具体措施予以体现和落实。

11.对实验内容做过哪些钻研(包括预做实验记录),发生过哪些问题,有哪些改进等都要有详细的记录。

12.对实验课中出现的问题,以及对学生实验能力的观察和了解等都要有详细的记录。

13.对学生进行的指导和教育、实验教学的经验和教训等都要有详细的记录。

二、实验技术人员的职责与要求

1.参加实验教学小组的必要备课活动,了解实验教学的目的、要求和每次实验所需要的实验器材。

2.按要求完成实验教学器材的准备和供应工作。

3.负责实验教学器材的保养和管理工作,并能维修一般的小件仪器。

4.有实验课时应值班。

5.负责管理教学实验室,参加编制所需仪器、设备、药品的购置计划。

6.协助实验室主任(或实验课教学组长)搞好实验室建设工作。

7.有技师(工程师)以上职称的实验技术人员可以指导学生的实验,并参加实验教学内容的改革工作。

三、学生的职责与要求

实验课是育人成才的重要教学环节,为提高教学质量,取得良好的实验教学效果,要求学生在实验课上必须做到以下几点:

1.理解实验的教学目的和要求,课前认真阅读教材和有关资料。拟订实验计划,按教师要求做好各项课前准备,否则不能进入实验室做实验。

2.进行实验时,应认真操作,细致观察,注意理论联系实际,用已学的知识判断、理解、分析和解决实验中所观察到的现象和所遇到的问题,注意提高分析问题和解决问题的实际能力。

3.进行各项实验操作时,要认真遵守操作规程,养成良好的实验室工作习惯。

4.依据实验要求,如实而有条理地记录实验现象和所得数据,不得抄袭或弄虚作假。

5.实验完成后,要注意分析讨论造成实验结果好坏的原因,及时总结经验教训,不断提高实验工作能力。要认真书写实验报告,实验报告的字迹要工整,图标要清晰,按时交教师批阅。

6.实验过程及报告不符合要求者,必须重做。

7.注意执行各项安全规定,节约水电、药品和器材,爱护仪器和实验室的各项设备。

8.遵守实验室的各项规章制度,实验课不得迟到或未经允许而早退。

9.要有良好的实验室工作道德,爱护集体,关心他人。

第二篇
药物合成综合实训

第四章　药物化学实训

实验一　药物化学实训基本操作技能

【实验目的】

1.熟悉药物化学实验中所需要的基本操作项目。

2.明确并自觉遵守实验室规则。

3.养成严肃认真的工作态度,增强科学探索的兴趣。

一、普通蒸馏和沸点测定

蒸馏是提纯液体物质和分离混合物的一种常用方法,同时还可以测定液体有机物的沸点,从而定性检验液体的纯度。沸点是液体物质的重要物理常数,纯的液体有机化合物在一定的压力下具有一定的沸点。

【实验原理】

液态物质在一定的温度下具有一定的蒸气压。当液态物质受热时,蒸气压增大,待蒸气压大到与大气压或所给的压力相等时液体沸腾,这时的温度称为液体的沸点(沸程),用"b.p."来表示。液体物质的沸点可以通过常压下普通蒸馏来测定。将液体加热至沸腾,使液体变为蒸气,然后使蒸气冷却再凝结为液体,这两个过程的联合操作称为"蒸馏"。

常压下的普通蒸馏常用于分离、提纯液体物质,以及对液体物质纯度的鉴定。

【实验方法】

1.正确安装蒸馏装置。仪器安装的顺序为自下而上、从左到右,拆卸仪器与其安装顺序相反。蒸馏烧瓶、冷凝管、接液管为蒸馏装置的三个主要部分,要分别固定蒸馏烧瓶、冷凝管和接液管。

2.加沸石的作用为防止暴沸,注意沸石加入的时间和数量。

3.温度计的位置应是温度计水银球上限与蒸馏烧瓶侧管下限在同一水平线上。

4.通冷凝水的方向为下进上出,实验开始时要先通水、后加热。

5.注意沸点的温度(沸程)。根据《中国药典》的规定,以接液管开始馏出第5滴液体算起,至供试品仅剩3~4 mL 或一定比例的容积馏出时为止,这一温度范围为沸程。

6.蒸馏不宜蒸干。如果维持原来的加热程度不再有馏出液蒸出,那么当温度突然下降时,就应停止蒸馏。实验结束时,要先停火、后停水。

7.蒸馏沸点高于140 ℃的物质应使用空气冷凝管。

8.测定沸点时必须做到保持馏出液的蒸出速度为每秒1~2滴;温度计的位置要正确;使用磨砂精密温度计时,要对温度计进行校正;实验时要认真观察,准确读数。

二、减压蒸馏

常压下蒸馏高沸点的液体化合物时,需要加热到很高的温度,而有些高沸点化合物在温度较高时容易发生分解或氧化。显然,此时采用普通蒸馏方法来蒸馏该有机物是不适宜的,采用减压蒸馏便可避免上述现象的发生。减压蒸馏是分离和提纯有机化合物的常用方法之一,特别适用于那些在常压蒸馏时未达沸点即已受热分解、氧化或聚合的物质。

【实验原理】

液体的沸点是指其蒸气压等于外界压力时的温度,因此液体的沸点是随外界压力的变化而变化的。如果用油泵或水泵抽气,使蒸馏系统的压力降低,那么液体的沸点也随之降低。减压蒸馏常用于分离、提纯高沸点液体物质。

【实验方法】

1.正确安装减压蒸馏装置。减压蒸馏装置主要由蒸馏、抽气(减压)、安全保护和测压四部分组成,其中蒸馏部分由蒸馏烧瓶、克氏蒸馏头、毛细管、温度计及冷凝管、接收器等组成。为使系统的密闭性良好,磨口仪器的所有接口部分都必须用真空油脂涂好。

2.减压蒸馏中,毛细管的作用与普通蒸馏中沸石的作用一样,是为了防止液体局部过热而引起暴沸。

3.检查漏气。实验开始之前,要检查系统是否漏气,是否能达到所需的压力。检查方法是旋紧毛细管螺旋夹,关闭安全瓶活塞,然后用泵抽气,观察压力计所示的压力,待压力正常后,慢慢开启安全瓶上的活塞,放进空气,直到压力计所示的压力平衡为止。调节进入毛细管的空气量,使毛细管中有连续均匀的气泡产生,当达到所要求的压力后才进行热水浴。

4.控制蒸馏速度,至符合所要求的压力和沸点时,速度为每秒0.5~1滴。

5.实验结束,先移去热源,再慢慢打开毛细管螺旋夹,并慢慢开启安全瓶活塞,直到压力计所示的压力恢复平衡后,再关闭水泵或油泵,然后拆除其他仪器。

三、萃取和洗涤

萃取和洗涤都是分离和提纯有机化合物时常用的操作方法,是利用物质在不同溶剂中的溶解度不同来进行分离的。萃取是指选用一种溶剂加入某混合溶液中,该溶剂只对混合溶液中的某一种物质有很好的相溶性,而对其他物质不相溶,由此进行提取操作。洗涤和萃取在原理上是一样的,只是操作目的不同:从混合物中提取的物质如果是我们所需要的,这种操作就是萃取;如果是我们所不需要的,这种操作就是洗涤。

【实验原理】

萃取是利用物质在两种不互溶(或微溶)的溶剂中溶解度或分配比的不同,来达到分离、提取、纯化的目的。萃取的方法是基于相分配原理,可以从混合物中分离某一化合物或将其组分逐一分离出来。物质在互不相溶的两相间建立分配平衡,其分配比例取决于该化合物在两相中的相对溶解度。

例如,物质 A 在两种互不相溶的溶剂 X、Y 之间分配,在一定的温度下分配系数 K 为一个常数,可以用下面的方程式进行定量表示:

$$K = \frac{X \text{ 中 A 的浓度}}{Y \text{ 中 A 的浓度}}$$

也可以写成如下的方程式：

$$K = \frac{\text{X 溶剂中 A 的质量}/\text{X 溶剂的体积}}{\text{Y 溶剂中 A 的质量}/\text{Y 溶剂的体积}}$$

从第二个方程式可以看出，当溶剂 X 和 Y 的体积相等时，在溶剂 X 和 Y 中的物质 A 的质量之比就等于 K 值。分配系数 K 也可近似地看成是物质 A 在两种溶剂中的溶解度之比。由于 K 是一个常数，所以当 Y 的体积不变而 X 的体积越大时，溶剂 X 中的 A 物质也就越多。

如果对第一个方程式进行进一步推论可以看出，若用一定体积的溶剂 X 从 Y 的溶液中分离 A 物质，将总体积分几次萃取要比用总体积一次萃取有效得多。

在分液漏斗中进行的液-液萃取是从混合物中分离有机化合物时应用最广泛的方法之一，而且多次萃取比一次萃取效果要好。

【实验方法】

1.分液漏斗的准备和使用

（1）选择容积较液体体积大 1 倍以上的分液漏斗，将活塞擦干，在活塞上涂上润滑脂，插入塞槽内转动使润滑脂均匀分布，看上去透明且转动自如即可。顶塞不能涂润滑脂。

（2）检查分液漏斗的顶塞和活塞处是否严密，以防在使用过程中发生泄漏而造成损失。检查的方法通常是先用水试验，若活塞有滴漏，须擦干后再涂润滑脂，重试一次，直至确认不漏水时方可使用。

（3）分液漏斗的正确使用方法包括振荡、放气、静置、分液等操作：先将分液漏斗倾斜，上口略朝下，右手捏住漏斗上口颈部，并用示指根部压紧顶塞，以免松开。左手捏住活塞，握持活塞的方式既要能防止振荡时活塞转动或脱落，又要便于灵活地旋开活塞，振荡方法如图 4-1-1 所示。振荡后，漏斗仍保持倾斜状态，放出蒸气或产生的气体，使内外压力平衡。振荡数次后，将分液漏斗在铁圈上静置，使乳浊液分层。待分液漏斗内的液体清晰分层后，分离液层。下层液体应经活塞放出，上层液体应从上口倒出。

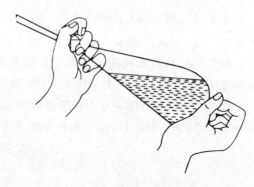

图 4-1-1　振荡分液漏斗

2.萃取操作

萃取操作的基本步骤如下：

(1)将萃取液和萃取剂依次从上口倒入漏斗中,塞紧顶塞。

(2)取下分液漏斗,振摇、放气,重复数次,然后放回铁圈中静置。

(3)待两层液体完全分开后,打开顶塞,分离液层。

(4)合并所有的萃取液(多次萃取时),加入过量的干燥剂干燥。

(5)蒸去溶剂,根据化合物的性质,利用蒸馏、重结晶等方法进行纯化。

四、结晶和重结晶

结晶是将物质由非结晶状通过处理得到结晶状的过程,重结晶是将粗结晶用适当的溶剂处理纯化成较纯的结晶状物质的过程。结晶法是利用物质在热溶剂中的溶解度较大而在冷溶剂中的溶解度较小(即"热溶冷析")的特点,使所需的物质以结晶状态析出,从而达到分离、提纯的目的。

【实验原理】

固体有机物在溶剂中的溶解度一般随温度的升高而增大。将固体有机物溶解在热的溶剂中使之饱和,冷却时由于溶解度降低,有机物又重新析出晶体。重结晶就是利用溶剂对被提纯物质及杂质的溶解度不同,使被提纯物质从过饱和溶液中析出,而让杂质全部或大部分留在溶液中,从而达到提纯的目的。

重结晶只适宜杂质含量在5%以下的固体有机混合物的提纯。对反应粗产物直接进行重结晶是不适宜的,必须先采取其他方法初步提纯,然后再进行重结晶提纯。

【实验方法】

结晶法操作的一般过程为：

1.制备近饱和溶液

一般情况下,所需的成分在混合物中的含量越高越容易结晶,即溶液的浓度高有利于结晶的形成。将已经过适当分离得到的较纯的混合物置于锥形瓶中,加入较需要量略少的适宜溶剂,接上冷凝管,加热至微沸,若混合物未完全溶解,可分次逐渐自冷凝管上端加入溶剂,直至欲结晶的物质刚好完全溶解,制成近饱和溶液。溶剂的用量很关键,过多会损失,过少则会提前在滤纸上析出。

2.趁热滤过

制备好的热溶液需趁热滤过,除去不溶性杂质,注意要避免布氏漏斗在滤过过程中有结晶析出。若热溶液含有色杂质,可加入药用炭煮沸 10 min 脱色后,趁热滤过,过滤时应先用溶剂润湿滤纸,以免结晶析出而阻塞滤纸孔。

3.放冷析晶

结晶在低温下容易形成,但温度要慢慢降低,使结晶慢慢形成,才能得到较大且纯度较高的结晶。若快速降温,则析出结晶虽快,但超过了化合物晶核的形成和分子间定向排列的速度,会导致洁净的颗粒小、纯度低,有时只能得到无定形粉末。

4.抽滤和洗涤

抽滤是用抽气过滤的方法使结晶与溶液分离。瓶中残留的结晶可用少量滤液冲洗并转至布氏漏斗中,将母液抽干,加入少量洗涤液,使结晶润湿后再抽干。

5.干燥

重结晶得到的结晶物质表面还吸附有少量溶剂,可根据结晶物的性质,采用红外灯烘干或真空恒温干燥等措施进行干燥。

【注意事项】

1.对被提纯的成分,应热时溶解度大,冷时溶解度小(即"热溶冷析"),而杂质应冷热均不溶或冷热均易溶。

2.溶剂不能与被提纯的成分起化学反应。

3.溶剂的沸点要适中。

4.选用混合溶剂时,要求低沸点溶剂对被提纯物的溶解度大,而高沸点溶剂对被提纯物的溶解度小。

5.溶剂应廉价易得,毒性低,回收率高,操作安全。

实验二　药物溶解度及熔点测定实训

【实验目的】

1.掌握药物溶解度及熔点的测定方法,以及药物熔点与纯度之间的关系。
2.熟悉《中国药典》中对药物近似溶解度的规定。

【实验原理】

1.药物的溶解度是指在一定的温度下,药物溶解形成饱和溶液时,药物能溶解于溶剂中的最大量。

药物能否溶解于某种溶剂中以及溶解度的大小,主要取决于溶质和溶剂分子间的引力。只有当溶质和溶剂分子间的引力超过溶质分子间的引力时,溶质才可能溶于溶剂中。因此,药物的溶解度与药物本身的分子结构及溶剂的性质和温度等有关。

2.药物的熔点是固体有机药物的一个重要物理常数,其应该与《中国药典》的规定相符合。药物的熔点与其分子结构相关,不同的药物其熔点不同。若药物中含有杂质,则其熔点会显著降低且熔程增大。因此,通过测定熔点可以对药物进行鉴别和检查药物的纯度。

《中国药典》规定,毛细管装供试药品的高度为 3 mm,当传温液的温度上升至较该药品的熔点低 10 ℃时,将毛细管浸入传温液并贴附于温度计上,使毛细管中的药品恰在水银球中部,继续升温,使升温速率为每分钟上升 1.0～1.5 ℃,记录供试品从初熔至全熔时的温度。为了顺利地测定熔点,可先做一次粗测,加热时可以稍快,知道大致的熔点范围后,另装一毛细管样品做精密测定。重复测定3次,取其平均值即得。

初熔是指供试品在毛细管内开始局部液化出现明显液滴时的温度,全熔是指供试品全部液化时的温度。

测定熔融的同时发生分解的供试品时,应调节升温速率,使温度每分钟上升2.5～3.0 ℃;将供试品开始局部液化时(或开始产生气泡时)的温度作为初熔温度,供试品固相消失并全部液化时的温度作为全熔温度。遇到固相消失不明显时,应以供试品分解物开始膨胀上升时的温度作为全熔温度。某些药品无法分辨其初熔及全熔时,可以将其发生状态突变时的温度作为熔点。

【实验材料】

1.试剂

乙醇、乙醚、液体石蜡、苯巴比妥钠、盐酸普鲁卡因、阿司匹林、对乙酰氨基酚、维生素 C、维生素 K、磺胺嘧啶、己烯雌酚。

2.仪器

天平(1/100 感量)、量杯、锥形瓶、毛细管、熔点测定管、酒精灯、试管、烧杯、表面皿、温度计、恒温水浴箱等。

【实验方法】

1.药物在水中溶解度的测定

分别称取苯巴比妥钠、盐酸普鲁卡因、阿司匹林、对乙酰氨基的、磺胺嘧啶各 0.10 g,置于适宜的容器中,依照溶解度测定的一般方法进行操作,记录溶剂(水)的用量。

2.药物在不同溶剂中溶解度的测定

分别称取 0.10 g 维生素 C 和维生素 K 各 3 份,分别置于适宜的容器中并编号,依照溶解度测定的一般方法进行操作,分别记录溶剂水、乙醇和乙醚的用量。

3.纯净药物熔点的测定

取干燥的对乙酰氨基酚和己烯雌酚各 0.10 g,研细,装入适宜的毛细管中,依照熔点测定的一般方法进行操作,记录初熔和全熔的温度。

4.混合物熔点的测定

取干燥的对乙酰氨基酚和己烯雌酚各 0.10 g,混合均匀后装入适宜的毛细管中,依照熔点测定的一般方法进行操作,记录初熔和全熔的温度。

【实验结果】

记录上述实验结果,完成实验报告。

【思考题】

1.影响药物溶解度的因素有哪些?
2.简述药物分子结构与溶解度的关系。

实验三　合成抗感染药和抗生素的性质实训

【实验目的】

1.掌握几种常用合成抗感染药和抗生素的主要理化性质及在定性鉴别上的应用。
2.学会应用药物的理化性质进行药物定性鉴别的方法与基本操作。

【实验原理】

1.盐酸环丙沙星为喹诺酮类药物,分子中的叔胺结构能与丙二酸及醋酸酐显色。

2.磺胺嘧啶(SD)、磺胺甲噁唑(SMZ)一类的药物可发生芳香第一胺类的鉴别反应;利用磺酰氨基氮的酸性,与碱成盐后可被铜离子取代,生成难溶性的铜盐沉淀。

3.甲硝唑能发生芳香性硝基化合物的一般反应。

4.异烟肼的肼基可与香草醛发生缩合反应,生成黄色结晶;其肼基还具有还原性,可被弱氧化剂氧化,如可被氨制硝酸银氧化并有银镜生成。

5.盐酸乙胺丁醇本品的氢氧化钠溶液可与硫酸铜溶液反应,生成深蓝色的络合物(1∶1)。

6.青霉素钠在稀酸溶液中发生电子转移并重排生成青霉二酸,该化合物为不溶于水但可溶于有机溶剂的白色沉淀。

7.在碱性条件下,硫酸链霉素的糖苷键可快速发生水解,水解生成的链霉糖经脱水重排,产生麦芽酚;在微酸性溶液中,麦芽酚与三价铁离子形成紫红色螯合物,此为麦芽酚反应。硫酸链霉素的水解产物链霉胍与8-羟基喹啉乙醇溶液和次溴酸钠溶液反应,显橙红色,此为坂口反应。

8.红霉素的大环内酯结构中的内酯键易断裂,生成有色物质。

9.氯霉素分子中的硝基经氯化钙和锌粉还原成羟胺衍生物,在乙酸钠存在的条件下与苯甲酰氯反应,生成的酰化物在弱酸性溶液中与 Fe^{3+} 形成紫红色的配位化合物。

【实验材料】

1.药品

盐酸环丙沙星、磺胺嘧啶、磺胺甲噁唑、甲硝唑、异烟肼、盐酸乙胺丁醇、青霉素钠、硫酸链霉素、红霉素、链霉素。

2.实验试剂

丙二酸、醋酸酐、乙醇、三氯甲烷、乙醚、丙酮、普通盐酸、稀盐酸、0.1 mol/L的亚硝酸钠溶液、碱性 β-萘酚溶液、0.4%的氢氧化钠溶液、硫酸铜溶液、稀氢氧化钠溶液、10%的香草醛乙醇溶液、氨制硝酸银溶液、硫酸铁铵溶液、次溴酸钠溶液、0.5 mol/L的硫酸溶液、稀乙醇水溶液、1%的氯化钙溶液、锌粉、三氯化铁溶液。

3.仪器

电热恒温水浴锅、试管、药匙、量杯、烧杯、研钵、漏斗。

【实验方法】

1.盐酸环丙沙星

称取盐酸环丙沙星约 50 mg,置于干燥的试管中,加丙二酸约 30 mg,再滴加醋酸酐 10 滴,在水浴中加热 5～10 min,溶液显红棕色。

2.磺胺嘧啶、磺胺甲噁唑

(1)分别向 2 支试管中加入磺胺嘧啶和磺胺甲噁唑各约 50 mg,再各加入稀盐酸 1 mL,必要时缓缓煮沸使固体物质溶解,放冷,各加 0.1 mol/L 的亚硝酸钠溶液数滴,再分别滴加碱性 β-萘酚溶液数滴,生成红色沉淀(视供试品的不同,颜色由橙黄色到猩红色不等)。

(2)取试管 2 支,分别加磺胺嘧啶和磺胺甲噁唑各约 0.1 g,再分别加水和 0.4％的氢氧化钠溶液各 3 mL(勿过量),振摇使溶解,滤过,分别取滤液入 2 支试管中,再分别加入硫酸铜溶液 1 滴,即可生成不同颜色的铜盐沉淀:磺胺嘧啶反应生成黄绿色沉淀,放置一段时间后变为紫色;磺胺甲噁唑反应生成草绿色沉淀。

3.甲硝唑

称取甲硝唑约 10 mg,置于干燥的试管中,加氢氧化钠溶液 2 mL,微热即得紫红色溶液;滴加稀盐酸使呈酸性后即变成黄色,再滴加过量稀氢氧化钠溶液则变成橙红色。

4.异烟肼

(1)称取异烟肼约 0.1 g,置于干燥的试管中,加 5 mL 水溶解后,加 10％的香草醛乙醇溶液 1 mL,摇匀后微热,放冷后即析出黄色结晶。

(2)称取异烟肼约 10 mg,置于干燥的试管中,加 2 mL 水溶解后,再加氨制硝酸银溶液 1 mL,即可产生气泡与黑色混浊,并在试管壁上生成银镜。

5.盐酸乙胺丁醇

称取盐酸乙胺丁醇约 20 mg,置于干燥的试管中,加 2 mL 水溶解后,再加硫酸铜溶液 2～3 滴,摇匀,再加氢氧化钠溶液 2～3 滴,显深蓝色。

6.青霉素钠

称取青霉素钠约 0.1 g,置于干燥的试管中,加 5 mL 水溶解后,再加稀盐酸 2 滴,即生成白色沉淀;此沉淀能在乙醇、三氯甲烷、乙醚或过量的盐酸中溶解。

7.硫酸链霉素

(1)麦芽酚反应:称取硫酸链霉素约 20 mg,加 5 mL 水溶解后,再加氢氧化钠溶液 0.3 mL,置于水浴中加热 5 min,加硫酸铁胺溶液(取硫酸铁胺 0.1 g,加入 0.5 mol/L 的硫酸溶液 5 mL 使之溶解即得)0.5 mL,即显紫红色。

(2)称取硫酸链霉素约 0.5 mg,加 4 mL 水溶解后,再加氢氧化钠溶液 2.5 mL 与 0.1%的 8-羟基喹啉乙醇溶液 1 mL,放冷至约 15 ℃,加次溴酸钠溶液 3 滴,即显橙红色。

8.红霉素

(1)称取红霉素 5 mg,加硫酸 2 mL,缓缓摇匀,即显红棕色。

(2)称取红霉素 3 mg,加丙酮 2 mL 溶解后,再加盐酸 2 mL 即显橙黄色,渐变为紫红色;再加三氯甲烷 2 mL 振摇,可见三氯甲烷层显蓝色。

9.氯霉素

称取氯霉素 10 mg,加稀乙醇 1 mL 溶解后,加入 1%的氯化钙溶液 3 mL 与锌粉 50mg,置于水浴中加热 10 min,倾取上清液,加苯甲酰氯约 0.1 mL,立即强力振摇 1 min,再加三氯化铁溶液 0.5 mL 与三氯甲烷 2 mL,振摇,可见水层显紫红色。

【实验结果】

记录上述实验结果,以"抗生素的化学性质"为题完成实验报告。

【思考题】

1.在青霉素钠的水解试验中,如果加酸过多会发生什么现象?

2.异烟肼与香草醛反应时,如果不生成黄色结晶该怎样处理?

实验四 中枢神经系统药物和周围神经系统药物的性质实训

【实验目的】

1.掌握几种常用中枢神经系统药物和周围神经系统药物的主要理化性质、反应原理及鉴别上的应用。

2.学会应用药物的理化性质进行药物定性鉴别的方法与基本操作。

【实验原理】

1.苯巴比妥为巴比妥类药物,具有丙二酰脲和苯环结构,其相关反应为:

(1)在碳酸钠溶液中与硝酸银溶液作用,生成可溶性的一银盐,加入过量的硝酸银溶液可生成不溶性的二银盐沉淀。

(2)可与亚硝酸钠-硫酸溶液作用,先显橙黄色,后转橙红色;能与甲醛-硫酸试剂作用,交界面产生玫瑰红色。

(3)在吡啶溶液中与铜吡啶溶液作用生成紫色沉淀,在碱性条件下加热水解生成氨气。

2.地西泮为苯二氮䓬类药物,具有内酰胺及亚胺的结构,其相关反应为:

(1)在酸或碱性溶液中受热易水解,水解产物无芳香第一胺结构。

(2)溶于硫酸后,在紫外线灯(波长 365 nm)下检视,显黄绿色荧光。

(3)遇碘化铋钾溶液即产生橙红色沉淀,放置一段时间后颜色加深。

3.艾司唑仑为苯二氮䓬类药物,具有内酰胺及亚胺结构,其相关反应为:

(1)在酸或碱性溶液中受热易水解,水解产物含有芳香第一胺结构,可发生重氮化-偶合反应。

(2)溶于硫酸后,在紫外线灯(波长 365 nm)下检视,显天蓝色荧光。

4.向苯妥英钠的水溶液中加入氯化汞溶液可生成白色沉淀,在氨溶液中不溶;苯妥英钠在吡啶溶液中与铜吡啶溶液作用生成蓝色沉淀。

5.盐酸氯丙嗪分子结构中的吩噻嗪环易被氧化,水溶液遇氧化剂时氧化变色;加硝酸后显红色,渐变为淡黄色;与三氯化铁溶液反应显红色。

6.盐酸吗啡为生物碱类药物,可与生物碱显色剂反应,其相关反应为:

(1)与甲醛硫酸溶液反应显蓝紫色,即马奎斯(Marquis)反应。

(2)与钼硫酸溶液反应显紫色,继而变为蓝色,最后变为棕绿色,即弗罗德(Frohde)反应。

(3)盐酸吗啡易氧化,与铁氰化钾溶液反应显蓝绿色。

7.盐酸哌替啶的分子结构中含有哌啶环,显生物碱的性质,可与三硝基苯酚生成黄色结晶性沉淀;与碳酸钠溶液作用析出游离哌替啶,为油滴状物。

8.吡拉西坦的水溶液加入高锰酸钾溶液和氢氧化钠溶液后呈紫色,渐变成蓝色,最后呈绿色。

9.溴新斯的明具有氨基甲酸酯结构,与氢氧化钠溶液共热时,酯键可水解生成间二甲氨基苯酚钠及二甲氨基甲酸钠,前者可与重氮苯磺酸溶液发生偶合反应生成红色偶氮化合物。溴新斯的明为溴化物,与硝酸银溶液反应可生成淡黄色的凝乳状沉淀,此沉淀微溶于氨溶液而不溶于硝酸。

10.硫酸阿托品具有酯结构,可水解生成莨菪酸,发生维他立(Vitali)反应,即与发烟硝酸共热水解生成的莨菪酸发生硝基化反应,生成三硝基衍生物;遇氢氧化钾的乙醇溶液后,分子内双键重排,生成醌型物,初显紫堇色,继而变为暗红色,最后颜色消失。硫酸阿托品的游离体因碱性较强,与氯化汞作用可析出黄色氧化汞沉淀,加热后转变成红色。

11.肾上腺素含有邻苯二酚结构,具有较强的还原性。其稀盐酸溶液加过氧化氢溶液后煮沸即可显血红色;遇三氯化铁溶液即可显翠绿色,加氨溶液即变紫色,最后变为紫红色。

12.盐酸麻黄碱含有氨基醇结构,其水溶液与碱性硫酸铜溶液作用可生成蓝紫色配合物,加乙醚振摇后放置,乙醚层即显紫红色,水层变成蓝色。

13.重酒石酸去甲肾上腺素的水溶液加三氯化铁溶液即显翠绿色,再缓缓加入碳酸氢钠溶液即显蓝色,最后变成红色;重酒石酸去甲肾上腺素加酒石酸氢钾的饱和溶液溶解后,加碘溶液放置,再加硫代硫酸钠溶液,溶液为无色或仅显微红色或淡紫色。重酒石酸去甲肾上腺素含有酒石酸,加 10% 的氯化钾溶液可析出酒石酸氢钾结晶性沉淀。

14.马来酸氯苯那敏含有马来酸结构和不饱和双键,加稀硫酸及高锰酸钾溶液后红色褪去;另外其分子结构中还含有叔胺结构,当与枸橼酸-醋酐溶液在水浴中加热时呈紫红色。

15.富马酸酮替芬加硫酸即显橙黄色,加水后橙黄色消失。富马酸酮替芬分子中含有酮基,加二硝基苯肼溶液后置于水浴中加热,溶液可产生红色絮状沉淀。富马酸酮替芬分子中的富马酸为不饱和酸,加碳酸钠溶液和高锰酸钾溶液后红色即褪去,产生棕色沉淀。

16.盐酸普鲁卡因含有酯结构,其水溶液加氢氧化钠溶液后游离,析出普鲁卡因白色沉淀;加热酯水解,产生二乙氨基乙醇(蒸气使红色石蕊试纸变蓝)和对氨基苯甲酸钠;放冷后加盐酸酸化,即析出对氨基苯甲酸白色沉淀,此沉淀能在过量的盐酸中溶解。盐酸普鲁卡因的分子结构中还含有芳香第一胺结构,在稀盐酸中可与亚硝酸钠生成重氮盐;加碱性 β-萘酚溶液发生偶合反应,生成红色的偶氮化合物。

17.盐酸利多卡因具有叔胺结构,其水溶液加三硝基苯酚溶液即产生复盐沉淀;盐酸利多卡因的水溶液加硫酸铜和碳酸钠溶液即显蓝紫色,加三氯甲烷振摇后放置,三氯甲烷层显黄色。

【实验材料】

1.药品

苯巴比妥、地西泮、艾司唑仑、苯妥英钠、盐酸氯丙嗪、盐酸吗啡、盐酸哌替啶、吡拉西坦、溴新斯的明、硫酸阿托品、肾上腺素、盐酸麻黄碱、重酒石酸去甲肾上腺素、马来酸氯苯那敏、富马酸酮替芬、盐酸普鲁卡因、盐酸利多卡因。

2.溶液

硫酸溶液、亚硝酸钠溶液、甲醛溶液、碳酸钠溶液、硝酸银溶液、吡啶溶液(1→10)、铜吡啶溶液、10%的氢氧化钠溶液、红色石蕊试纸、盐酸溶液(1→2)、0.1 mol/L的亚硝酸钠溶液、碱性β-萘酚溶液、氯化汞溶液、氨溶液、硝酸溶液、三氯化铁溶液、甲醛硫酸溶液、钼硫酸溶液、稀铁氰化钾溶液、乙醇、三硝基苯酚溶液、稀盐酸、氯酸钾、稀氢氧化钠溶液、碘溶液、20%的氢氧化钠溶液、重氨苯磺酸溶液、发烟硝酸、氢氧化钾、氯化钡溶液、盐酸溶液(9→1000)、过氧化氢溶液、硫酸铜溶液、乙醚、三氯甲烷、酒石酸氢钾的饱和溶液、碘溶液、硫代硫酸钠溶液、10%的氯化钾溶液、枸橼酸-醋酸酐溶液、稀硫酸、高锰酸钾溶液、二硝基苯肼溶液、硫酸铜溶液。

3.仪器

电热恒温水浴锅、试管、药匙、量杯、烧杯、研钵、漏斗、电热套、试管夹、蒸发皿、紫外线灯。

【实验方法】

1.苯巴比妥

(1)取待测样品约10 mg,加硫酸2滴与亚硝酸钠约5 mg,混合后即显橙黄色,随即转橙红色。

(2)取待测样品约50 mg置于试管中,加甲醛溶液1 mL,加热煮沸,冷却后沿管壁缓缓加入硫酸0.5 mL,使分成上、下两个液层,置于水浴中加热,交界处显玫瑰红色。

(3)取待测样品约0.1 g,加碳酸钠溶液1 mL和水10 mL,振摇2 min,滤过;滤液中逐滴加入硝酸银溶液,即生成白色沉淀;振摇,沉淀即溶解;继续滴加过量硝酸银溶液,沉淀不再溶解。

(4)取待测样品约50 mg,加吡啶溶液(1∶10稀释)5 mL,溶解后加铜吡啶溶液1 mL,即生成紫色沉淀。

(5)取待测样品约50 mg,加10%的氢氧化钠溶液2 mL,加热煮沸,产生的气体能使湿润的红色石蕊试纸变蓝。

2.地西泮

(1)取待测样品约 10 mg,加盐酸(1→2)10 mL,置于水浴中缓缓煮沸 15 min,放冷,加 0.1 mol/L 的亚硝酸钠溶液 4~5 滴,充分振摇,再滴加碱性 β-萘酚溶液数滴,不生成红色偶氮沉淀。

(2)取待测样品约 10 mg,加硫酸 3 mL,振摇使之溶解,在紫外线灯(波长 365 nm)下检视,显黄绿色荧光。

3.艾司唑仑

(1)取待测样品约 10 mg,加盐酸溶液(1→2)15 mL,缓缓煮沸 15 min,放冷,加 0.1 mol/L 的亚硝酸钠溶液 4~5 滴,充分振摇,滴加碱性 β-萘酚溶液,即产生橙红色沉淀,放置一段时间后橙红色逐渐变暗。

(2)取待测样品约 1 mg,加硫酸 1~2 滴,在紫外线灯(波长 365 nm)下检视,显天蓝色荧光。

4.苯妥英钠

取待测样品约 0.1 g,加水 2 mL 溶解后,加氯化汞溶液数滴,即生成白色沉淀,沉淀在氨溶液中不溶解。

5.盐酸氯丙嗪

(1)取待测样品约 10 mg,加水溶解后,加硝酸 5 滴,即显红色,渐变为淡黄色。

(2)取待测样品约 10 mg,加水溶解后,加三氯化铁溶液数滴,即显红色。

6.盐酸吗啡

(1)取待测样品约 1 mg,加甲醛硫酸溶液 1 滴,即显紫堇色。

(2)取待测样品约 1 mg,加钼硫酸溶液 0.5 mL,即显紫色,继而变为蓝色,最后变为棕绿色。

(3)取待测样品约 1 mg,加水溶解后,加稀铁氰化钾溶液 1 滴,即显蓝绿色。

7.盐酸哌替啶

(1)取待测样品约 50 mg,加乙醇 5 mL 溶解后,加三硝基苯酚的乙醇溶液(1→30)5 mL,振摇,即生成黄色结晶性沉淀;放置一段时间后滤过,沉淀用水洗净后,在 105 ℃下干燥 2 h,测定熔点为 188~191 ℃。

(2)取待测样品约 50 mg,加水 5 mL 溶解后,加碳酸钠溶液 2 mL,振摇,即生成油滴状物。

(3)取待测样品约 10 mg,加甲醛硫酸溶液 1 滴,即显橙红色。

8. 吡拉西坦

取待测样品 0.1 g,置于点滴板上,加水数滴溶解,再加高锰酸钾溶液和氢氧化钠溶液各 1 滴,搅匀后静置,溶液呈紫色,渐变成蓝色,最后呈绿色。

9. 溴新斯的明

(1)取待测样品约 1 mg,置于蒸发皿中,加 20%的氢氧化钠溶液 1 mL 与水 2 mL,置于水浴中蒸干,再加水 1 mL 溶解后放冷,加重氮苯磺酸溶液 1 mL,即显红色。

(2)取待测样品 0.5 g,加水 10 mL 溶解,取该溶液 2 mL,滴加硝酸银溶液,即生成淡黄色凝乳状沉淀;分离沉淀,沉淀能在氨溶液中微溶,但在硝酸中几乎不溶。

若供试品为溴新斯的明片,可取待测样品的细粉适量(约相当于溴新斯的明 0.1 g),用乙醇浸渍数次,每次 10 mL,合并乙醇液,滤过,滤液置于水浴中蒸干,进行溴新斯的明项下的鉴别项试验,显相同的反应。

10. 硫酸阿托品

(1)取待测样品约 10 mg,加发烟硝酸 5 滴,置于水浴中蒸干,得黄色残渣,放冷,加乙醇 2～3 滴湿润,再加固体氢氧化钾 1 小粒,即显深紫色。

(2)取待测样品约 10 mg,加氯化汞溶液,可析出黄色氧化汞沉淀,加热后转变成红色。

(3)取待测样品 0.5 g,加水 10 mL 溶解,取该溶液 2 mL,滴加氯化钡溶液,即生成白色沉淀;分离沉淀,沉淀在盐酸或硝酸中均不溶解。

11. 肾上腺素

(1)取待测样品约 2 mg,加盐酸溶液(9→1000)2～3 滴溶解后,加水 2 mL 与三氯化铁溶液 1 滴,即显翠绿色;再加氨溶液 1 滴,即变紫色,最后变成紫红色。

(2)取待测样品 10 mg,加盐酸溶液(9→1000)2 mL 溶解后,再加过氧化氢溶液 10 滴,煮沸,即显血红色。

12. 盐酸麻黄碱

(1)取待测样品约 10 mg,加水 1 mL 溶解后,加硫酸铜溶液 2 滴与 20%的氢氧化钠溶液 1 mL,即显蓝紫色;加乙醚 1 mL,振摇后静置,乙醚层显紫红色,水层变成蓝色。

(2)取待测样品约 10 mg,加水 1 mL 完全溶解后,先加氨溶液使呈碱性,将析出的沉淀滤过除去。取滤液,加硝酸使呈酸性,再加硝酸银溶液,即生成白色凝乳状沉淀;分离沉淀,沉淀加氨溶液溶解,再加硝酸,沉淀复生成。

13.重酒石酸去甲肾上腺素

(1)取待测样品约 10 mg,加水 1 mL 溶解后,加三氯化铁溶液 1 滴,振摇,即显翠绿色;再缓缓加入碳酸氢钠溶液,即显蓝色,最后变成红色。

(2)取待测样品约 1 mg,加酒石酸氢钾的饱和溶液 10 mL 溶解后,加碘溶液 1 mL,放置 5 min 后,加硫代硫酸钠溶液 2 mL,溶液为无色,或仅显微红色或淡紫色(注意与肾上腺素的区别)。

(3)取待测样品约 50 mg,加水 1 mL 溶解后,加 10% 的氯化钾溶液 1 mL,在 10 min 内应析出结晶性沉淀。

14.马来酸氯苯那敏

(1)取待测样品约 10 mg,加枸橼酸-醋酸酐溶液 1 mL,置于水浴中加热,即显红紫色。

(2)取待测样品约 20 mg,加稀硫酸 1 mL,滴加高锰酸钾溶液,红色即消失。

15.富马酸酮替芬

(1)取待测样品约 5 mg,加硫酸 1 滴,即显橙黄色,加水 1 mL,橙黄色消失。

(2)取待测样品约 5 mg,加二硝基苯肼溶液 1 mL,置于水浴中加热,溶液产生红色絮状沉淀。

(3)取待测样品约 0.1 g,加碳酸钠溶液 5 mL,振摇后滤过,取滤液,滴加高锰酸钾溶液 4 滴,红色即褪去,产生棕色沉淀。

16.盐酸普鲁卡因

(1)取待测样品约 50 mg,加稀盐酸 1 mL,振摇使之溶解,加 0.1 mol/L 的亚硝酸钠溶液数滴,再加碱性 β-萘酚溶液数滴,即生成红色沉淀。

(2)取待测样品约 0.1 g,加水 2 mL 溶解后,加入 10% 的氢氧化钠溶液 1 mL,即生成白色沉淀,加热后变为油状物;继续加热,产生的蒸气能使湿润的红色石蕊试纸变为蓝色;加热至油状物消失后放冷,加盐酸酸化,即析出白色沉淀。

(3)取待测样品约 10 mg,加水 2 mL 完全溶解后,加稀硝酸 1 mL,再加硝酸银溶液,即生成白色凝乳状沉淀;分离沉淀,沉淀加氨溶液即溶解,再加硝酸后沉淀复生成。

17.盐酸利多卡因

取待测样品 0.2 g,加水 20 mL 溶解后,照下述方法进行实验:

(1)取上述溶液 10 mL,加三硝基苯酚溶液 10 mL,即生成沉淀。

(2)取上述溶液 2 mL,加硫酸铜溶液 0.2 mL 与碳酸钠溶液 1 mL,即显蓝紫色;加三氯甲烷 2 mL,振摇后放置,三氯甲烷层显黄色。

(3)取上述溶液 5 mL,加稀硝酸 1 mL,再加硝酸银溶液,即生成白色凝乳状沉淀;分离沉淀,沉淀加氨溶液即溶解,再加硝酸后,沉淀复生成。

【实验结果】

记录各药物的化学反应结果,完成实验报告。

【思考题】

1.如何用化学方法将苯巴比妥与苯妥英钠区分开?

2.如何用化学方法将地西泮与艾司唑仑区分开?

3.能发生 Vitali 反应的药物具有怎样的分子结构特点?举例说明能发生该反应的有哪些药物。

4.肾上腺素与盐酸麻黄碱在分子结构上有什么不同?怎样鉴别它们?

5.如何区别盐酸普鲁卡因和盐酸利多卡因?

实验五　药物的氧化变质实训

【实验目的】

1.掌握不同结构的药物发生氧化反应的原理。

2.了解外界因素对氧化反应的影响。

3.认识防止药物发生氧化反应所采取的措施的重要性。

【实验原理】

1.药物的自动氧化是指药物在空气中被氧气自发引起的游离基链式反应,能发生自动氧化反应的官能团主要有以下几类:

(1)含有不饱和碳-碳双键结构的药物易被氧化。

(2)结构中含有酚羟基的药物均易被氧化;含酚羟基结构的数量越多,越易被氧化;在碱性条件下更易被氧化,氧化产物多为有色化合物。

(3)含芳香第一胺结构的药物易被氧化成有色的醌型化合物、偶氮化合物或氧化偶氮化合物。

(4)具有脂肪性或芳香性巯基的药物均有还原性,因硫原子的电负性小于氧原子,易失去电子,故巯基比酚羟基或醇羟基更易被氧化。

(5)其他醛类药物由于含有醛基,也能在一定的条件下被氧化成酸。醇羟基通常情况下还原性较弱,但具有连烯二醇结构的药物其还原性将增强。此外,吩噻嗪类药物也易被氧化,母核结构可被氧化为醌型化合物和亚砜。

2.影响药物自动氧化的外界因素主要有以下几类:

(1)氧的影响:氧是药物发生自动氧化反应的必需条件,故能够发生自动氧化的药物应尽可能地避免和氧接触。

(2)光线的影响:光线能促进药物的自动氧化,其原因主要是光能使氧分子由基态转变为激发态,成为活性氧,促进自由基的形成。一般情况下,为了避免药物受光的影响,通常将药物贮存于有色玻璃容器或避光容器中。

(3)金属离子的影响:金属离子主要是来自原料、辅料、容器、溶剂等,它们以微量杂质的形式存在于药物之中,常见的有 Cu^{2+}、Fe^{2+}、Pb^{2+}、Mn^{2+} 等,这些金属离子可以促进药物的自动氧化。因此,为避免金属离子的影响,常在药物中加入适量的金属配合剂,如乙二胺四乙酸二钠(EDTA-2Na),以减少自由金属离子的含量,从而增加药物的稳定性。

(4)温度的影响:一般情况下,若温度升高,则化学反应速率加快,因此易发生自动氧化的药物应在生产和贮存过程中选择适当的温度条件,以防止自动氧化反应的发生。

(5)溶液酸碱性的影响:药物的自动氧化反应受溶液酸碱性的影响,而且有些药物的自动氧化反应需要 H^+ 或 OH^- 的参与。对氨基水杨酸钠经氧化脱羧后生成间氨基酚,间氨基酚可进一步氧化成红棕色的醌型化合物。盐酸异丙肾上腺素或重酒石酸去甲肾上腺素分子中具有邻苯二酚结构,易被氧化成不同颜色的醌型化合物。维生素 C 分子中含有连烯二醇结构,极易被氧化成黄色的糠醛。盐酸氯丙嗪分子中具有吩噻嗪环结构,可被氧化成红色的醌型化合物。

【实验材料】

1.药品

对氨基水杨酸钠、盐酸异丙肾上腺素或重酒石酸去甲肾上腺素、维生素 C、盐酸氯丙嗪等。

2.实验试剂

3%的过氧化氢溶液、2%的亚硫酸钠溶液、硫酸铜溶液、0.05 mol/L 的乙二胺四乙酸二钠溶液等。

【实验方法】

1.溶液的配制:分别将对氨基水杨酸钠 0.5 g、盐酸异丙肾上腺素或重酒石酸去甲肾上腺素 0.5 g、维生素 C 0.25 g、盐酸氯丙嗪 50 mg 置于 50 mL 的锥形瓶中,加水 30 mL 振摇,使其溶解。用移液管将 4 种药品的溶液各取出 5 mL,加入具塞的试管中(分成 5 份,每份 1 mL),将每种药品的试管编号为 1~5 号备用。

2.将上述 4 种药品的 1 号试管同时去掉塞子,在空气中置于日光下直晒,观察并记录各药品的颜色变化。

3.将上述 4 种药品的 2 号试管分别加入 3‰ 的过氧化氢溶液 1 mL,同时放于沸水浴上加热,观察并记录各药品在 5 min、20 min 和 60 min 时的颜色变化。

4.将上述 4 种药品的 3 号试管分别加入 2‰ 的亚硫酸钠溶液 2 mL 后,再分别加入 3‰ 的过氧化氢溶液 1 mL,同时置于沸水浴上加热,观察并记录各药品在 5 min、20 min 和 60 min 时的颜色变化。

5.将上述 4 种药品的 4 号试管分别加入硫酸铜溶液 2 滴,观察并记录各药品的颜色变化。

6.将上述 4 种药品的 5 号试管分别加入 0.05 mol/L 的乙二胺四乙酸二钠溶液 2 mL 后,再分别加入硫酸铜溶液 2 滴,观察并记录各药品的颜色变化。

【实验结果】

记录实验结果,撰写实验报告。

【思考题】

在上面的操作步骤 4 中,若在加入 2‰ 的亚硫酸钠溶液 2 mL 之前,先加入适量的盐酸,实验最后还会出现相同的现象吗? 为什么?

实验六　阿司匹林的合成

【实验目的】

1.掌握酯化反应和重结晶的原理及基本操作。
2.熟悉阿司匹林的合成原理。

3.学会搅拌器等装置的安装及使用方法。

【实验原理】

阿司匹林为解热镇痛药,用于治疗伤风、感冒、头痛、发烧、神经痛、关节痛及风湿病等。近年来,又有研究证明其具有抑制血小板凝聚的作用,使得该药的治疗范围又进一步扩大到了预防血栓形成和治疗心血管疾病。阿司匹林的化学名为"2-乙酰氧基苯甲酸",其化学结构式如下:

$$\text{OCOCH}_3 \quad \text{COOH}$$

阿司匹林为白色针状或板状结晶,熔点为 $135\sim140$ ℃,易溶于乙醇,可溶于氯仿、乙醚,微溶于水。

阿司匹林的合成路线如下:

$$\text{OH, COOH} + (CH_3CO)_2O \xrightarrow[\triangle]{H_2SO_4} \text{OCOCH}_3, \text{COOH} + CH_3COOH$$

【实验材料】

1.实验仪器

三颈瓶、搅拌器、球形冷凝管、烧杯、圆底烧瓶、抽滤瓶、电子天平、温度计、布氏漏斗、玻璃棒、胶头滴管、试管、药匙。

2.实验试剂

水杨酸、浓硫酸、醋酸酐、无水乙醇、冰醋酸、三氯化铁溶液。

【实验方法】

1.酯化

在装有搅拌棒及球形冷凝器的 100 mL 三颈瓶中,依次加入水杨酸 10 g,醋酸酐 14 mL,浓硫酸 5 滴。开动搅拌器,置于油浴中加热,待浴温升至 70 ℃时,维持在此温度反应 30 min。停止搅拌,稍冷后将反应液倾入 150 mL 冷水中,继续搅拌至阿司匹林全部析出。抽滤,用少量稀乙醇洗涤,压干,得粗品。

2.精制

将所得粗品置于附有球形冷凝器的 100 mL 圆底烧瓶中,加入 30 mL 乙醇,于水浴上加热至阿司匹林全部溶解,稍冷后加入药用炭回流脱色 10 min,趁热抽滤。将滤液慢慢倾入 75 mL 热水中,自然冷却至室温,析出白色结晶。待结晶析出完全后,抽滤,用少量稀乙醇洗涤,压干,置于红外灯下干燥(干燥时以温度不超过 60 ℃为宜),测熔点,计算收率。

3.水杨酸限量检查

取阿司匹林 0.1 g,加 1 mL 乙醇溶解后,加冷水适量,制成 50 mL 溶液。然后立即加入 1 mL 新配制的硫酸铁铵稀溶液,摇匀,30 s 内显色,与对照液比较,颜色不应更深(0.1%)。

对照液的制备:精密称取水杨酸 0.1 g,加少量水溶解后,再加 1 mL 冰醋酸,摇匀;加冷水适量,制成 1000 mL 溶液,摇匀。精密吸取 1 mL 所配溶液,加入 1 mL 乙醇、48 mL 水及 1 mL 新配制的硫酸铁铵稀溶液,摇匀。

硫酸铁铵稀溶液的制备:取 1 mL 盐酸(1 mol/L)和 2 mL 硫酸铁铵指示液,加冷水适量,制成 1000 mL 溶液,摇匀。

4.结构确证

所得产物进行结构确证的方法有红外吸收光谱法、标准物薄层色谱(TLC)对照法和核磁共振光谱法。

【实验结果】

称量并记录实验结果,计算得率。

【思考题】

1.向反应液中加入少量浓硫酸的目的是什么?是否可以不加?为什么?

2.本反应可能发生那些副反应?产生哪些副产物?

3.阿司匹林精制时选择溶媒依据什么原理?为何滤液要自然冷却?

实验七 扑炎痛的合成

【实验目的】

1.通过乙酰水杨酰氯的制备,了解氯化试剂的选择及操作中的注意事项。

2.通过本实验了解拼合原理在化学结构修饰方面的应用。

3.通过本实验了解肖顿-鲍曼(Schotten-Baumann)酯化反应的原理。

【实验原理】

扑炎痛为一种新型解热镇痛抗炎药,是由阿司匹林和扑热息痛经拼合原理制成,它既保留了原药的解热镇痛功能,又降低了原药的毒性不良反应,并有协同作用。扑炎痛适用于急、慢性风湿性关节炎,风湿痛,感冒发烧,头痛及神经痛等。扑炎痛化学名为"2-乙酰氧基苯甲酸-乙酰胺基苯酯",其化学结构式如下:

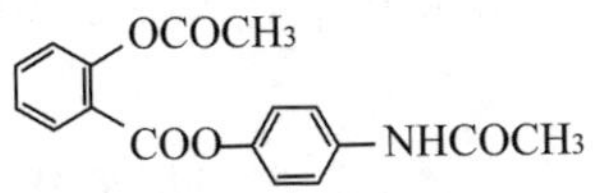

扑炎痛为白色结晶性粉末,无臭无味,熔点为 174～178 ℃,不溶于水,微溶于乙醇,溶于氯仿、丙酮扑炎痛的化学合成路线如下:

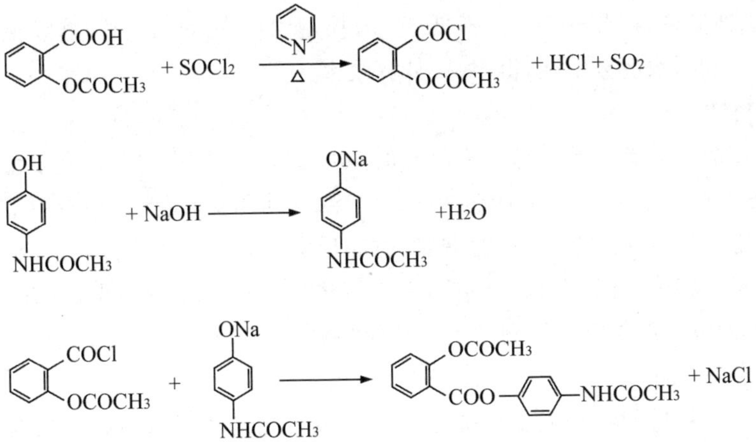

【实验材料】

1.实验仪器
圆底烧瓶、搅拌棒、温度计、三颈瓶、球形冷凝管、抽滤装置。
2.实验试剂
吡啶、阿司匹林、氯化亚砜、无水丙酮、扑热息痛、质量浓度 95% 的乙醇。

【实验方法】

1.乙酰水杨酰氯的制备

在干燥的 100 mL 圆底烧瓶中,依次加入吡啶 2 滴,阿司匹林 10 g,氯化亚砜 5.5 mL,迅速安装上球形冷凝器(顶端附有氯化钙干燥管,干燥管连有导气管,导气管的另一端通到水池下水口)。置油浴上慢慢加热至 70 ℃(10～15 min),维持油浴温度在(70±2)℃,反应 70 min,冷却,加入无水丙酮 10 mL,将反应液倾入干燥的 100 mL 滴液漏斗中,混匀,密闭备用。

2.扑炎痛的制备

在装有搅拌棒及温度计的 250 mL 的三颈瓶中,加入扑热息痛 10 g 和蒸馏水 50 mL。冰水浴冷却至 10 ℃ 左右,在搅拌下滴加氢氧化钠溶液(氢氧化钠 3.6 g 加 20 mL 水配成,用滴管滴加)。滴加完毕,在 8～12 ℃ 的温度下,一边强烈搅拌,一边慢慢滴加上个实验制得的乙酰水杨酰氯丙酮溶液(约 20 min 滴完)。滴加完毕,调节 pH 值至不低于 10,控制温度在 8～12 ℃,继续搅拌反应 60 min,抽滤,水洗至中性,得粗品,计算收率。

3.精制

取粗品 5 g,置于装有球形冷凝器的 100 mL 圆底瓶中,加入 10 倍量的质量浓度 95% 的乙醇,在水浴上加热溶解。稍冷,加药用炭脱色(药用炭用量视粗品颜色而定),加热回流 30 min,趁热抽滤(布氏漏斗和抽滤瓶应预热)。将滤液趁热转移至烧杯中,自然冷却,待结晶完全析出后抽滤,压干;用少量乙醇洗涤两次(母液回收),压干,干燥,测熔点,计算收率。

4.结构确证

所得产物进行结构确证的方法有红外吸收光谱法、标准物 TLC 对照法和核磁共振光谱法。

【实验结果】

称量并记录实验结果,计算收率。

【思考题】

1.制备乙酰水杨酰氯时,操作中有哪些注意事项?

2.制备扑炎痛时,为什么采用先制备对乙酰胺基酚钠,再与乙酰水杨酰氯进行酯化,而不直接酯化?

3.通过本实验,说明酯化反应在分子结构修饰上的意义。

【注意事项】

1.二氯亚砜是由羧酸制备酰氯最常用的氯化试剂,其不仅价格便宜而且沸点低,生成的副产物均为挥发性气体,故所得酰氯产物易于纯化。二氯亚砜遇水可分解为二氧化硫和氯化氢,因此所用仪器均需干燥;加热时不能用水浴。反应使用的阿司匹林需在 60 ℃下干燥 4 h。吡啶作为催化剂,用量不宜过多,否则会影响产物的质量。制得的酰氯不应久置。

2.制备扑炎痛采用肖顿-鲍曼(Schotten-Baumann)方法酯化,即乙酰水杨酰氯与对乙酰氨基酚钠缩合酯化。由于扑热息痛的酚羟基与苯环共轭,加之苯环上又有吸电子的乙酰胺基,因此酚羟基上电子云的密度较低,亲核反应性较弱;成盐后酚羟基氧原子电子云密度增高,有利于亲核反应;此外,酚钠成酯还可避免生成氯化氢,使生成的酯键水解。

实验八　水杨酰苯胺的合成

【实验目的】

1.了解对药物分子结构进行修饰的方法。
2.掌握酚酯化和酰胺化的反应原理。

【实验原理】

水杨酰苯胺(Salicylanilide)为水杨酸类解热镇痛药,适用于发热、头痛、神经痛、关节痛及活动性风湿症,其作用较阿司匹林强且不良反应小。水杨酰苯胺化学名为"邻羟基苯甲酰苯胺",其化学结构式如下:

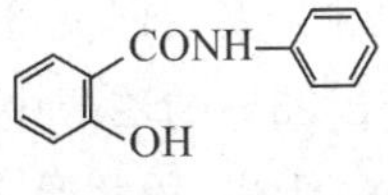

水杨酰苯胺为白色结晶性粉末,几乎无臭,微溶于冷水,略溶于乙醚、氯仿、丙二醇,易溶于碱性溶液,熔点为 135.8～136.2 ℃。

水杨酰苯胺的化学合成路线如下:

（化学反应式图）

【实验材料】

1.实验器材

三颈瓶、搅拌器、温度计、球形冷凝管、滴液漏斗、圆底烧瓶。

2.实验试剂

苯酚、水杨酸、三氯化磷、苯胺、质量浓度85％和95％的乙醇。

【实验方法】

1.水杨酸苯酯的制备

在干燥的 100 mL 三颈瓶中安装搅拌器、温度计和球形冷凝器，依次加入苯酚 5 g 和水杨酸 7 g，油浴加热使之熔融，控制油浴温度在(140±2)℃，通过滴液漏斗缓缓加入三氯化磷 2 mL，此时有氯化氢气体产生。在冷凝器上端接一排气管，尾管甩进水槽中，三氯化磷加完后，维持油浴温度在(140±2)℃，反应 2 h，趁热搅拌下倾入 50 mL 温度为 50 ℃的水中，于冰水浴中不断搅拌，直至固化，过滤、水洗，得粗品。

2.水杨酰苯胺的制备

将上步制得的水杨酸苯酯移入 25 mL 的圆底烧瓶中，油浴加热至 120 ℃使熔融，不时摇动圆底烧瓶，并在此温度下维持 5 min 左右，然后按 1 g 水杨酸苯酯加 0.45 mL 苯胺的比例加入苯胺，安装回流冷凝器，加热至(160±5)℃，反应 2 h，温度稍降后，趁热倾入 30 mL 85％的乙醇中，置于冰水浴中搅拌，直至结晶析出，过滤，用 85％的乙醇洗两次，干燥，得粗品。

3.精制

取粗品，投入附有回流冷凝器的圆底烧瓶中，加 4 倍量的质量浓度 95％的乙醇，在 60 ℃的水浴中使之溶解，加少量药用炭及 EDTA 脱色 10 min，趁热过滤，冷却、过滤。用少量乙醇洗两次（母液回收），干燥得本品。测熔点，计算收率。

4.结构确证

所得产物进行结构确证的方法有红外吸收光谱法、标准物 TLC 对照法和核磁共振光谱法。

【实验结果】

称量并记录实验结果,计算得率。

【思考题】

1.水杨酰苯胺的合成可否用水杨酸直接酯化?

2.产品精制时,为什么要在 60 ℃使之溶解?脱色时为什么要加少量 EDTA?

实验九　苯妥英锌的合成

【实验目的】

1.学习二苯羟乙酸重排反应的机理。

2.掌握用三氯化铁氧化的实验方法。

【实验原理】

苯妥英锌可作为抗癫痫药,用于治疗癫痫大发作,也可用于治疗三叉神经痛。苯妥英锌化学名为"5,5-二苯基乙内酰脲锌",其化学结构式如下:

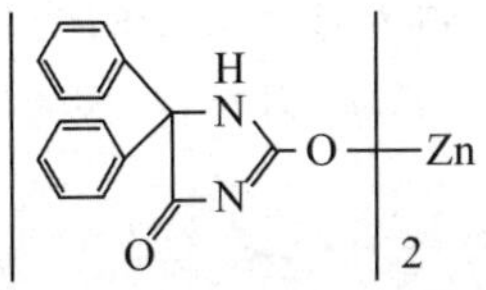

苯妥英锌为白色粉末,熔点为 222～227 ℃(分解),微溶于水,不溶于乙醇、氯仿、乙醚。

苯妥英锌的化学合成路线如下:

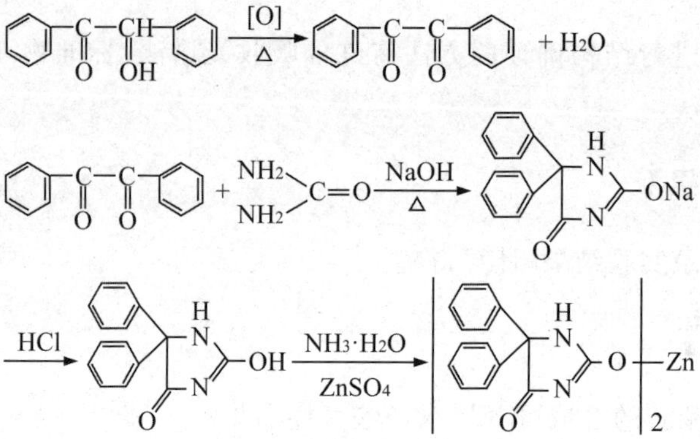

【实验材料】

1.实验器材

球形冷凝管、圆底烧瓶、烧杯、抽滤瓶、布氏漏斗、红外分光光度计等。

2.实验试剂

$FeCl_3 \cdot 6H_2O$、安息香、冰醋酸、沸石、尿素、氢氧化钠、乙醇、10％的盐酸、氨水、硫酸锌等。

【实验方法】

1.联苯甲酰的制备

在装有球形冷凝器的 250 mL 圆底烧瓶中，依次加入 $FeCl_3 \cdot 6H_2O$ 14 g，冰醋酸 15 mL，水 6 mL 及沸石 1 粒，在石棉网上直火加热沸腾 5 min。稍冷，加入安息香 2.5 g 及沸石 1 粒，加热回流 50 min。稍冷，加水 50 mL 及沸石 1 粒，再次加热至沸腾后，将反应液倾入 250 mL 的烧杯中，搅拌，放冷，析出黄色固体，抽滤。结晶用少量水洗涤，干燥，得粗品，测熔点（一般为 88～90 ℃），计算收率。

2.苯妥英的制备

在装有球形冷凝器的 100 mL 圆底烧瓶中，依次加入联苯甲酰 2 g，尿素 0.7 g，20％的氢氧化钠溶液 6 mL，50％的乙醇 10 mL 及沸石 1 粒，直火加热，回流反应 30 min，然后加入沸水 60 mL，药用炭 0.3 g，煮沸脱色 10 min，放冷过滤。滤液用 10％的盐酸调 pH 值至 6，析出结晶，抽滤。结晶用少量水洗，干燥，得粗品，计算收率。

3.苯妥英锌的制备

将苯妥英 0.5 g 置于 50 mL 的烧杯中,加入氨水(15 mL $NH_3 \cdot H_2O$ 与 10 mL 水配制而成),尽量使苯妥英溶解,如有不溶物可抽滤除去,得苯妥英铵水溶液。另取 0.3 g $ZnSO_4 \cdot 7H_2O$ 加 3 mL 水溶解,然后加到苯妥英铵的水溶液中,析出白色沉淀,抽滤,结晶用少量水洗,干燥,得苯妥英锌,称重,测分解点,计算收率。

4.结构确证

所得产物进行结构确证的方法有红外吸收光谱法、标准物 TLC 对照法和核磁共振光谱法。

【实验结果】

称量并记录实验结果。

【思考题】

1.试述二苯羟乙酸重排的反应机理。

2.为何不利用第二步反应中已生成的苯妥英钠,直接同硫酸锌反应制备苯妥英锌,而是把已生成的苯妥英钠制成苯妥英后,再与氨水和硫酸锌作用制备苯妥英锌?

【注意事项】

1.制备联苯甲酰时,直火加热至中沸,可通过测其熔点控制质量。

2.苯妥英锌的分解点较高,测量时应注意观察。

实验十 苯妥英钠的合成

【实验目的】

1.学习安息香缩合反应的原理和使用氰化钠及维生素 B_1 为催化剂进行反应的实验方法。

2.了解剧毒药品氰化钠的使用规则。

【实验原理】

苯妥英钠为抗癫痫药,适于治疗癫痫大发作,也可用于治疗三叉神经痛及某些类型的心律不齐。苯妥英钠的化学名为"5,5-二苯基乙内酰脲",其化学结构式如下：

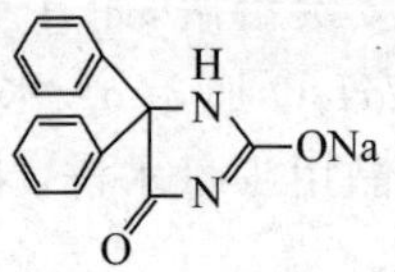

苯妥英钠为白色粉末,无臭,味苦,微有吸湿性,易溶于水,能溶于乙醇,几乎不溶于乙醚和氯仿。

苯妥英钠的化学合成路线如下：

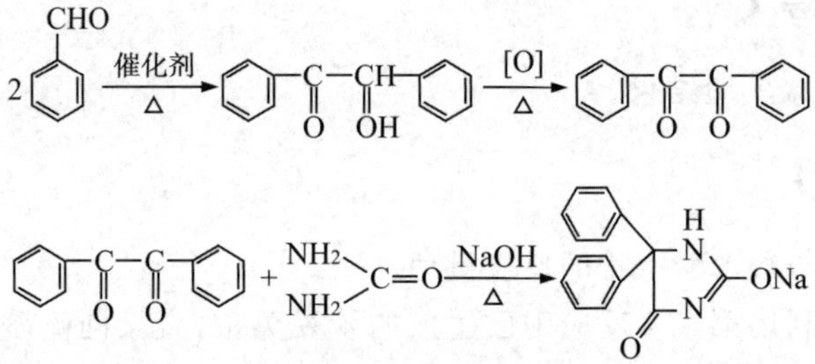

【实验材料】

1.实验器材

烧杯、量筒、三颈瓶、锥形瓶、抽滤瓶、恒压滴液漏斗、布氏漏斗、球形冷凝管、玻璃棒、温度计、旋转蒸发仪、真空干燥箱、搅拌器。

2.实验试剂

苯甲酸、维生素 B_1、氢氧化钠、硝酸、三氯化铁、尿素、浓盐酸、二苯乙醇酮。

【实验方法】

1.安息香的制备

A 法:在装有搅拌器、温度计、球形冷凝器的 100 mL 三颈瓶中,依次加入苯甲醛 12 mL 和乙醇 20 mL。用 20% 的 NaOH 溶液调 pH 值至 8,小心加入氰化钠 0.3 g,开动搅拌器,在水浴上加热回流 1.5 h。反应完毕后充分冷却,析出结晶,抽滤,用少量水洗,干燥,得安息香粗品。

B 法:于锥形瓶内加入维生素 B_1 2.7 g,水 10 mL,95% 的乙醇 20 mL。不时摇动,待维生素 B_1 溶解后,加入 2 mol/L 的 NaOH 溶液 7.5 mL,充分摇动,加入新蒸馏的苯甲醛 7.5 mL,放置 1 周。抽滤得淡黄色结晶,用冷水洗涤,得安息香粗品。

2.联苯甲酰的制备

在装有搅拌器、温度计、球形冷凝器的 100 mL 三颈瓶中,投入安息香 6 g,稀硝酸(HNO_3 与 H_2O 的比例为 1：0.6)15 mL。开动搅拌器,用油浴加热,逐渐升温至 110～120 ℃,反应 2 h(反应中会产生氧化亚氮气体,可从冷凝器顶端装一导管,将其通入水池中排出)。反应完毕后,在搅拌下,将反应液倾入40 mL热水中,搅拌至结晶全部析出。抽滤,结晶用少量水洗涤,干燥,得粗品。

3.苯妥英的制备

在装有搅拌器、温度计、球形冷凝器的 100 mL 三颈瓶中,加入联苯甲醛4 g,尿素 1.4 g,20%的 NaOH 溶液 12 mL,50%的乙醇 20 mL,开动搅拌器,直火加热,回流反应 30 min。反应完毕后,将反应液倾入 120 mL 沸水中,加入药用炭,煮沸 10 min,放冷,抽滤。滤液用 10%的盐酸调 pH 值至 6,放置析出结晶,抽滤,结晶用少量水洗,得苯妥英粗品。

4.成盐与精制

将苯妥英粗品置于 100 mL 的烧杯中,按照粗品与水 1：4 的比例加入水,水浴加热至 40 ℃,加入 20%的 NaOH 溶液至全溶,加药用炭少许,在搅拌下加热 5 min,趁热抽滤,滤液加 NaCl 至饱和。放冷析出结晶,抽滤,用少量冰水洗涤,干燥得苯妥英钠,称重,计算收率。

5.结构确证

所得产物进行结构确证的方法有红外吸收光谱法、标准物 TLC 对照法和核磁共振光谱法。

【实验结果】

称量并记录实验结果。

【思考题】

1.试述氰化钠及维生素 B_1 在安息香缩合反应中的作用(催化机理)。

2.制备联苯甲酰时,反应温度为什么要逐渐升高? 氧化剂为什么要用稀硝酸? 用比较浓的硝酸行不行?

【注意事项】

1.氰化钠为剧毒药品,微量即可致死,故使用时应严格遵守下列规则:

（1）使用氰化钠时必须戴好口罩、手套，若手上有伤口，应预先用胶布贴好。

（2）称量和投料时，避免洒落他处，一旦洒出，可在其上倾倒过氧化氢溶液，稍过片刻，再用湿抹布抹去即可。粘有氰化钠的容器、称量纸等也要按上述方法处理，不允许不加处理而乱丢乱放。

（3）投入氰化钠前，一定要用 20% 的 NaOH 溶液调 pH 值至 8，pH 值低可产生剧毒的氰化氢气体（氰化氢为无色气体，空气中最高允许浓度为 $10\ mg/m^3$）。

2.硝酸为强氧化剂，使用时应避免与皮肤、衣服等接触；氧化过程中，硝酸被还原产生氧化亚氮气体，该气体具有一定的刺激性，故须控制反应温度，以防止反应剧烈造成大量氧化亚氮气体逸出。

3.制备钠盐时，水量稍多便可使收率受到明显影响，因此要严格按比例加水。

实验十一　磺胺嘧啶锌与磺胺嘧啶银的合成

【实验目的】

了解拼合原理在药物分子结构修饰中的应用。

【实验原理】

磺胺嘧啶银为用于治疗烧伤创面感染的磺胺药，对绿脓杆菌有较强的抑制作用，其特点是保持了磺胺嘧啶与硝酸银二者的抗菌作用。除用于治疗烧伤创面感染和控制感染外，其还可使创面干燥、结痂，促进愈合。但磺胺嘧啶银成本较高，且易氧化变质，故制成磺胺嘧啶锌，以代替磺胺嘧啶银。磺胺嘧啶银和磺胺嘧啶锌的化学名分别为"2-对氨基苯磺酰胺基嘧啶银"（SD-Ag）和"2-对氨基苯磺酰胺基嘧啶锌"（SD-Zn）。

2-对氨基苯磺酰胺基嘧啶银的化学结构式如下：

$$NH_2 \text{—} \bigcirc \text{—} SO_2 \text{—} \underset{Ag}{N} \text{—} \bigcirc N$$

2-对氨基苯磺酰胺基嘧啶锌的化学结构式为：

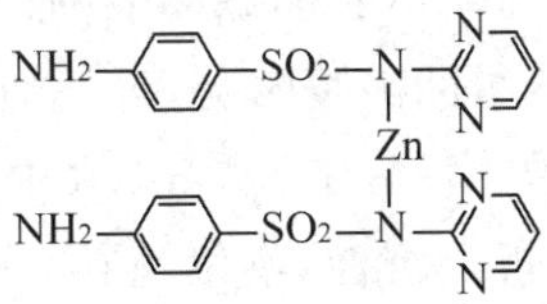

磺胺嘧啶银为白色或类白色结晶性粉末，遇光或遇热易变质，在水、乙醇、氯仿或乙醚中均不溶；磺胺嘧啶锌为白色或类白色粉末，在水、乙醇、氯仿、或乙醚中均不溶。

磺胺嘧啶锌的化学合成路线如下：

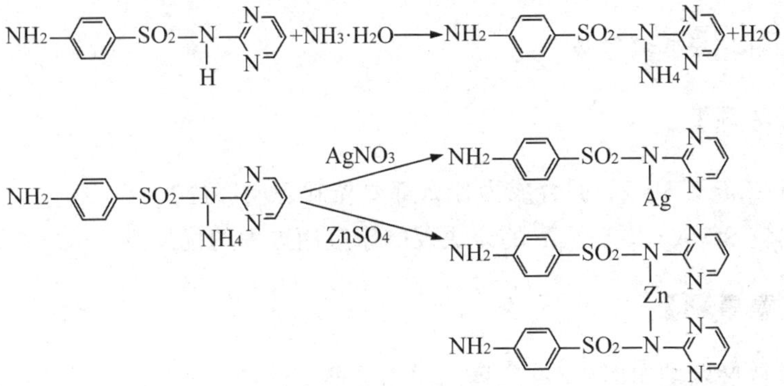

【实验材料】

1.实验器材

烧杯、抽滤装置、干燥箱、玻璃搅拌棒等。

2.实验试剂

磺胺嘧啶、氨水、硝酸银、硫酸锌、蒸馏水、0.1 mol/L 的氯化钡溶液等。

【实验方法】

1.磺胺嘧啶银的制备

称取磺胺嘧啶 5 g，置于 50 mL 的烧杯中，加入 10% 的氨水 20 mL 溶解。再称取硝酸银 3.4 g 置于 50 mL 的烧杯中，加 10 mL 氨水溶解，搅拌后，将硝酸银-氨水溶液倾入磺胺嘧啶-氨水溶液中，片刻后析出白色沉淀，抽滤，用蒸馏水洗至无 Ag^+ 反应，得本品。干燥，计算收率。

2.磺胺嘧啶锌的制备

称取磺胺嘧啶 5 g,置于 100 mL 的烧杯中,加入稀氨水(用 4 mL 浓氨水加入 25 mL 水中制得),如有不溶的磺胺嘧啶,再补加少量浓氨水(约 1 mL)使磺胺嘧啶全溶。另称取硫酸锌 3 g,溶于 25 mL 水中,在搅拌下倾入上述磺胺嘧啶-氨水溶液中,搅拌片刻后析出沉淀,继续搅拌 5 min,过滤,用蒸馏水洗至无硫酸根离子反应(用 0.1 mol/L 的氯化钡溶液检查),干燥,称重,计算收率。

3.结构确证

所得产物进行结构确证的方法有红外吸收光谱法、标准物 TLC 对照法和核磁共振光谱法。

【实验结果】

称量并记录实验结果。

【思考题】

1.SD-Ag 及 SD-Zn 的合成为什么都要先制备成铵盐?
2.比较 SD-Ag 及 SD-Zn 的合成及临床应用方面的优缺点。

【注意事项】

合成磺胺嘧啶银时,所有仪器均需用蒸馏水洗净。

实验十二　磺胺醋酰钠的合成

【实验目的】

1.通过磺胺醋酰钠的合成,了解用控制 pH 值、温度等反应条件纯化产物的方法。
2.加深对磺胺类药物一般理化性质的认识。

【实验原理】

磺胺醋酰钠用于治疗结膜炎、沙眼及其他眼部感染。磺胺醋酰钠的化学名为"N-[(4-氨基苯基)-磺酰基]-乙酰胺钠-水合物",其化学结构式如下:

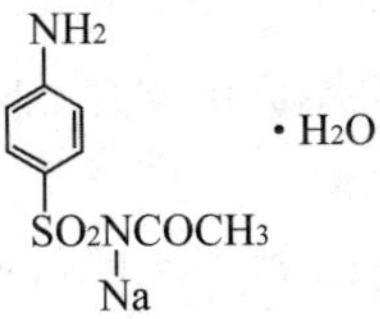

磺胺醋酰钠为白色结晶性粉末,无臭味,微苦,易溶于水,微溶于乙醇、丙酮。

磺胺醋酰钠的化学合成路线如下:

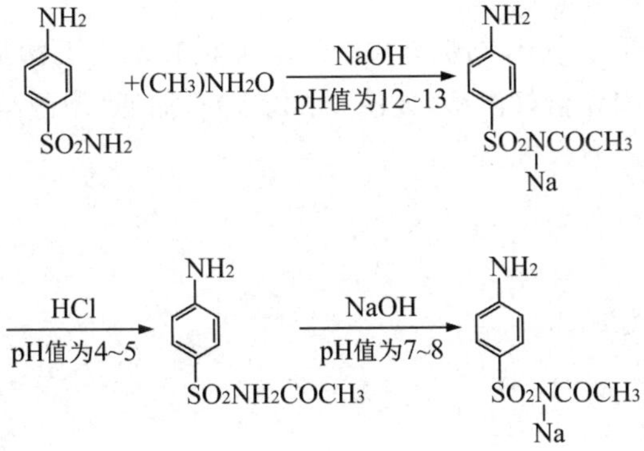

【实验材料】

1.实验器材

三颈瓶、搅拌棒、温度计、水浴锅、抽滤装置、烧杯、干燥箱。

2.实验试剂

磺胺、氢氧化钠、醋酸酐、盐酸、药用炭。

【实验方法】

1.磺胺醋酰的制备

在装有搅拌棒及温度计的 100 mL 三颈瓶中,加入磺胺 17.2 g,22.5%的氢氧化钠溶液 22 mL,开动搅拌器,于水浴上加热至 50 ℃左右。待磺胺溶解后,分次加入醋酸酐 13.6 mL,77%的氢氧化钠溶液 12.5 mL(注意,应首先加入醋酸酐 3.6 mL,77%的氢氧化钠溶液 2.5 mL;然后将剩余的 77%的氢氧化钠溶液和醋酸酐分 5 次交替加入,每次间隔 5 min)。加料期间,反应温度宜维持在 50~55 ℃,加料完毕继续保持此温度反应 30 min。反应完毕后停止搅拌,将反应液倾入 250 mL 的烧杯中,加水 20 mL 稀释,于冷水浴中用 36％的盐酸调 pH 值至 7,放置 30 min,并不时搅拌析出固体,抽滤除去。滤液用 36％的盐酸调 pH 值至 4～5,抽滤,得白色粉末。

用 3 倍量(每克固体用 3 mL 盐酸)10％的盐酸溶解得到的白色粉末,不时搅拌,尽量使单乙酰物生成盐酸盐并溶解,抽滤除去不溶物。滤液中加少量药用炭,室温下脱色 10 min,抽滤。滤液用 40％的氢氧化钠溶液调 pH 值至 5,析出磺胺醋酰,抽滤,压干,干燥后测熔点(一般为 179～184 ℃)。若产品不合格,可用热水(1∶5)精制。

2.磺胺醋酰钠的制备

将磺胺醋酰置于 50 mL 的烧杯中,于 90 ℃的热水浴上滴加计算量的 20％的氢氧化钠溶液至固体恰好溶解,放冷,析出结晶,抽滤(用丙酮转移),压干,干燥,计算收率。

【实验结果】

称量并记录实验结果。

【思考题】

1.处理酰化液的过程中,pH 值为 7 时析出的固体是什么？pH 值为 5 时析出的固体是什么？10％的盐酸中的不溶物是什么？

2.若反应碱性过强,则其结果为磺胺较多,磺胺醋酰数量次之,双乙酰产物较少;若反应碱性过弱,则其结果为双乙酰产物较多,磺胺醋酰数量次之,磺胺较少,为什么会出现这种情况？

【注意事项】

1.在反应过程中应交替加料,这样可使反应液始终保持一定的 pH 值(应为 12～13)。

2.按下面的实验步骤,严格控制每步反应的 pH 值,以利于除去杂质。

3.将磺胺醋酰制成钠盐时,应严格控制 20% 的 NaOH 溶液的用量,并按计算量滴加,如下面所示:

$$\frac{214}{40} = \frac{12.5\ g}{x}$$

$$x = 2.3\ g$$

由计算可知,需 2.3 g NaOH,即滴加 20% 的 NaOH 溶液 11.5 mL 便可。

49

因磺胺醋酰钠水溶性大,故由磺胺醋酰制备其钠盐时,若加入的 20% 的 NaOH 溶液的量多于计算量,则损失会很大。必要时可加少量丙酮,以使磺胺醋酰钠析出。

实验十三　巴比妥的合成

【实验目的】

1.通过巴比妥的合成了解药物合成的基本过程。
2.掌握无水操作技术。

【实验原理】

巴比妥为长时间作用的催眠药,主要用于治疗神经过度兴奋、躁狂或忧虑引起的失眠。巴比妥化学名为"5,5-二乙基巴比妥酸",其化学结构式如下:

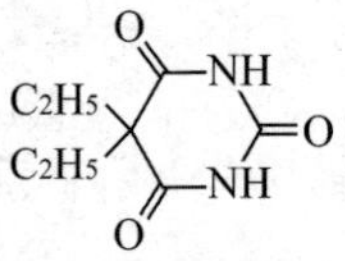

巴比妥为白色结晶或结晶性粉末,无臭,味微苦,熔点为 189～192 ℃,难溶于冷水,易溶于沸水及乙醇,可溶于乙醚、氯仿及丙酮。

巴比妥的化学合成路线如下:

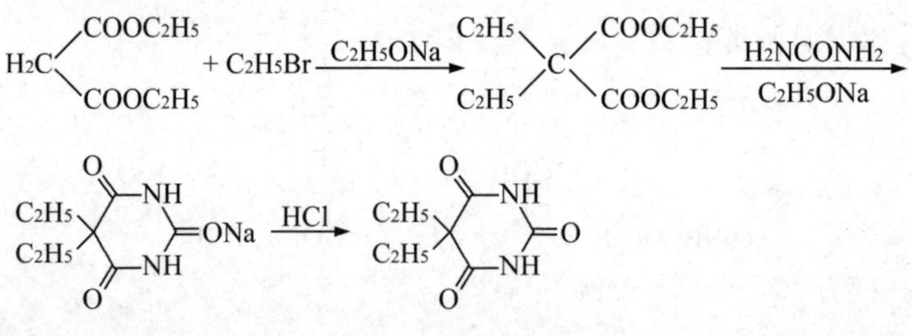

【实验材料】

1.实验器材
球形冷凝管、圆底烧瓶、搅拌器、滴液漏斗、三颈瓶。

2.实验试剂

无水乙醇、金属钠、沸石、邻苯二甲酸二乙酯、稀盐酸。

【实验方法】

1.绝对乙醇的制备

在装有球形冷凝器(顶端附有氯化钙干燥管)的 250 mL 圆底烧瓶中加入无水乙醇 180 mL 和金属钠 2 g,加几粒沸石,加热回流 30 min;加入邻苯二甲酸二乙酯 6 mL,再回流 10 min。将回流装置改为蒸馏装置,蒸去前馏分。用干燥圆底烧瓶做接收器,蒸馏至几乎无液滴流出为止。量其体积,计算回收率,密封贮存。

检验乙醇是否含有水分时,常用的方法是取一支干燥的试管,加入制得的绝对乙醇 1 mL,随即加入少量无水硫酸铜粉末,若乙醇中含有水分,则无水硫酸铜变为蓝色水合硫酸铜。

2.二乙基丙二酸二乙酯的制备

在装有搅拌器、滴液漏斗及球形冷凝器(顶端附有氯化钙干燥管)的 250 mL 三颈瓶中,加入制备的绝对乙醇 75 mL,再分次加入金属钠 6 g。待反应缓慢时开始搅拌,用油浴加热(油浴温度不超过 90 ℃),待金属钠消失后,由滴液漏斗加入丙二酸二乙酯 18 mL,在 10~15 min 内加完,然后回流 15 min,当油浴温度降到 50 ℃ 以下时,慢慢滴加溴乙烷 20 mL,约 15 min 加完,然后继续回流 2.5 h。将回流装置改为蒸馏装置,蒸去乙醇(但不要蒸干),放冷,药渣用 40~45 mL 水溶解,转到分液漏斗中,分离酯层,水层以乙醚萃取 3 次(每次用乙醚 20 mL),合并酯与醚萃取液,再用 20 mL 水洗涤一次,醚液倾入 125 mL 的锥形瓶内,加无水硫酸钠 5 g,放置。

3.二乙基丙二酸二乙酯的蒸馏

将上一步制得的二乙基丙二酸二乙酯乙醚液过滤,滤液蒸去乙醚。瓶内剩余液用装有空气冷凝管的蒸馏装置于沙浴上蒸馏,收集 218~222 ℃ 的馏分(用预先称量的 50 mL 的锥形瓶接收),称重,计算收率,密封贮存。

4.巴比妥的制备

在装有搅拌器、球形冷凝器(顶端附有氯化钙干燥管)及温度计的 250 mL 三颈瓶中加入绝对乙醇 50 mL,分次加入金属钠 2.6 g,待反应缓慢时开始搅拌。金属钠消失后,加入二乙基丙二酸二乙酯 10 g 和尿素 4.4 g,加完后,随即使内温升至 80~82 ℃。停止搅拌,保温反应 80 min(反应正常时,停止搅拌 5~10 min 后料液中有小气泡逸出,并逐渐呈微沸状态,有时较激烈)。反应完毕后,将回流装置改为蒸馏装置,在搅拌下慢慢蒸去乙醇,至常压不易蒸出时,再减压蒸馏尽。残渣用 80 mL 水溶解,倾入盛有 18 mL 稀盐酸(盐酸与水的体积比为 1∶1)的 250 mL 烧杯中,调 pH 值至 3～4,析出结晶,抽滤,得粗品。

5.精制

粗品称重,置于 150 mL 的锥形瓶中,用水(每克粗品对应 16 mL 水)加热使之溶解;加入药用炭少许,脱色 15 min,趁热抽滤,滤液冷却至室温,析出白色结晶,抽滤,水洗,烘干,测熔点,计算收率。

【实验结果】

称量并记录实验结果。

【思考题】

1.制备无水试剂时应注意什么问题?为什么在加热回流和蒸馏时冷凝管的顶端和接收器支管上要安装氯化钙干燥管?

2.工业上怎样制备无水乙醇(纯度高于 99.5%)?

3.对于液体产物,通常如何精制?本实验用水洗涤提取液的目的是什么?

【注意事项】

1.本实验中所用仪器均需彻底干燥。由于无水乙醇有很强的吸水性,故操作及存放时必须防止水分侵入。

2.制备绝对乙醇所用的无水乙醇水分含量不能超过 0.5%,否则会影响反应的发生。

3.取用金属钠时需用镊子,先用滤纸吸去沾附在钠上的油污后,再用小刀切去钠表面的氧化层,再将钠切成小条。切下来的钠屑应放回原瓶中,切勿与滤纸一起投入废物缸内,并严禁让金属钠与水接触,以免引起燃烧爆炸事故。

4.加入邻苯二甲酸二乙酯的目的是利用它和氢氧化钠进行如下反应:

$$\text{(苯环)}\begin{array}{l}\text{COOC}_2\text{H}_5 \\ \text{COOC}_2\text{H}_5\end{array} + 2\text{NaOH} \longrightarrow \text{(苯环)}\begin{array}{l}\text{COONa} \\ \text{COONa}\end{array} + 2\text{C}_2\text{H}_5\text{OH}$$

由此,有效避免了乙醇和氢氧化钠生成的乙醇钠与水的作用,所制得的乙醇可达到极高的纯度。

5.溴乙烷的用量也要随室温而变:若室温在 30 ℃左右时,应加入 28 mL 溴乙烷,滴加溴乙烷的时间应适当延长;若室温在 30 ℃以下时,可按本实验给出的数据进行投料。

6.待内温降到 50 ℃,再慢慢滴加溴乙烷,以避免溴乙烷的挥发及生成乙醚的副反应:

$$C_2H_5ONa + C_2H_5Br \longrightarrow C_2H_5OC_2H_5 + NaBr$$

7.沙浴传热慢,因此沙子铺得要薄,也可用减压蒸馏的方法。

8.尿素需在 60 ℃干燥 4 h。

9.蒸发乙醇不宜过快,至少要用 80 min,反应才能顺利进行。

实验十四 盐酸普鲁卡因的合成

【实验目的】

1.通过局部麻醉药盐酸普鲁卡因的合成实验,学习酯化、还原等单元反应。

2.掌握利用水和二甲苯共沸脱水的原理进行羧酸酯化的操作。

3.掌握用盐析法对水溶性大的盐类进行分离及精制的方法。

【实验原理】

盐酸普鲁卡因为局部麻醉药,其作用强,毒性低,临床上主要用于浸润麻醉、椎管内麻醉及传导麻醉。盐酸普鲁卡因的化学名为"对氨基苯甲酸 2-二乙胺基乙酯盐酸盐",其化学结构式如下:

$$H_2N-\!\!\!\bigcirc\!\!\!-COOCH_2CH_2N(C_2H_5)_2 \cdot HCl$$

盐酸普鲁卡因为白色细微针状结晶或结晶性粉末,无臭,味微苦而麻,熔点为 153～157 ℃,易溶于水,可溶于乙醇,微溶于氯仿,几乎不溶于乙醚。

盐酸普鲁卡因的合成路线如下:

$$O_2N-\!\!\!\bigcirc\!\!\!-COOH \xrightarrow[\text{二甲苯}]{HOCH_2CH_2N(C_2H_5)_2} O_2N-\!\!\!\bigcirc\!\!\!-COOCH_2CH_2N(C_2H_5)_2$$

$$\xrightarrow{Fe,HCl} H_2N-\!\!\!\bigcirc\!\!\!-COOCH_2CH_2N(C_2H_5)_2 \cdot HCl \xrightarrow{20\%\text{的}NaOH}$$

$$H_2N-\!\!\!\bigcirc\!\!\!-COOCH_2CH_2N(C_2H_5)_2 \xrightarrow{\text{浓盐酸}} H_2N-\!\!\!\bigcirc\!\!\!-COOCH_2CH_2N(C_2H_5)_2 \cdot HCl$$

【实验材料】

1.实验器材

温度计、分水器、回流冷凝管、三颈瓶、锥形瓶、减压蒸馏烧瓶、抽滤装置、水浴锅等。

2.实验试剂

对硝基苯甲酸、β-二乙胺基乙醇、二甲苯、止爆剂、3%的盐酸、氢氧化钠、铁粉、饱和硫化钠、浓盐酸等。

【实验方法】

1.制备硝基苯甲酸-β-二乙胺基乙醇(俗称"硝基卡因")

在装有温度计、分水器及回流冷凝器的 500 mL 三颈瓶中,加入对硝基苯甲酸 20 g,β-二乙胺基乙醇 14.7 g,二甲苯 150 mL 及止爆剂,油浴加热至回流(注意控制温度,油浴温度约为 180 ℃,内温约为 145 ℃),带水共沸 6 h。撤去油浴,稍冷,将反应液倒入 250 mL 的锥形瓶中,放置冷却,析出固体。将上清液用倾泻法转移至减压蒸馏烧瓶中,水泵减压蒸除二甲苯,残留物以 3% 的盐酸 140 mL 溶解,并与锥形瓶中的固体合并,过滤,除去未反应的对硝基苯甲酸,滤液(含硝基卡因)备用。

2.制备氨基苯甲酸-β-二乙胺基乙醇酯

将上步得到的滤液转移至装有搅拌器和温度计的 500 mL 三颈瓶中,在搅拌下用 20% 的氢氧化钠溶液调 pH 值至 4.0～4.2。充分搅拌后,于 25 ℃ 下分次加入经活化的铁粉,反应温度自动上升,注意控制温度不超过 70 ℃(必要时可冷却),待铁粉加毕,于 40～45 ℃ 保温下反应 2 h。抽滤,滤渣以少量水洗涤两次,滤液以稀盐酸酸化至 pH 值为 5。滴加饱和硫化钠溶液调 pH 值至 7.8～8.0,沉淀反应液中的铁盐,抽滤,滤渣以少量水洗涤两次,滤液用稀盐酸酸化至 pH 值为 6。加少量药用炭,于 50～60 ℃ 保温下反应 10 min,抽滤,滤渣用少量水洗涤一次。将滤液冷却至 10 ℃ 以下,用 20% 的氢氧化钠溶液碱化至普鲁卡因全部析出(pH 值为 9.5～10.5),过滤,得普鲁卡因,备用。

3.制备普鲁卡因

(1)成盐:将普鲁卡因置于烧杯中,慢慢滴加浓盐酸,调 pH 值至 5.5,加热至 60 ℃,加精制食盐至溶液饱和,维持温度在 60 ℃,加入适量保险粉连二亚硫酸钠,再加热至 65～70 ℃,趁热过滤,滤液冷却后结晶,待冷却至 10 ℃ 以下时,过滤即得盐酸普鲁卡因粗品。

(2)精制:将盐酸普鲁卡因粗品置于烧杯中,滴加蒸馏水至维持在 70 ℃时恰好溶解。加入适量的连二亚硫酸钠,于 70 ℃保温下反应 10 min,趁热过滤,滤液自然冷却,当有结晶析出时,外用冰浴冷却,使结晶析出完全。过滤,滤渣用少量冷乙醇洗涤两次,干燥,得盐酸普鲁卡因,熔点为 153～157 ℃,以对硝基苯甲酸计算总收率。

【注意事项】

1.制备硝基苯甲酸-β-二乙胺基乙醇(俗称"硝基卡因")的注意事项

(1)羧酸和醇之间进行的酯化反应是一个可逆反应,反应达到平衡时,生成酯的量比较少(约 65.2%);为使平衡向右移动,需向反应体系中不断加入反应原料或不断除去生成物。本反应利用二甲苯和水形成共沸混合物的原理,将生成的水不断除去,从而打破平衡,使酯化反应趋于完全。由于水的存在对反应会产生不利的影响,故实验中使用的药品和仪器应事先干燥。

(2)考虑到教学实验的需要和具体情况,将分水反应时间定为 6 h;若延长反应时间,收率尚可提高。

(3)也可不经放冷,直接蒸去二甲苯,但蒸馏至后期时,随着固体物质的增多,毛细管一旦堵塞将使操作不方便。回收的二甲苯可以套用。

(4)对硝基苯甲酸应除尽,否则会影响产物的质量。回收的对硝基苯甲酸经处理后可以套用。

2.制备氨基苯甲酸-β-二乙胺基乙醇酯的注意事项

(1)铁粉活化的目的是除去其表面的铁锈,方法是取铁粉 47 g,加水 100 mL,浓盐酸 0.7 mL,加热至微沸,用水倾泻法洗至近中性,置于水中保存待用。

(2)这一步反应为放热反应,铁粉应分次加入,以免反应过于激烈,加入铁粉后温度自然上升。铁粉加毕,待其温度降至 40～45 ℃进行保温反应。在反应过程中,当铁粉参加反应后,会生成绿色沉淀 $Fe(OH)_2$,接着变成棕色 $Fe(OH)_3$ 沉淀,然后转变成棕黑色的 Fe_3O_4。因此,在反应过程中沉淀应经历绿色、棕色、棕黑色的颜色变化。若沉淀不转变为棕黑色,可能反应尚未完全,可补加适量铁粉,继续反应一段时间。

(3)除铁时,因溶液中有过量的硫化钠存在,加酸后可使其形成胶体硫,加药用炭后过滤便可将其除去。

3.制备普鲁卡因的注意事项

(1)盐酸普鲁卡因的水溶性很大,故所用仪器必须干燥,用水量需严格控制,则会影响收率。

(2)严格控制反应的 pH 值在 5.5,以免芳胺基成盐。

(3)连二亚硫酸钠为强还原剂,可防止芳胺基氧化,同时可除去有色杂质,以保证产物色泽洁白;但若用量过多,则会导致成品含硫量超标。

【实验结果】

称量并记录实验结果。

【思考题】

1.在盐酸普鲁卡因的制备实验中,为何用对硝基苯甲酸为原料先酯化,然后再进行还原?能否反之,先还原后酯化,即用对硝基苯甲酸为原料进行酯化?为什么?

2.在酯化反应中,为何加入二甲苯作为溶剂?

3.酯化反应结束后,放冷除去的固体是什么?为什么要除去之?

4.在铁粉还原的过程中,为什么会发生颜色变化?试简述其反应机制。

5.还原反应结束后,为什么要加入硫化钠?

6.在盐酸普鲁卡因成盐和精制时,为什么要加入连二亚硫酸钠?试简单解释其原理。

实验十五 盐酸普鲁卡因稳定性实验

【实验目的】

1.了解 pH 值对盐酸普鲁卡因溶液稳定性的影响。

2.了解用薄层层析法检查药物中杂质的方法。

【实验原理】

盐酸普鲁卡因为局部麻醉药,其作用强,毒性低,临床上主要用于浸润麻醉、椎管内麻醉及传导麻醉。盐酸普鲁卡因的化学名为"对氨基苯甲酸 2-二乙胺基乙酯盐酸盐",其化学结构式如下:

$$H_2N-\langle\!\!\!\!\bigcirc\!\!\!\!\rangle-COOCH_2CH_2N(C_2H_5)_2 \cdot HCl$$

盐酸普鲁卡因是白色细微针状结晶或结晶性粉末,无臭,味微苦而麻,易溶于水,可溶于乙醇,微溶于氯仿,几乎不溶于乙醚,熔点为 153～157 ℃。

盐酸普鲁卡因溶液不稳定,易被水解,在一定温度下,其水解速率随 OH^- 浓度的增加而加快,反应方程式如下:

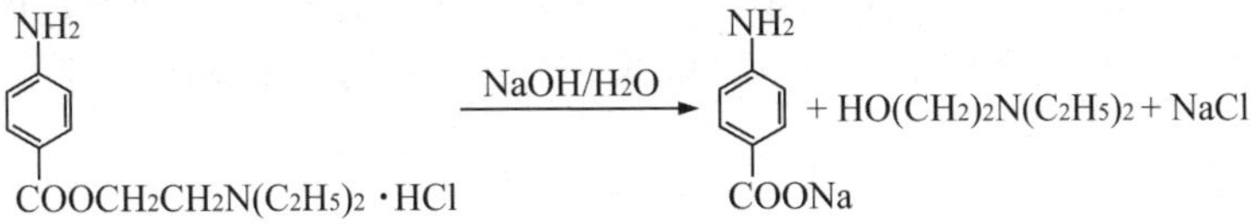

【实验材料】

1.实验器材

烧杯、玻璃板(5 cm×20 cm)、毛细管、层析槽等。

2.实验试剂

层析硅胶粉、羧甲基纤维素(CMC)、对氨基苯甲酸、盐酸普鲁卡因、盐酸、氢氧化钠溶液、丙酮、二甲氨基苯甲醛溶液等。

【实验方法】

1.层析板的制备

取层析用硅胶 G_F254 粉 2.5 g,加入 0.5％的 CMC 溶液 7.5 mL,于研钵中研磨成糊状,涂铺在平滑、洁净的玻璃板(5 cm×20 cm)上,阴干备用。

2.溶液的制备

(1)标准液的制备:将 0.2％的对氨基苯甲酸溶液作为点样液 A,0.4％的盐酸普鲁卡因溶液作为点样液 B。

(2)供试液的制备:

①取 0.4％的盐酸普鲁卡因溶液 5 mL,用 0.1 mol/L 的盐酸调 pH 值至 2～3,在沸水浴中加热 25 min,倾入 10 mL 的烧杯中,作为点样液 C。

②取 0.4％的盐酸普鲁卡因溶液 5 mL,用 0.1 mol/L 的氢氧化钠溶液调 pH 值至 9～10,在沸水浴中加热 25 min,倾入 10 mL 的烧杯中,作为点样液 D。

3.点样

在制好的层析板上,距下端边缘 2.5 cm 处,分别用毛细管取点样液 A、B、C、D 进行点样,两点间相距 1 cm,于靠边一侧相距约 1 cm。

4.展开

用丙酮与 1％的盐酸按照 9∶1 的体积比混合得到的混合液作为展开剂,置于密闭的层析槽中,待饱和 30 min 后,将已点样的层析板放入,用倾斜上行法展开,展开剂上升与点样的位置相距一定距离(一般为 10~15 cm),展开后取出层析板,风干。

5.显色

用对二甲氨基苯甲醛溶液(对二甲氨基苯甲醛 1 g 溶于 30% 的盐酸 25 mL 及甲醇 75 mL 的混合液中)喷雾显色,或在紫外分析灯下看展开的斑点,用铅笔画好。

6.计算

根据点样液原点到展开剂上行的前沿距离与点样原点到上行色点中心距离相比,求出比移值(R_f值)。

【实验结果】

称量并记录实验结果。

【思考题】

1.盐酸普鲁卡因溶液的稳定性受哪些因素的影响?

2.为什么用对二甲氨基苯甲醛溶液显色?

3.薄层层析法在药物分析中有何用途?

实验十六　对氨基水杨酸钠稳定性实验

【实验目的】

培养学生对实验中防止药物氧化重要性的认识。

【实验原理】

对氨基水杨酸钠(PAS-Na)用于治疗各种结核病,尤其适用于肠结核、骨结核及渗出性肺结核的治疗。对氨基水杨酸钠的化学结构式如下:

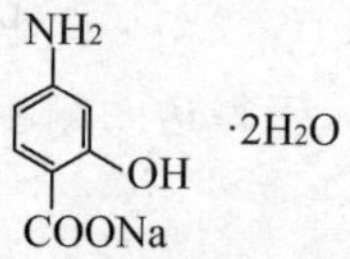

$$\begin{array}{c} NH_2 \\ \\ OH \quad \cdot 2H_2O \\ COONa \end{array}$$

对氨基水杨酸钠为白色或银灰色结晶性粉末,熔点为 142～145 ℃,难溶于水及氯仿,可溶于乙醇及乙醚,几乎不溶于苯。

对氨基水杨酸钠盐的水溶液很不稳定,易被氧化,遇光、热刺激后颜色会逐渐变深,有铜离子存在时可加速氧化。如有抗氧剂或金属络合剂存在,可有效地防止氧化。用光电比色计测定透光率(T)可判断其氧化程度。

对氨基水杨酸钠盐在水溶液中发生氧化的反应如下:

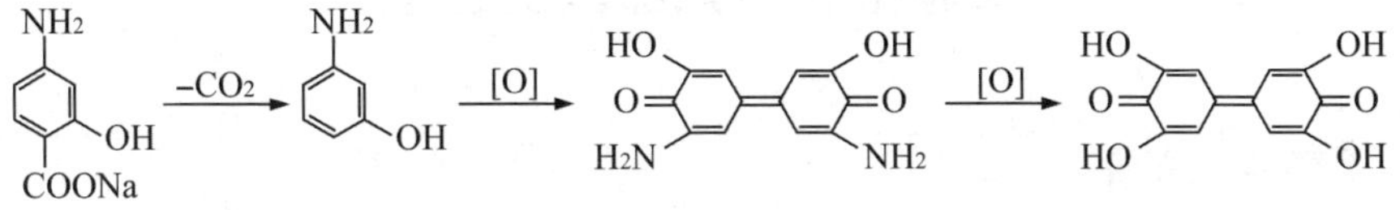

【实验材料】

1.实验器材

试管、水浴锅、722 型分光光度计。

2.实验试剂

0.025％的 PAS-Na 溶液、双氧水、$Na_2S_2O_5$ 溶液、含 Cu^{2+} 的溶液、EDTA 溶液。

【实验方法】

取 5 支试管并编号,各加入 0.025％的 PAS-Na 溶液 10 mL。除 1 号试管外,其余各试管分别加入双氧水(10 mL H_2O_2 入 50 mL 蒸馏水中配制而成)12 滴,在 3 号试管中加入 $Na_2S_2O_5$ 溶液(10 g $Na_2S_2O_5$ 入 30 mL 蒸馏水中配制而成)20 滴,在 4 号和 5 号试管中分别加入含 Cu^{2+} 的溶液(每 10 mL 含 Cu^{2+} 2 mg)6 滴,在 5 号试管中加入 EDTA 溶液(每 10 mL 含 EDTA 10 mg)20 滴。各试管用蒸馏水稀释至液面一样高。

将所有试管同时置入 80～90 ℃的水浴中,记录置入的时间,维持此温度,间隔 30 min 取样,放置至室温,用 722 型分光光度计在 440 nm 波长处测定各样品的透光率。

【实验结果】

与空白组对照,分析不同条件下对氨基水杨酸的稳定性。

【思考题】

1.药物被氧化着色与哪些因素有关？如何采取措施防止药物氧化？

2.PAS-Na 氧化后生成何种物质？请写出反应方程式。

实验十七　氟哌酸的合成

【实验目的】

1.通过对氟哌酸的合成,对新药研制的过程有一个基本认识。

2.通过对氟哌酸合成路线的比较,掌握选择实际生产工艺的几个基本要求。

3.通过实际操作,对涉及的各类反应特点、机制、操作要求、反应终点的控制等加深理解,进一步巩固有机化学试验的基本操作,领会掌握理论知识。

4.掌握各步中间体的质量控制方法。

【实验原理】

氟哌酸的化学名为"1-乙基-6-氟-1,4-二氢-4-氧-7-(1-哌嗪基)-3-喹啉羧酸"〔1-ethyl-6-fluoro-1,4-dihydro-4-oxo-7-(1-piperazinyl)-3-quino-linecarboxylic acid〕,其化学结构式如下:

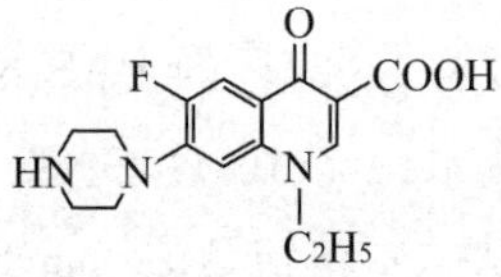

氟哌酸为微黄色针状晶体或结晶性粉末,熔点为 216～220 ℃,易溶于酸及碱,微溶于水。

氟哌酸的制备方法较多,按原料及路线的不同,可分为十几种。我国工业化生产氟哌酸以路线一为主。近年来,许多新工艺在氟哌酸的生产中获得了应用,其中以路线二,即硼螯合物法的收率较高,而且操作简便,单位能耗低,产品质量也较好。

合成路线一的反应过程如下：

合成路线二的反应过程如下：

【实验材料】

1.实验器材

搅拌器、回流冷凝器、温度计、滴液漏斗、四颈瓶、真空干燥箱、天平、氯化钙干燥管、减压抽滤装置等。

2.实验试剂

硝酸、硫酸、邻二氯苯、无水二甲基亚砜、无水氟化钾、铁粉、氯化钠、浓盐酸、原甲酸三乙酯、醋酸酐、氯化锌等。

【实验方法】

1.制备 3,4-二氯硝基苯

在装有搅拌器、回流冷凝器、温度计、滴液漏斗的四颈瓶中,先加入硝酸 51 g,水浴冷却下,滴加硫酸 79 g,控制滴加速度,使温度保持在 50 ℃以下。滴加完毕后换滴液漏斗,于 40～50 ℃下滴加邻二氯苯 35 g,40 min 内滴完,升温至 60 ℃,反应 2 h,静置分层,取上层油状液体倾入 5 倍量的水中,搅拌,固化,放置 30 min 后过滤,水洗至 pH 值为 6～7,真空干燥,称重,计算收率。

2.制备 4-氟-3-氯-硝基苯

在装有搅拌器、回流冷凝器、温度计、氯化钙干燥管的四颈瓶中,加入 3,4-二氯硝基苯 40 g,无水二甲基亚砜 73 g,无水氟化钾 23 g,升温到回流温度 194～198 ℃,在此温度下快速搅拌 1～1.5 h,冷却至 50 ℃左右,加入 75 mL 水,充分搅拌,倒入分液漏斗中,静置分层,分出下层油状物。安装水蒸气蒸馏装置,进行水蒸气蒸馏,得淡黄色固体,过滤,水洗至中性,真空干燥,得 4-氟-3-氯-硝基苯。

3.制备 4-氟-3-氯-苯胺

在装有搅拌器、回流冷凝器、温度计的三颈瓶中加入铁粉 51.5 g,水 173 mL,氯化钠 4.3 g,浓盐酸 2 mL,搅拌下于 100 ℃活化 10 min,降温至 85 ℃,在快速搅拌下,先加入 4-氟-3-氯-硝基苯 15 g,待温度自然升至 95 ℃,10 min 后再加入 4-氟-3-氯-硝基苯 15 g,于 95 ℃反应 2 h,然后将反应液进行水蒸气蒸馏,向馏出液中加入冰,使产品完全固化,过滤,于 30 ℃下干燥,得 4-氟-3-氯-苯胺,熔点为44～47 ℃。

4.制备乙氧基次甲基丙二酸二乙酯(EMME)

在装有搅拌器、温度计、滴液漏斗、蒸馏装置的四颈瓶中,加入原甲酸三乙酯 78 g,氯化锌 0.1 g,搅拌,加热,升温至 120 ℃,蒸出乙醇,降温至 70 ℃,于 70～80 ℃时滴加第二批原甲酸三乙酯 20 g 及醋酸酐 6 g,于 0.5 h 内滴完,然后升温到 152～156 ℃,保温反应 2 h。冷却至室温,将反应液倾入圆底烧瓶中,水泵减压回收原甲酸三乙酯(沸点 140 ℃,70℃/5333 Pa)。冷却到室温,换油泵进行减压蒸馏,收集 120～140 ℃/666.6 Pa 的馏分,得乙氧基次甲基丙二酸二乙酯。

5.制备 7-氯-6-氟-1,4-二氢-4-氧喹啉-3-羧酸乙酯(环合物)

在装有搅拌器、回流冷凝器、温度计的三颈瓶中,分别投入 4-氟-3-氯-苯胺 15 g,EMME 24 g,快速搅拌下加热到 120 ℃,于 120～130 ℃下反应 2 h。冷却至室温,将回流装置改成蒸馏装置,加入液状石蜡 80 mL,加热到 260～270 ℃,有大量乙醇生成。回收乙醇,反应 30 min 后,冷却至 60 ℃ 以下,过滤,滤渣分别用甲苯、丙酮洗至灰白色,干燥,测熔点,熔点为 297～298 ℃,计算收率。

6.制备 1-乙基-7-氯-6-氟-1,4-二氢-4-氧喹啉-3-羧酸乙酯(乙基物)

在装有搅拌器、回流冷凝器、温度计、滴液漏斗的 250 mL 四颈瓶中,加入环合物 25 g,无水碳酸钾 30.8 g,二甲基甲酰胺(DMF)125 g,搅拌,加热到 70 ℃;于 70～80 ℃ 下,在 40～60 min 内滴加溴乙烷 25 g。滴加完毕,升温至 100～110 ℃,保温反应6～8 h;反应完毕后,减压回收 70%～80% 的 DMF;降温至50 ℃左右,加入 200 mL 水,析出固体,过滤,水洗,干燥,得粗品,用乙醇重结晶。

7.制备 1-乙基-7-氯-6-氟-1,4-二氢-4-氧喹啉-3-羧酸(水解物)

在装有搅拌器、冷凝器、温度计的三颈瓶中,加入 20 g 乙基物以及碱液(由氢氧化钠 5.5 g 和蒸馏水 75 g 配成),加热至 95～100 ℃,保温反应 10 min;然后冷却至 50 ℃,加入 125 mL 水稀释,用浓盐酸调 pH 值至 6,冷却至 20 ℃,过滤,水洗,干燥,测熔点(若熔点低于 270 ℃ 需进行重结晶),计算收率。

8.氟哌酸的制备

在装有搅拌器、回流冷凝器、温度计的 150 mL 三颈瓶中,投入水解物 10 g,无水哌嗪 13 g,吡啶 65 g,回流反应 6 h,冷却至 10 ℃,析出固体,抽滤,干燥,称重,测熔点,熔点为 215～218 ℃。

将上述粗品加入 100 mL 水中溶解,用冰醋酸调 pH 值至 7,抽滤,得精品,干燥,称重,测熔点,熔点为 216～220 ℃,计算收率和总收率。

9.硼螯合物的制备

在装有搅拌器、冷凝器、温度计、滴液漏斗的 250 mL 四颈瓶中,加入氯化锌、硼酸各 3.3 g 及少量醋酸酐(醋酸酐总计用量为 17 g),搅拌,加热至 79 ℃;反应引发后停止加热,体系可自动升温至 120 ℃。滴加剩余醋酸酐,加完后回流 1 h,冷却,加入乙基物 10 g,回流 2.5 h;冷却到室温,加水,过滤,用少量冰乙醇洗至呈灰白色,干燥,测熔点,熔点为 275 ℃(分解)。

【注意事项】

1.制备 3,4-二氯硝基苯的注意事项

(1)本反应是用混酸硝化。硫酸可以防止副反应的进行,并可以增加被硝化物的溶解度;硝酸可生成 NO_2^+,是硝化剂。

(2)此硝化反应需达到 40 ℃ 才能进行,低于此温度时,滴加混酸会导致大量混酸聚集,一旦反应引发,聚集的混酸会使反应温度急剧升高,生成许多副产物,因此滴加混酸时应调节滴加速率,控制反应温度在 40～50 ℃。

(3)上述方法所得的产品纯度已经足够用于下步反应,如要得到较纯的产品,可以采用水蒸气蒸馏或减压蒸馏的方法。

(4)3,4-二氯硝基苯的熔点为 39～41 ℃,故不能用红外灯或烘箱干燥。

2.制备 4-氟-3-氯-硝基苯的注意事项

(1)该步氟化反应为绝对无水反应,一切仪器及药品必须绝对无水,微量水也会导致收率大幅下降。

(2)为保证反应液的无水状态,可在刚回流时蒸出少量二甲基亚砜,将反应液中的微量水分带出。

(3)进行水蒸气蒸馏时,少量冷凝水就已足够,大量冷凝水会导致 4-氟-3-氯-硝基苯固化,堵塞冷凝管。

3.制备 4-氟-3-氯-苯胺的注意事项

(1)胺的制备通常是在盐酸或醋酸存在的条件下,用铁粉还原硝基化合物而制得。该法原料便宜,操作简便,收率稳定,适于工业化生产。

(2)铁粉由于表面上有氧化铁膜,故需经活化才能反应,铁粉粗细一般以 60 目为宜。

(3)由于铁粉密度较大,因此搅拌速度慢则不能将铁粉搅匀,会导致铁粉在烧瓶下部结块,影响收率,因此该反应应剧烈搅拌。

(4)水蒸气蒸馏时,应控制冷凝水的流速,防止 4-氟-3-氯-苯胺固化,堵塞冷凝管。

(5)4-氟-3-氯-苯胺的熔点较低(40～43 ℃),故应低温干燥。

4.制备乙氧基次甲基丙二酸二乙酯(EMME)的注意事项

(1)本反应是一个缩合反应,氯化锌是路易斯(Lewis)酸,作为催化剂。

(2)减压蒸馏所需真空度要达 666.6 Pa 以上才可进行蒸馏操作,若真空度小,则蒸馏温度高,会导致收率下降。

(3)减压回收原甲酸三乙酯时,亦可进行常压蒸馏,收集 140～150 ℃的沸点馏分。蒸出的原甲酸三乙酯可以套用。

5.制备 7-氯-6-氟-1,4-二氢-4-氧喹啉-3-羧酸乙酯(环合物)的注意事项

(1)本反应为无水反应,所有仪器应干燥,严格按无水反应操作的要求进行,否则会导致 EMME 分解。

(2)环合反应温度应控制在 260～270 ℃,为避免温度超过 270 ℃,可在将要达到 270 ℃时缓慢加热。反应开始后,反应液变黏稠,为避免局部过热,应快速搅拌。

(3)该环合反应是典型的古尔德-雅各布斯(Gould-Jacobs)反应,考虑苯环上取代基的定位效应及空间效应,3-位氯的对位远比邻位活泼,但也不能忽略邻位的取代。若反应条件控制不当,便会按下式反应,形成反环物:

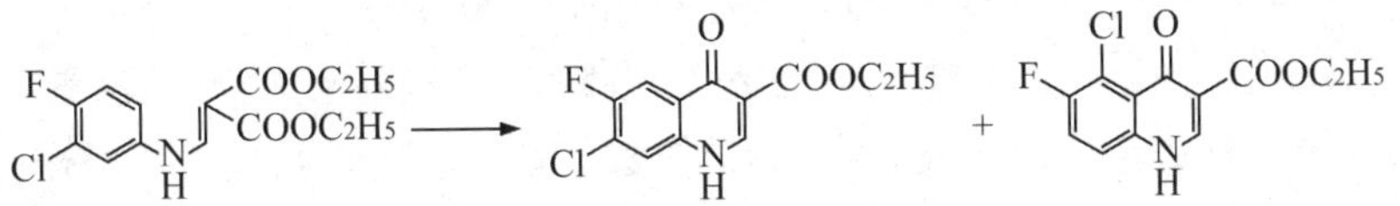

为减少反环物的生成,应注意以下几点:①反应温度低有利于反环物的生成,因此反应温度应快速达到 260 ℃,且保持在 260～270 ℃;②加大溶剂用量可以减少反环物的生成,从经济的角度来讲,采用溶剂与反应物用量比为 3∶1 时比较合适;③用二甲苯或二苯砜作为溶剂时,会减少反环物的生成,但价格昂贵,亦可用廉价的工业柴油代替液状石蜡。

6.制备 1-乙基-7-氯-6-氟-1,4-二氢-4-氧喹啉-3-羧酸乙酯(乙基物)的注意事项

(1)反应中所用 DMF 要预先进行干燥,少量水分对收率就会有很大影响,所用无水碳酸钾需预先炒过。

(2)溴乙烷的沸点低,易挥发,为避免损失,可将滴液漏斗的滴管加长,插到液面以下,同时注意反应装置的密闭性。

(3)反应液加水是要将温度降至 50 ℃左右,温度太高会导致酯键水解,过低会使产物结块,不易处理。

(4)环合物在溶液中的酮式与烯醇式有一平衡,反应后可得到少量乙基化合物,该化合物随主产物一起进入后续反应,生成 6-氟-1,4-二氢-4-氧代 7-(1-哌嗪基)喹啉(简称"脱羧物"),成为氟哌酸中的主要杂质。不同的乙基化试剂,其 O-乙基产物的生成量也不一样,采用 C_2H_5Br 时生成量较少,反应如下:

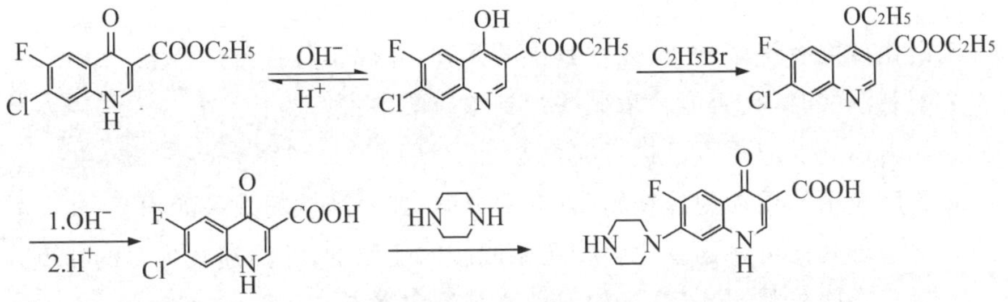

(5)洗涤滤渣时要将颗粒碾细,同时用大量水冲洗,否则会有少量 K_2CO_3 残留。

（6）乙醇重结晶操作过程为：取粗品，加入 4 倍量的乙醇，加热至沸，溶解。稍冷，加入药用炭，回流 10 min，趁热过滤；滤液冷却至 10 ℃时结晶析出，过滤，洗涤，干燥，得精品，测熔点（熔点为 144～145 ℃）。母液中尚有部分产物，可以浓缩一半体积后冷却，析晶，所得产物亦可用于下步投料。

7.制备 1-乙基-7-氯-6-氟-1,4-二氢-4-氧喹啉-3-羧酸（水解物）的注意事项

（1）由于反应物不溶于碱，而产物溶于碱，故反应完全后，反应液澄清。

（2）在调 pH 值之前应先粗略计算盐酸用量，快到终点时，将盐酸稀释，以防加入过量的酸。

（3）重结晶的方法：取粗品，加入 5 倍量上步回收的 DMF，加热溶解，加入药用炭，再加热，过滤，除去药用炭，冷却，结晶，过滤，洗涤，干燥，得精品。

8.制备氟哌酸的注意事项

（1）本反应为氮烃化反应，注意温度与时间对反应的影响。

（2）反应物的 6 位氟亦可与 7 位氯竞争性地参与反应，会有副产物氯哌酸生成，最多可达 25％。

9.制备硼螯合物的注意事项

（1）硼酸与醋酸酐反应生成硼酸三乙酰酯，此反应到达 79 ℃的临界点时才开始反应，并释放出大量的热，体系温度急剧升高，如果量大，会有冲料的危险，因此建议采用容积 250 mL 以上的反应瓶，并缓慢加热。

（2）由于螯合物在乙醇中有一定的溶解度，为避免产物损失，最后洗涤时，可先用冰水洗涤，待温度降下来后，再用冰乙醇洗涤。

【实验结果】

记录实验结果，完成实验报告。

【思考题】

1.硝化试剂有许多种，请列举其中的几种，并说明其各自的特点。

2.配制混酸时，是否能将浓硝酸加到浓硫酸中去？为什么？

3.如何检查反应是否已进行完全？

4.此反应用的铁粉为硅铁粉，含有部分硅，如用纯铁粉效果如何？

5.试举出其他可将硝基化合物还原成胺的还原剂，并简述其各自的特点。

6.对于还原成胺这步反应，如何检测其反应终点？

7.反应中为何要分步投料？

8.请设计除水蒸气蒸馏以外的其他后处理方法，并简述各自的优缺点。

第五章 药物分析实训

实验一 典型药物的鉴别试验

【实验目的】

1.了解药物鉴别试验的目的和特点。

2.掌握药物的常用化学鉴别方法及其影响因素。

3.掌握紫外光谱鉴别法和红外光谱鉴别法。

4.判断有标签容器中苯巴比妥、对氨基水杨酸钠、维生素 B_1 片和注射用硫酸链霉素的真伪。

【实验原理】

（一）苯巴比妥的化学鉴别

1.银盐反应

巴比妥类药物在适当的碱性溶液中,遇过量硝酸银溶液即产生白色的二银盐沉淀,其反应方程式如下:

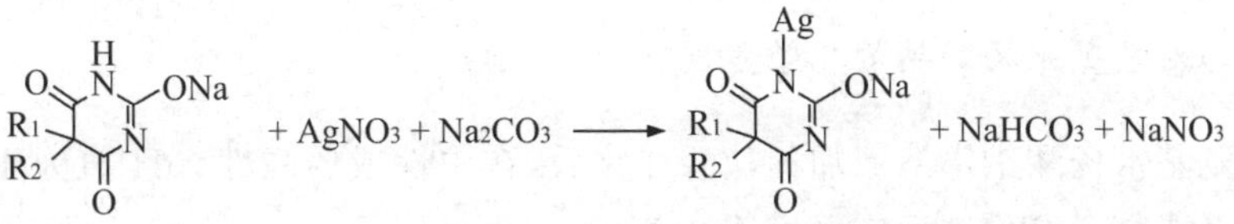

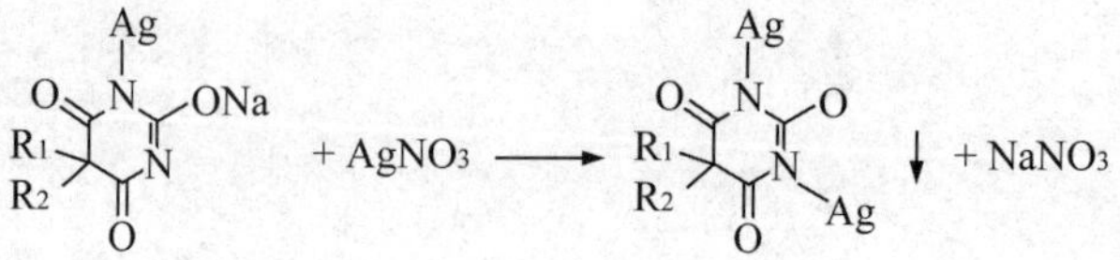

$$\underset{\substack{R_1 \\ R_2}}{} + AgNO_3 \longrightarrow \underset{\substack{R_1 \\ R_2}}{} \downarrow + NaNO_3$$

2.铜盐反应

因巴比妥类药物分子中含有—CONHCONHCO—基团,故可互变异构成烯醇型,与铜盐在碱性溶液中作用,产生类似双缩脲的颜色反应。巴比妥类药物与硫酸铜、吡啶的反应方程式如下:

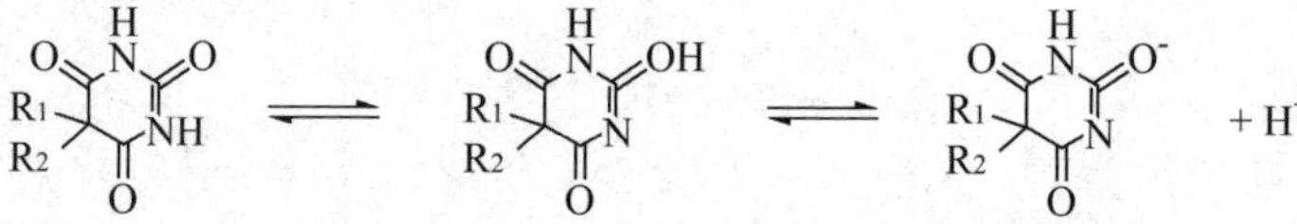

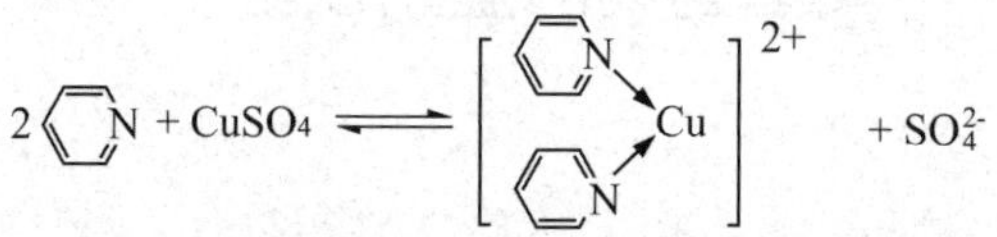

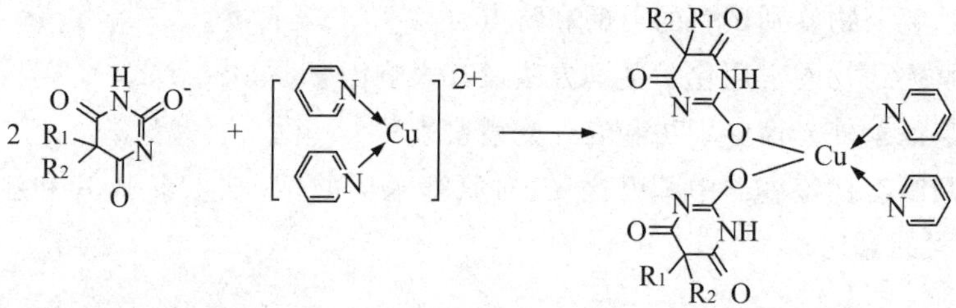

3.亚硝酸钠-硫酸反应

含芳香环取代基的巴比妥类药物与亚硝酸钠-硫酸反应后显橙黄色,其反应原理可能是苯环上的亚硝基化反应。

4.甲醛-硫酸反应

含芳香环取代基的巴比妥类药物与甲醛-硫酸反应后显玫瑰红色,其反应产物尚不明确。

(二)对氨基水杨酸钠的化学鉴别

对氨基水杨酸钠水溶液加稀盐酸酸化后,在中性或弱酸性(pH 值为 4～6)的条件下能与三氯化铁反应而显紫红色。

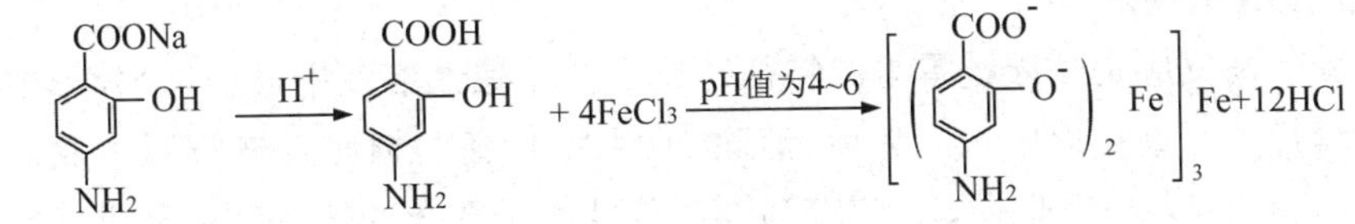

（三）维生素 B_1 的化学鉴别

硫色素反应为维生素 B_1 所特有的专属反应，其反应方程式如下：

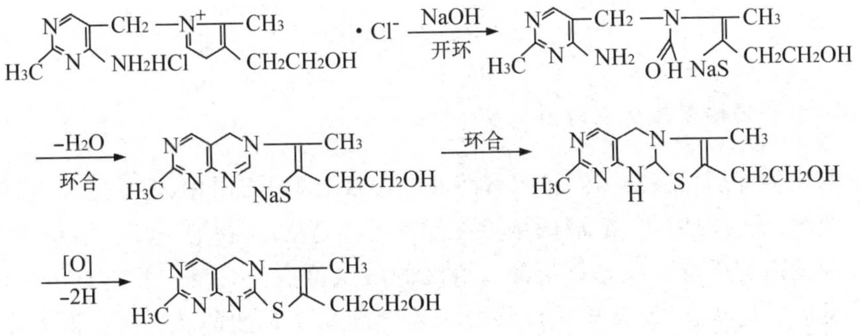

硫色素

（四）硫酸链霉素的化学鉴别

1.坂口反应

坂口反应是链霉素水解产物链霉胍的特征反应。硫酸链霉素水溶液加氢氧化钠溶液水解生成链霉胍，链霉胍、8-羟基喹啉分别与次溴酸钠的反应产物缩合生成橙红色化合物，其反应方程式如下：

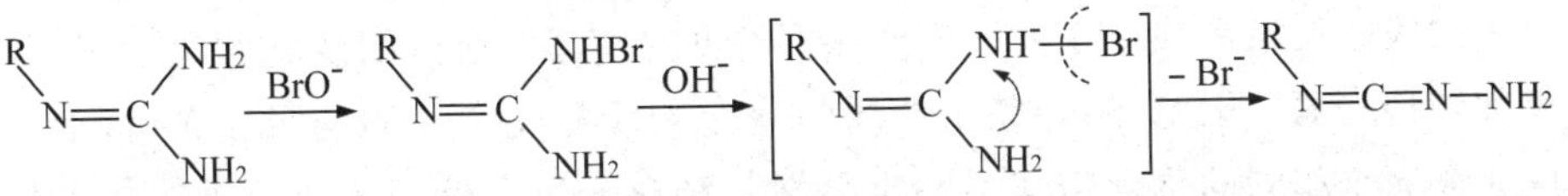

链霉胍

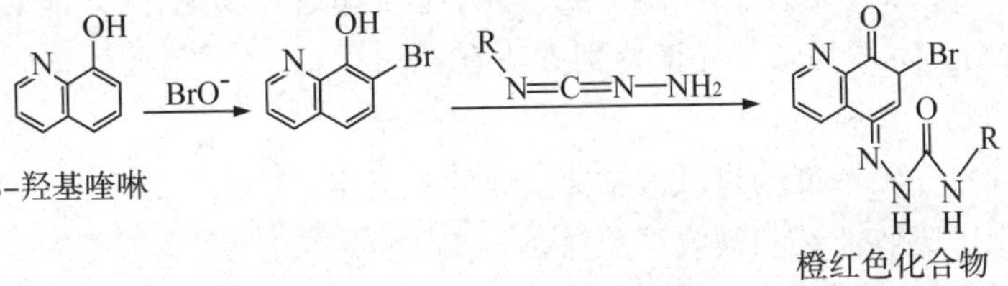

8-羟基喹啉　　橙红色化合物

2.麦芽酚反应

麦芽酚反应是硫酸链霉素的特征性反应。在碱性溶液中,链霉素分子中的链霉糖经分子重排形成六元环后,消除 N-甲基-L-葡萄糖胺及链霉胍生成麦芽酚(α-甲基-β-羟基-γ-吡喃酮),麦芽酚与三价铁离子在微酸性溶液中形成紫红色配位化合物,其反应方程式如下:

$$R-O \overset{O-R'}{\underset{\substack{OH \\ CHO \\ CH_3}}{}} \xrightarrow[\text{H}_2\text{O}]{\text{NaOH}} \quad \overset{O}{\underset{CH_3}{\bigcirc}}\text{OH} \xrightarrow[\text{H}^+]{\text{Fe}^{3+}} \quad \overset{O\text{---}Fe/3}{\underset{CH_3}{\bigcirc}}$$

(五)影响化学鉴别反应的因素

影响化学鉴别反应的因素主要有溶液的浓度、试剂的用量、溶液的温度、溶液的酸碱度、反应时间等,溶液的浓度主要是指被鉴别药物的浓度。溶液的浓度和各种试剂的用量一般是过量的。溶液的酸碱度应使各反应物有足够的浓度处于反应活化状态,使反应生成物处于稳定和易于观测的状态。一般来说,温度升高,化学反应速率会增加,但也可使生成物分解,导致实验现象变得不明显,甚至观察不到阳性结果。有机反应的反应速率一般较慢,因此为使鉴别反应完成,需要一定的时间。

(六)紫外光谱鉴别法

不同的有机药物分子由于含有能吸收不同波长紫外光的基团而可显示出不同特征的紫外吸收光谱,可作为鉴别的依据。紫外光谱鉴别法操作简便,但紫外光光谱的波长范围较窄,光谱简单、平坦,曲线形状变化不大,尤其是有机分子的吸收波长和强度主要取决于分子中的发色团、助色团及其共轭情况,与精细结构无关。因此,结构完全相同的化合物应有完全相同的吸收光谱,而吸收光谱完全相同的化合物却不一定是同一种化合物。紫外光谱鉴别法的专属性远不如红外光谱鉴别法,不能单独使用,应与其他方法配合,才能对药物的真伪进行鉴别。常用的紫外光谱鉴别方法有:

(1)测定 λ_{max} 和(或)λ_{min}。

(2)规定一定浓度的供试液在 λ_{max} 处的吸光度。

(3)规定吸收波长和吸收系数法。

(4)规定吸收波长和吸光度比值法。

(5)经化学处理后,测定产物的紫外光谱特性。

(七)红外光谱鉴别法

不同的有机药物分子由于含有能吸收不同波长红外光的基团而可显示出不同特征的红外吸收光谱,可作为鉴别的依据。红外光谱特征性强,专属性高,凡化学结构明确、组分单一的有机原料药物,都可用红外光谱鉴别,该法尤其适合分子结构复杂且非常相似的药物的区别。《中国药典》和《英国药典》采用标准图谱对照法,《美国药典》采用对照品法,在实际操作中,可根据实际条件任选其中一种方法。

【实验材料】

1.实验器材

烧杯、量筒、试管、三角漏斗、滤纸、研钵、水浴锅、移液管、电子天平。

2.实验试剂

苯巴比妥溶液、碳酸钠溶液、硝酸银溶液、吡啶溶液、铜吡啶溶液、硫酸、亚硝酸钠、甲醛溶液、对氨基水杨酸钠、稀盐酸、三氯化铁溶液、氢氧化钠溶液、磷酸盐缓冲液、维生素 B_1、铁氰化钾溶液、正丁醇、氨溶液、稀硝酸、硫酸链霉素、0.1%的 8-羟基喹啉的乙醇溶液、次溴酸钠溶液、硫酸铁铵溶液、氯化钡溶液、醋酸铅溶液。

【实验方法】

(一)苯巴比妥的鉴别

1.称取供试品约 50 mg,加碳酸钠溶液 0.5 mL 与水 5 mL,振摇 2 min,滤过(如不浑浊可不必滤过),向滤液中逐滴加入硝酸银溶液,即出现白色沉淀;振摇,沉淀即溶解,继续滴加过量的硝酸银溶液,沉淀不再溶解。

2.称取供试品约 50 mg,加吡啶溶液(1∶10 稀释)5 mL,溶解后,加铜吡啶溶液 1 mL,即显紫色或生成紫色沉淀。

3.称取供试品约 10 mg,加硫酸 2 滴与亚硝酸钠约 5 mg,混合,即显橙黄色,随即转为橙红色。

4.称取供试品约 50 mg,置于试管中,加甲醛溶液 1 mL,加热煮沸,冷却,沿管壁缓缓加硫酸 0.5 mL,使成两液层,置于水浴中加热,两层界面显玫瑰红色。

5.本品的红外吸收光谱应与对照图谱一致。

(二)对氨基水杨酸钠的鉴别

1.称取供试品约 10 mg,加水 10 mL 溶解后,加稀盐酸 2 滴使呈酸性,加三氯化铁溶液 1 滴,应显紫红色。

2.称取供试品约 250 mg,加入 1 mol/L 的氢氧化钠溶液 3 mL 溶解后,用水稀释至 500 mL,混匀。精密吸取该液 5 mL,置于含 12.5 mL 磷酸盐缓冲液(pH=7)的 250 mL 容量瓶中,用水稀释至刻度,混匀。以相同的缓冲液为空白溶液,测定紫外吸收光谱,分别在 265 nm(A_{265})和 299 nm(A_{299})波长处有最大吸收,且 A_{265}/A_{299} 的比值应为 1.50~1.56。

3.本品的红外吸收光谱应与对照图谱一致。

(三)维生素 B_1 片的鉴别

1.称取含有相当于 5 mg 维生素 B_1 的本品细粉适量,加水搅拌,滤过;滤液蒸干后加氢氧化钠溶液 2.5 mL 溶解,再加铁氰化钾溶液 0.5 mL 与正丁醇 5 mL,强力振摇 2 min,放置使分层,上面的醇层显强烈的蓝色荧光;加酸使呈酸性,荧光即消失;再加碱使呈碱性,荧光又重现。

2.取含有相当于 5 mg 维生素 B_1 的本品细粉适量,加水搅拌,滤过;滤液蒸干后先加氨溶液使呈碱性,将析出的沉淀滤过除去。取滤液,加稀硝酸使呈酸性后,滴加硝酸银溶液,即生成白色凝乳状沉淀;分离沉淀,加氨溶液即溶解,再加稀硝酸酸化后,沉淀复生成。

(四)注射用硫酸链霉素的鉴别

1.称取供试品约 0.5 mg,加水 4 mL 溶解后,加氢氧化钠溶液 2.5 mL 与 0.1% 的 8-羟基喹啉的乙醇溶液 1 mL,放冷至约 15 ℃,加次溴酸钠溶液 3 滴,即呈橙红色。

2.称取供试品约 20 mg,加水 5 mL 溶解后,加氢氧化钠溶液 0.3 mL,置于水浴中加热 5 min,加硫酸铁铵溶液(取硫酸铁铵 0.1 g,加 0.5 mol/L 的硫酸溶液 5 mL 使之溶解)0.5 mL,即呈紫红色。

3.本品的红外吸收光谱应与对照图谱一致。

4.本品的水溶液显硫酸盐特性的鉴别反应为:①取待测样品水溶液,滴加氯化钡溶液,即生成 $BaSO_4$ 白色沉淀;分离沉淀,在盐酸或硝酸中均不溶解。②取供试品溶液,滴加醋酸铅溶液,即生成 $PbSO_4$ 白色沉淀;分离沉淀,在醋酸铵溶液或氢氧化钠溶液中溶解。

【实验结果】

记录各步骤的实验结果,并完成实验报告。

【思考题】

1.药物鉴别试验的目的和特点分别是什么?

2.影响化学鉴别反应的因素主要有哪些?

3.紫外光谱鉴别法和红外光谱鉴别法各有什么特点?

【注意事项】

1.苯巴比妥鉴别的注意事项

苯巴比妥的铜盐反应中,样品量要足够 50 mg。亚硝酸钠-硫酸反应中,应使用干燥试管或白色点滴板。甲醛-硫酸反应中操作须细心,滴加硫酸时要慢,并且要沿管壁加入,方能成两液层;然后放入刚煮沸过的水浴中,静置加热,时间应足够(1～2 min),则可得界面呈玫瑰红色。

2.紫外光谱鉴别法的注意事项

(1)由于常需采用规定波长、吸光度、吸收系数等的比对,故测定时应注意仪器的波长、吸光度精度符合要求。

(2)对于吸收带很窄的药物,应考虑仪器狭缝对测定结果的影响。

(3)根据药物的溶解性,选择合适的溶剂,不溶于水的药物常采用甲醇、乙醇或水-醇混合溶剂;当采用有机溶剂时,要注意溶剂的吸收波长是否会对该鉴别波长产生干扰。

(4)为了增加药物的溶解度或稳定性,或需要其在一定 pH 值条件下产生相应的特征吸收,常常需要在溶剂中加入一定浓度的酸、碱或缓冲液。

3.红外光谱法鉴别的注意事项

(1)样品的纯度应大于 98%,且应不含水分。

(2)空白片光谱图的基线应大于 75% 的透光率;除在 3440 cm^{-1} 及 1630 cm^{-1} 附近因残留或附着水而呈现一定的吸收峰外,其他区域不应出现大于基线 3% 透光率的吸收谱带。

(3)有机碱盐酸盐采用溴化钾压片时,可能发生复分解反应(B·HCl+KBr $\longrightarrow$ B·HBr+KCl),此时可采用氯化钾压片,并比较氯化钾压片和溴化钾压片的光谱,若二者没有区别,则仍使用溴化钾压片。

(4)供试品研磨应适度,以粒度 2～5 μm 为宜。过度研磨可能导致晶格结构被破坏或晶型转化；粒度不够细则易引起光散射能量损失，造成整个光谱基线倾斜，甚至严重变形。

（5）压片法制成的片厚宜在 0.5 mm 以下，否则可观察到干涉条纹，干扰供试品的光谱。

（6）样品扫描速率应与波长校正的条件一致，因为快速扫描将使波长滞后。制成图谱的最强吸收峰透光率应在 10% 以下。

（7）药物制剂采用红外光谱法鉴别时，应对供试品进行前处理，以除去辅料的干扰。

实验二　五种无机杂质的检查

【实验目的】

1.掌握氯化物、硫酸盐、铁盐、重金属和砷盐限量检查的基本原理和方法。

2.掌握杂质的限量计算方法。

3.了解无机杂质检查的意义。

【实验原理】

无机杂质可能来源于生产过程，如生产过程中使用的仪器、原料、干燥试剂、过滤辅助器、反应试剂、催化剂、助滤剂、药用炭等，它们一般是已知和确定的。由于许多无机杂质可直接影响药品的安全性和稳定性，并可反映生产工艺本身的情况，因此了解药品中无机杂质的存在状况对评价药品的生产工艺，保证药品安全、稳定具有重要意义。

1.氯化物检查

药物中微量的氯化物在硝酸酸化的溶液中与硝酸银作用，生成氯化银胶体微粒而显白色浑浊；与一定量标准氯化钠溶液（每毫升含 10 μg Cl^-）与硝酸银在同样条件下生成的氯化银胶体浑浊程度相比较，判定供试品中氯化物含量是否符合限量规定。反应方程式如下：

$$Cl^- + AgNO_3 \longrightarrow AgCl\downarrow + NO_3^-$$

2.硫酸盐检查

药物中微量的硫酸盐在稀盐酸酸化的溶液中与氯化钡反应，生成的硫酸钡微粒显白色浑浊，与一定量标准硫酸钾溶液（每毫升含 100 μg SO_4^{2-}）在相同条

件下产生的硫酸钡浑浊程度比较,判定供试品硫酸盐含量是否符合限量规定。反应方程式如下:

$$SO_4^{2-} + BaCl_2 \longrightarrow BaSO_4 \downarrow + 2Cl^-$$

3.铁盐检查

检查铁盐时,《中国药典》和《美国药典》均采用硫氰酸盐法。铁盐在盐酸酸化的溶液中与硫氰酸盐作用生成红色可溶性的硫氰酸铁配离子,与一定量标准铁溶液[硫酸铁铵,$FeNH_4(SO_4)_2 \cdot 12H_2O$]用同法处理后进行比色。反应方程式如下:

$$Fe^{3+} + nSCN^- \longrightarrow [Fe(SCN)_n]^{n-3} \qquad (n \text{ 取 } 1 \sim 6)$$

在酸性条件下反应,可防止 Fe^{3+} 的水解。加入氧化剂过硫酸铵既可氧化供试品中的 Fe^{2+} 成 Fe^{3+},同时可防止由于光线使硫氰酸铁还原或分解褪色。

某些药物(如葡萄糖、糊精、硫酸镁等)在检查过程中需加硝酸处理,硝酸也可将 Fe^{2+} 氧化成 Fe^{3+},因此对这些药物的铁盐检查可在硝酸酸化的溶液中进行。因硝酸中可能含亚硝酸,后者能与硫氰酸根离子作用,生成红色亚硝酰硫氰化物,影响比色,所以剩余的硝酸必须加热煮沸除去。反应方程式如下:

$$HNO_2 + SCN^- + H^+ \longrightarrow NO \cdot SCN + H_2O$$

4.重金属检查

重金属是指在实验条件下能与硫代乙酰胺或硫代钠作用而显色的金属杂质,如银、铅、汞、铜、镉、铋、锑、锡、砷、锌、钴、镍等。因为在药品生产中遇到铅的机会较多,且铅易积蓄中毒,故把铅作为重金属的代表,以铅的限量表示重金属限度。2020 年版《中国药典》收载了三种重金属的检查方法,其中硫代乙酰胺法的原理如下:

硫代乙酰胺在弱酸性条件下(pH 值为 3.0~3.5)水解,产生硫化氢,硫化氢与重金属离子生成黄色到棕黑色的硫化物混悬液,与一定量的标准硝酸铅溶液经同法处理后所呈颜色比较,判定供试品中重金属含量是否符合限量规定。反应方程式如下:

$$CH_3CSNH_2 + H_2O \longrightarrow CH_3CONH_2 + H_2S$$
$$Pb^{2+} + H_2S \longrightarrow PbS \downarrow$$

5.砷盐检查

2020 年版《中国药典》收载的古蔡氏(Gutzeit)法检查砷盐的原理是:金属锌与酸作用产生新生态的氢,氢与药物中微量的砷盐反应生成具有挥发性的砷化氢,砷化氢遇溴化汞试纸产生黄色至棕色的砷斑,与一定量标准砷溶液所形

成的砷斑比较,判断供试品中重金属含量是否符合限量规定。反应方程式如下:

$$As^{3+}+3Zn+3H^+ \longrightarrow 3Zn^{2+}+AsH_3 \uparrow$$

$$AsO_3^{3-}+3Zn+9H^+ \longrightarrow 3Zn^{2+}+3H_2O+AsH_3 \uparrow$$

$$AsH_3+3HgBr_2 \longrightarrow 3HBr+As(HgBr)_3(黄色)$$

$$2As(HgBr)_3+AsH_3 \longrightarrow 3AsH(HgBr)_2(棕色)$$

$$As(HgBr)_3+AsH_3 \longrightarrow 3HBr+As_2Hg_3(黑色)$$

五价砷在酸性溶液中也能被金属锌还原为砷化氢,但生成砷化氢的速率较三价砷慢,故可在反应液中加入碘化钾及氯化亚锡,将五价砷还原为三价砷;碘化钾被氧化生成的碘又可被氯化亚锡还原为碘离子,后者与反应中产生的锌离子能形成稳定的配位离子,有利于生成砷化氢的反应不断进行。反应方程式如下:

$$AsO_4^{3-}+2I^-+2H^+ \longrightarrow AsO_3^{3-}+I_2+H_2O$$

$$AsO_4^{3-}+Sn^{2+}+2H^+ \longrightarrow AsO_3^{3-}+Sn^{4+}+H_2O$$

$$I_2+Sn^{2+} \longrightarrow 2I^-+Sn^{4+}$$

$$4I^-+Zn^{2+} \longrightarrow [ZnI_4]^{2-}$$

氯化亚锡与碘化钾还可抑制锑化氢的生成,锑化氢也能与溴化汞试纸作用生成锑斑。在试验条件下,100 μg 锑存在也不致干扰测定。氯化亚锡又可与锌作用,在锌粒表面形成锌锡齐,起到去极化作用,从而使氢气均匀而连续地产生。

锌粒及供试品中可能含有少量硫化物,在酸性液中能产生硫化氢气体,后者能与溴化汞作用生成硫化汞的色斑,干扰试验结果,故可用浸有醋酸铅溶液的棉花吸收硫化氢。具体方法是用浸有醋酸铅溶液的棉花 60 mg,装管高度 60~80 mm,以控制醋酸铅棉花填充的松紧度,使之既能免除硫化氢的干扰(即使有 100 μg S^{2-} 存在也不干扰测定结果),又可使砷化氢以适宜的速率通过。

【实验材料】

1.实验器材

纳氏比色管、水浴锅、试砷管。

2.实验试剂

葡萄糖原料、稀硝酸、标准氯化钠溶液、硝酸银溶液、稀盐酸、标准硫酸钾溶液、25%的氯化钡溶液、硫氰酸铵溶液、标准铁溶液、标准铅溶液、醋酸盐缓冲液、稀焦糖溶液、硫代乙酰胺溶液、溴化钾溴溶液、稀硫酸、碘化钾溶液、酸性氯化亚锡溶液、锌粒、标准砷溶液。

【实验方法】

葡萄糖原料中 5 种无机杂质的检查方法如下：

1.氯化物

取待测样品 0.30 g，加水溶解使成 12.5 mL（溶液如显碱性，可滴加硝酸使呈中性），再加稀硝酸 5 mL（溶液如不澄清应滤过）；置于 25 mL 的纳氏比色管中，加水至约 20 mL，摇匀即得供试溶液。另取标准氯化钠溶液（每毫升含 10 μg Cl$^-$）3.0 mL，置于 25 mL 的纳氏比色管中，加稀硝酸 5 mL，加水至体积约为20 mL，摇匀即得对照溶液。于供试溶液与对照溶液中，分别加入硝酸银溶液 0.5 mL，用水稀释成 25 mL，摇匀，在暗处放置 5 min，同置黑色背景上，从比色管上方向下观察、比较，供试溶液不得比对照溶液（0.010％）更浓。

2.硫酸盐

取待测样品 1.0 g，加水溶解使成约 20 mL（溶液如显碱性，可滴加盐酸使成为中性），溶液如不澄清应滤过；置于 25 mL 的纳氏比色管中，加稀盐酸 1 mL，摇匀即得供试溶液。另取标准硫酸钾溶液（每毫升含 100 μg SO$_4^{2-}$）1.0 mL，置于 25 mL 的纳氏比色管中，加水至体积约为 20 mL，加稀盐酸1 mL，摇匀即得对照溶液。于供试溶液与对照溶液中，分别加入 25％ 的氯化钡溶液 2.5 mL，用水稀释成 25 mL，充分摇匀，放置 10 min；同置于黑色背景上，从比色管上方向下观察、比较，供试溶液不得比对照溶液（0.010％）更浓。

3.铁盐

取待测样品 1.0 g，加水 10 mL 溶解后，加稀硝酸 2 滴，缓缓煮沸 5 min，放冷；加水稀释成 23 mL，加硫氰酸铵溶液（30：100 稀释）2 mL，摇匀；如显色，与标准铁溶液（每毫升含 10 μg Fe^{3+}）1.0 mL 经相同方法制成的对照溶液（0.001％）比较，不得更深。

4.重金属

取 25 mL 纳氏比色管两支，编号，甲管中加一定量的标准铅溶液（每毫升含 10 μg Pb^{2+}）与醋酸盐缓冲液（pH＝3.5）各 1 mL 后，加水稀释成 12.5 mL。取待测样品 2.0 g，置于乙管中，加水 11.5 mL 溶解后，加醋酸盐缓冲液（pH＝3.5）1 mL；若供试溶液带颜色，可在甲管中滴加少量的稀焦糖溶液或其他无干扰的有色溶液，使之与乙管一致；再在甲、乙两管中分别加新鲜配制的硫代乙酰胺溶液各 1 mL，摇匀，放置 2 min；同时置于白纸上，自上向下透视，乙管中显出的颜色与甲管比较（含重金属不超过百万分之五）不得更深。

5.砷盐

取待测样品 2.0 g 置于试砷瓶中,加水 5 mL 溶解后,加稀硫酸 5 mL 与溴化钾溴溶液 0.5 mL,置于水浴中加热约 20 min,使保持稍过量的溴存在,必要时,再补加溴化钾溴溶液适量,并随时补充蒸散的水分;放冷,加浓盐酸 5 mL(可改为加 1∶1 的稀盐酸 10 mL)与水适量,使成 28 mL,加碘化钾溶液 5 mL 与酸性氯化亚锡溶液 5 滴。室温放置 10 min 后,加锌 2 g(锌粒和锌粉各 1 g),迅速用试砷管塞紧瓶塞(试砷管上已置有醋酸铅棉花及溴化汞试纸),并在 25～40 ℃的水浴中反应 45 min;取出溴化汞试纸,将生成的砷斑与一定量标准砷溶液制成的标准砷斑进行比较,颜色不得更深,应符合规定(0.0001%)。

标准砷斑的制备:精密量取 1 μg/mL 的标准砷溶液 2 mL 置于试砷瓶中,加浓盐酸 5 mL 与蒸馏水 21 mL(可改为加 1∶1 的稀盐酸 10 mL 和蒸馏水 16 mL),再加碘化钾溶液 5 mL 与酸性氯化亚锡溶液 5 滴;室温放置 10 min 后,加锌 2 g(锌粒和锌粉各 1 g),迅速用试砷管塞紧瓶塞(试砷管上已置有醋酸铅棉花及溴化汞试纸),并在 25～40 ℃的水浴中反应 45 min;取出溴化汞试纸,观察标准砷斑。

【实验结果】

记录各步骤的实验结果,并完成实验报告。

【思考题】

1.比色、比浊操作中应遵循的原则是什么?

2.试计算葡萄糖重金属检查中标准铅溶液的取用量。

3.古蔡氏试砷法中所加各试剂的作用是什么?

4.根据样品取用量、杂质限量及标准砷溶液的浓度,计算标准砷溶液的取用量。

【注意事项】

1.纳氏比色管的选择与洗涤:比色或比浊操作一般均在纳氏比色管中进行,因此在选用比色管时,必须注意使样品管与标准管的体积相等,玻璃色质一致,最好不带任何颜色;管上的刻度要均匀,如有差别,相差不得超过 2 mm。

比色管在洗涤时要避免用毛刷或去污粉等洗刷,以免管壁划出条痕,影响比色或比浊。

2.平行原则:比色、比浊、砷盐检查时,样品液与标准液的实验条件应尽可能一致,做到平行操作。

3.严格按操作步骤进行实验,注意各种试剂的加入次序。如检查氯化物时,应先加适量蒸馏水使体积约为 20 mL 后,再加 $AgNO_3$ 溶液。

4.比色、比浊前应使比色管内的试剂充分混匀,主要利用手腕转动 360°的旋摇操作来完成;比色方法是将两管同置于白色背景上,从侧面观察;比浊方法是将两管同置于黑色或白色背景上,自上而下观察。

5.重金属检查中,应注意以下事项:

(1)根据杂质限量计算公式,计算出标准铅溶液的取用量。

(2)样品管中加水 11.5 mL 溶解后,加醋酸盐缓冲液(pH=3.5)1 mL,实验时应加水适量溶解后,加醋酸盐缓冲液(pH=3.5)1 mL,再加水使成 12.5 mL,这样更便于操作。加醋酸盐缓冲液前,注意比较样品管与标准管的溶液颜色,若样品管带色,应在标准管中滴加少量稀焦糖溶液,使两管的颜色一致,然后依法操作。

如在标准管中滴加稀焦糖溶液仍不能使两管颜色一致时,可取该药品项下规定的二倍量的供试品和溶液,加水使成 15 mL,将溶液分成甲、乙二等份;乙管中加水稀释成 12.5 mL,甲管中加入硫代乙酰胺溶液 1 mL,摇匀,放置 2 min,经滤膜(孔径 3 μm)滤过,然后向甲管中加入一定量的标准铅溶液,加水使成 12.5 mL;再分别在乙管中加硫代乙酰胺溶液 1 mL,甲管中加水 1 mL,依法比较即得。

(3)标准铅溶液应在临用前精密量取标准铅储备液新鲜配制,以防止因铅水解而造成误差。

6.砷盐检查中,应注意以下事项:

(1)所用的标准管与样品管应力求一致,试砷管的长短、内径一定要相同,以免生成的色斑大小不同,影响比色。

(2)预先安装好试砷管。醋酸铅棉花用于吸收硫化氢(锌粒及供试品中可能含有少量硫化物,在酸性溶液中即产生硫化氢),从而排除了与溴化汞作用生成硫化汞色斑的干扰。

(3)锌粒的大小以通过 20 目筛为宜,过细则作用太快,过粗则作用太慢,为此可采用锌粒与锌粉各一半的方式加入。

(4)加入锌粒后,应立即将试砷管盖上,塞紧,以免 AsH_3 气体逸出。

实验三　残留溶剂的检查

【实验目的】

1.掌握药品中残留有机溶剂的分类和检查方法。

2.熟悉残留有机溶剂检查的一般操作要求。

【实验原理】

（一）残留溶剂及其分类

药品中的残留溶剂是指在原料药或辅料的生产过程中，以及在制剂的制备过程中使用，但在工艺过程中未能完全除去的有机溶剂，属于一般杂质。2005年版《中国药典》按有机溶剂毒性的高低将残留溶剂分为三类：第一类有机溶剂毒性较大，且具有致癌性并对环境有害，应尽量避免使用；第二类有机溶剂对人体有一定毒性，应限量使用；第三类有机溶剂对人体的健康危险性较小，因此推荐使用。除另有规定外，第一、二、三类有机溶剂的残留量应符合《中国药典》的规定；对其他有机溶剂，应根据生产工艺的特点，制定相应的限度，使其符合产品规范、良好操作规范（GMP）或其他基本的质量要求。

（二）残留溶剂的检查方法

2020年版《中国药典》规定，残留溶剂的检查方法为气相色谱（GC）法，既可采用填充柱，也可采用毛细管柱；检测器通常使用火焰离子化检测器（FID），对含卤素元素的残留溶剂如氯仿等，采用电子捕获检测器（ECD），可得到较高的灵敏度。采用FID时需加尾吹气，因为毛细管柱的柱内载气流量太低（常规柱为1~5 mL/min），不能满足检测器的最佳操作条件，所以使用毛细管柱时要采用辅助气（尾吹气），在色谱柱后增加一路载气直接进入检测器（见图5-3-1），就可保证检测器在高灵敏度状态下工作，尾吹气的另一个重要作用是消除检测器死体积的柱外效应。一般情况下，氮气（尾吹气＋载气）、氢气和空气三者的比例接近或等于1∶1∶10时，FID的灵敏度最高。

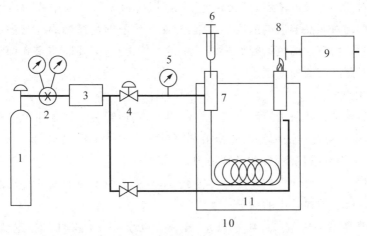

图 5-3-1　毛细管气相色谱流程

1.载气瓶　2.压力调节器　3.净化器　4.稳压阀　5.柱前压力表　6.注射器　7.进样器
8.检测器　9.数据记录系统　10.柱恒温箱　11.尾吹气

1.系统适用性试验

(1)用待测物的色谱峰计算,填充柱法的理论板数一般应大于 1000/柱,毛细管色谱柱法的理论板数一般应大于 5000/柱。

(2)色谱图中,待测物色谱峰与其相邻色谱峰的分离度应大于 1.5。

(3)以内标法测定时,对照品溶液连续进样 5 次,所得待测物与内标物峰面积之比的相对标准偏差应不大于 5%;若以外标法测定,所得待测物峰面积的相对标准偏差应不大于 10%。

2.供试品溶液的制备

(1)顶空进样:精密称取供试品 0.1～1 g,通常以水为溶剂,对于非水溶性药物,可采用 N,N-二甲基甲酰胺(DMF)、二甲基甲砜(DMSO)或其他适宜的溶剂。根据供试品和待测溶剂的溶解度,选择适宜的溶剂且应不干扰待测溶剂的测定。根据品种正文中对残留溶剂的限度规定,配制供试品溶液,使其浓度满足系统定量测定的需要。

(2)溶液直接进样:精密称取供试品适量,用水或合适的有机溶剂溶解;根据品种正文中对残留溶剂的限度规定,配制供试品溶液,使其浓度满足系统定量测定的需要。

3.对照品溶液的制备

精密称取各品种项下规定检查的有机溶剂适量,采用与制备供试品溶液相同的方法和溶剂制备对照品溶液;若为限度测定时,根据残留溶剂的限度规定来确定对照品溶液的浓度;若为定量测定时,应根据供试品中残留溶剂的实际残留量确定对照品溶液的浓度。通常,对照品溶液的色谱峰面积与供试品溶液中对应的残留溶剂的色谱峰面积以不超过2倍为宜,必要时应重新调整供试品溶液和对照品溶液的浓度。

4.测定法

普通的填充柱采用溶液直接进样法测定,毛细管色谱柱采用顶空进样法测定,不适宜顶空进样法测定的残留溶剂有甲酰胺、2-甲氧基乙醇、2-乙氧基乙醇、乙二醇、N-甲基咯烷酮(在酸性环境中)。

(1)第一法:毛细管柱顶空进样等温法,本法适用于被检查的有机溶剂数量不多并且极性差异较小的情况。

色谱条件:柱温为 40 ~ 100 ℃;常以氮气为载气,流速为 1.0 ~ 2.0 mL/min;以水为溶剂时,顶空瓶平衡温度为70~85 ℃,顶空瓶平衡时间为30~60 min;进样口温度为 200 ℃(如采用 FID 检测器,温度为 250 ℃)。

测定:取对照品溶液和供试品溶液,分别连续进样不少于2次,测定待测峰的峰面积。

(2)第二法:毛细管柱顶空进样程序升温法,本法适用于所需要检查的有机溶剂数量较多并且极性差异较大的情况。

色谱条件:如为非极性色谱系统,柱温先在30 ℃维持7 min,再以8 ℃/min的速度升至 120 ℃,维持 15 min;如为极性色谱系统,柱温先在 60 ℃维持 6 min,再以 8 ℃/min 的速度升至 100 ℃,维持 20 min;以氮气为载气,流速为 2.0 mL/min;以水为溶剂时,顶空瓶平衡温度为70~85 ℃,顶空瓶平衡时间为30~60 min;进样口温度为 200 ℃;如采用 FID 检测器,温度为 250 ℃。具体到单个药品的残留溶剂检查时,可根据该品种项下的残留溶剂种类来调整升温程序。

测定:取对照品溶液和供试品溶液,分别连续进样不少于2次,测定待测峰的峰面积。

(3)第三法:溶液直接进样法,本法可采用填充柱,亦可采用适宜极性的毛细管柱。

测定:取对照品溶液和供试品溶液,分别连续进样2~3次,测定待测峰的峰面积。

5.计算法

限度检查:以内标法测定时,供试品溶液所得被测溶剂峰面积与内标峰面积之比的平均值不得大于对照品溶液的相应比值的平均值;以外标法测定时,供试品溶液所得被测溶剂峰面积的平均值不得大于对照品溶液的相应峰面积的平均值。

定量测定:按内标法或外标法计算各残留溶剂的量。

【实验材料】

1.实验器材

10 mL 容量瓶、二乙烯苯-乙基乙烯苯型高分子多孔小球色谱柱。

2.实验试剂

地塞米松磷酸钠、正丙醇、甲醇、丙酮。

【实验方法】

地塞米松磷酸钠中甲醇与丙酮的检查(除按正丙醇计算的理论板数应大于700外,其他系统适用性试验应满足规定要求):

取待测样品约 0.16 g,精密称定,置于 10 mL 容量瓶中,精密加入 0.1%(体积分数)的正丙醇(内标物质)溶液 2 mL,加水溶解并稀释至刻度,摇匀,作为供试品溶液。另精密量取甲醇 10 μL(相当于 7.9 mg)与丙酮 100 μL(相当于79 mg),置于 10 mL 容量瓶中,加水稀释至刻度,摇匀;精密量取 1 mL,置于10 mL 容量瓶中,精密加内标溶液 2 mL,加水稀释至刻度,摇匀,作为对照品溶液。取供试品溶液和对照品溶液,照第三法,用直径为 0.18~0.25 mm 的二乙烯苯-乙基乙烯苯型高分子多孔小球色谱柱(填充柱)在柱温 150 ℃时测定。要求含丙酮不得超过 0.5%(质量浓度),含甲醇不得超过 0.3%(质量浓度)。

【实验结果】

记录各步骤的实验结果,并完成实验报告。

【思考题】

1.《中国药典》规定,检查残留溶剂时,色谱系统适用性试验应符合哪些要求?

2.检查残留溶剂时可采用哪几种进样方法?测定时应注意哪些问题?

【注意事项】

供试品中的未知杂质或其挥发性热降解物易对残留溶剂的测定产生干扰,干扰作用包括在测定的色谱系统中未知杂质或其挥发性热降解物与待测物的保留值相同(共出峰),或热降解产物与待测物的结构相同(如甲氧基热裂解产生甲醇)。当测定的有机溶剂残留量超出限度,但未能确定供试品中是否有未知杂质或其挥发性热降解物对测定有干扰作用时,应通过试验排除干扰作用的存在。对第一类干扰作用,通常采用在另一种极性相反的色谱系统中对相同样品再进行测定,以比较不同色谱系统中测定结果的方法。如二者结果一致,则可以排除测定中有共出峰的干扰;如二者结果不一致,则表明测定中有共出峰的干扰。对第二类干扰作用,通常要通过测定已知不含该溶剂的对照样品来加以判断。

若残留溶剂为含氮碱性化合物,由于普通气相色谱仪的不锈钢管路、进样器的衬管等对含氮碱性化合物具有较强的吸附作用,致使其检出灵敏度降低。因此,当采用顶空进样法测定此类化合物时,应采用惰性的硅钢材料或镍钢材料管路;或采用溶液直接进样法测定;供试品溶液应不呈酸性,以免含氮碱性化合物与酸反应后不易气化。

通常采用弱极性的色谱柱或经碱处理过的色谱柱分析含氮碱性化合物,如果采用胺分析专用柱进行分析则效果更好。对不宜采用气相色谱法测定的含氮碱性化合物,可采用其他方法(如离子色谱法等)进行测定。

实验四　色谱分析法检查药物中的有关物质

【实验目的】

1.掌握用薄层色谱法(TLC法)检查药物中特殊杂质的常用方法和基本操作。

2.掌握用高效液相色谱法(HPLC法)检查药物中特殊杂质的常用方法和基本操作。

【实验原理】

(一)TLC法

TLC法常用于药物中杂质的检查,具有设备简单、操作方便、分离速度快、灵敏度和分辨率较高等优点,并且可以同时采用多种检视斑点的方法来获得更多的杂质信息。常用的方法有以下几种:

1.供试品溶液自身稀释对照法

供试品溶液自身稀释对照法适用于杂质的分子结构不能确定,或无杂质对照品的情况,仅限于杂质斑点的颜色与主成分斑点的颜色相同或相近的情况下使用,方法为配制一定浓度的供试品溶液,然后将供试品溶液按限量要求稀释至一定浓度作为对照溶液,将供试品溶液和对照溶液分别点样于同一薄层板上,展开并斑点定位。供试品溶液所显杂质斑点与自身稀释对照溶液或系列自身稀释对照溶液所显主斑点比较,不得更深。

2.杂质对照品法

杂质对照品法适用于已知杂质并能获得杂质对照品的情况。根据杂质限量,取供试品溶液和一定浓度的杂质对照品溶液,分别点样于同一薄层板上,展开并斑点定位,将供试品溶液中相应于杂质对照品的斑点与杂质对照品溶液或系列浓度的杂质对照品溶液的主斑点进行比较,判断药物中的杂质限量是否合格。

3.杂质对照品法与供试品溶液自身稀释对照法并用

当药物中存在多种杂质时,其中已知杂质有对照品时,采用杂质对照品法检查;共存的未知杂质或没有对照品的杂质可采用供试品溶液自身稀释对照法检查。

4.母体药物对照法

当无合适的杂质对照品,或者是供试品显示的杂质斑点颜色与主成分斑点颜色有差异,难以判断限量时,可用母体药物作为对照品,此母体药物中所含待检杂质应符合限量要求且稳定性好。

(二)HPLC 法

HPLC 法因其分离选择性好、专属性强和灵敏度高,可以准确地测定各组分的峰面积,故在杂质检查中的应用日益增多。对于使用 HPLC 法测定杂质含量的药物,可采用同一色谱条件进行杂质检查。采用 HPLC 法检查杂质时,《中国药典》规定应按各品种项下的要求进行色谱系统适用性试验。HPLC 法检查杂质有以下几种方法:

1.不加校正因子的主成分自身对照法

不加校正因子的主成分自身对照法适用于缺少杂质对照品的情况。该法以供试品溶液的稀释溶液为对照溶液,调节检测灵敏度后,分别分析供试品溶液和对照溶液;除另有规定外,供试品溶液的分析时间应为主成分色谱峰保留时间的 2 倍。通过比较供试品溶液中各杂质的峰面积与对照溶液主成分的峰面积,来控制杂质的限量。

不加校正因子的主成分自身对照法多在单一杂质含量较低、无法得到杂质对照品而无法获得校正因子或杂质结构与相应主药结构相似的情况下适用,前提是假定杂质与主成分的响应因子基本相同。一般情况下,如果杂质与主成分的分子结构相似,则其响应因子差别不大,否则有可能导致一定的定量误差。

2.加校正因子的主成分自身对照法

加校正因子的主成分自身对照法适用于测定时不用杂质对照品的情况,但在建立方法时,需要利用杂质对照品和药物对照品,按内标法求出杂质相对于药物的校正因子 f,其计算公式如下:

$$f = \frac{C_R/A_R}{C_S/A_S}$$

式中,A_S 为药物对照品的峰面积,A_R 为杂质对照品的峰面积,C_S 为药物对照品的浓度,C_R 为杂质对照品的浓度。此校正因子 f 可直接载入各品种质量标准中,在常规检验时用以校正该杂质的实测峰面积。

测定杂质含量时,将供试品溶液稀释成与杂质限量相当的溶液作为对照溶液,进样,调节检测灵敏度,使对照溶液中主成分色谱峰的峰高为满量程的 $10\%\sim25\%$。然后分别进样供试品溶液和对照品溶液,除另有规定外,供试品溶液的记录时间应为主成分色谱峰保留时间的 2 倍。供试品溶液中各杂质的峰面积分别乘以相应的校正因子后,与对照品溶液中主成分的峰面积进行比较,来控制杂质的限量。

该法在检查杂质时既省去了杂质对照品,又考虑到了杂质与药物的响应因子可能不同所引起的测定误差,故准确度较好。缺点是在日常检验时没有杂质对照品,杂质的定位必须采用相对保留时间,所以在建立方法时需记录杂质相对于药物的相对保留时间。

3.内标校正因子法

内标校正因子法适用于有杂质对照品,能够测定杂质校正因子的情况。先以杂质对照品测定其校正因子 f,计算公式为:

$$f = \frac{C_R/A_R}{C_S/A_S}$$

式中,A_S 为内标物(杂质和药物以外的纯物质)的峰面积,A_R 为杂质对照品的峰面积,C_S 为内标物的浓度,C_R 为杂质对照品的浓度。然后测定供试品中杂质的含量 C_X:

$$C_X = f \times \frac{A_X}{A_S'} \times C_S'$$

式中,A'_S为内标物的峰面积,A_X为供试品溶液中杂质的峰面积,C'_S为内标物的浓度,C_X为供试品溶液中杂质的浓度。

4.外标法

外标法适用于有杂质对照品,而且进样量能够精确控制(以定量环或自动进样器进样)的情况。杂质含量C_X的计算公式如下:

$$C_X = \frac{A_X}{A_R} \times C_R$$

式中,A_X为供试品溶液中杂质的峰面积,A_R为杂质对照品的峰面积,C_R为杂质对照品的浓度,C_X为供试品溶液中杂质的浓度。

5.峰面积归一化法

峰面积归一化法适用于粗略测定供试品中杂质的含量。取供试品溶液进样分析,计算各杂质峰面积相对于杂质峰总面积的百分率,应不得超过限量。峰面积归一化法操作简便快捷,但在杂质结构与主成分结构相差较大时可能会有较大的定量误差,因此2020年版《中国药典》特别强调本法通常只能用于粗略考察供试品中的杂质含量,除另有规定外,一般不宜用于微量杂质的检查。

(三)有关物质

特殊杂质是指在特定药物的生产和贮藏过程中引入的杂质,这类杂质随药物的不同而改变。有关物质通常是在某药物的生产和贮藏过程中,有可能引入的特殊杂质,包括起始物、中间体、异构体、聚合体、副产物、降解产物等,而这些特殊杂质的化学结构往往与主药相似,但结构不甚明确或虽结构明确,却难以获得对照品。色谱分析法是检查有关物质的首选方法,其中TLC法和HPLC法应用最广。采用TLC法时,多以供试品溶液自身稀释对照法进行有关物质的限量检查;而采用HPLC法时,常以不加校正因子的主成分自身对照法进行有关物质的限量检查。

【实验材料】

1.实验器材

硅胶G薄层板、高效液相色谱仪。

2.实验试剂

氯仿、甲醇、1,2-二氯乙烷、碱性四氮唑蓝溶液、乙腈、醋酸氢化可的松、醋酸可的松。

【实验方法】

(一)TLC 法检查醋酸氢化可的松中的有关物质

取待测样品,加氯仿-甲醇(9∶1)制成每毫升中含 3.0 mg 待测样品的溶液,作为供试品溶液;精密量取适量供试品溶液,加氯仿-甲醇(9∶1)稀释成每 1 mL 中含 60 mg 的溶液,作为对照溶液。照薄层色谱法(《中国药典》二部附录ⅤB)试验,吸取上述两种溶液各 10 μL,分别点于同一硅胶 G 薄层板上,以 1,2-二氯乙烷-甲醇-水(95∶5∶0.3)为展开剂,展开后晾干,在 105 ℃下干燥 10 min,放冷,喷以碱性四氮唑蓝溶液,立即检视。供试品溶液如显杂质斑点,其颜色与对照溶液的主斑点比较不得更深。

(二)HPLC 法检查醋酸氢化可的松中的有关物质

色谱条件与系统适用性试验用十八烷基硅烷键合硅胶为填充剂,以乙腈-水(38∶62)为流动相,检测波长为 254 nm。取醋酸氢化可的松与醋酸可的松对照品适量,精密称定,用流动相溶解并制成每毫升中含 3.5 mg 样品的混合溶液,进行测试。理论板数按醋酸氢化可的松峰计算,一般为 6000,醋酸氢化可的松峰与醋酸可的松峰的分离度应大于 5.5。

取待测样品约 17 mg,精密称定,置于 50 mL 的容量瓶中,加乙腈 20 mL,超声处理使之溶解,加水稀释至刻度,摇匀,作为供试品溶液;精密量取 1 mL,置于 100 mL 的容量瓶中,加流动相稀释至刻度,摇匀,作为对照溶液。取对照溶液 20 μL 注入液相色谱仪,调节检测灵敏度,使醋酸氢化可的松色谱峰的峰高约为满量程的 40%。再精密量取供试品溶液与对照溶液各 20 μL,分别注入液相色谱仪,记录色谱图至主成分峰保留时间的 3 倍。供试品溶液色谱图中如有杂质峰,最大单个杂质峰面积不得大于对照溶液主峰面积,其他单个杂质峰面积不得大于对照溶液主峰面积的 0.5 倍,各杂质峰面积的和不得大于对照溶液主峰面积的 2 倍。

【实验结果】

记录各步骤的实验结果,并完成实验报告。

【思考题】

1.TLC 法检查药物中特殊杂质的三种方法(杂质对照品法、供试品溶液自身稀释对照法、母体药物对照法)各有何特点？

2.按 TLC 法，醋酸氢化可的松中有关物质的限量为多少？

3.甾体激素结构中的何种基团可与四氮唑蓝产生反应？

4.HPLC 法检查药物中的特殊杂质有哪几种方法？其各有何特点？

5.按 HPLC 法，醋酸氢化可的松中最多单个杂质、其他单个杂质及总杂质的限量分别为多少？

【注意事项】

（一）TLC 法检查醋酸氢化可的松中的有关物质

1.限量检查方法

甾体激素类药物多由其他甾体化合物经结构改造而来，其中的有关物质主要包括起始物、中间体、副产物、降解产物等。这些杂质一般具有甾体的母核，与药物的结构相似，但多数杂质的结构是未知的。因此，TLC 法是检查甾体激素药物中有关物质的常用方法之一，并且各国药典多采用供试品溶液自身稀释对照法进行有关物质的限量控制。

2.显色原理

醋酸氢化可的松的化学结构中，C17 位的 α-醇酮基（—CO—CH_2OH）具有还原性，在强碱性溶液中能将四氮唑盐定量地还原为有色甲臜（formazan），生成的颜色随所用试剂和条件的不同而不同，多为红色或蓝色。

本实验以碱性四氮唑蓝（BT）溶液显色，若 BT 溶液过量，只能还原为红色单甲臜；若 BT 试剂不过量，则醋酸氢化可的松可将 BT 还原为双甲臜，得蓝色斑点。

3.薄层板的制备

取层析用硅胶 G 2～2.5 g，按 1∶3（质量/体积）的比例加入 0.5％的羧甲基纤维素钠上清液，研磨均匀，铺于一块 8 cm×20 cm 的玻璃板上，室温下置于水平台上晾干，在 110 ℃下烘干半小时，然后立即置于有干燥剂的干燥箱中备用（可供 1～2 日内使用，层析效果均良好）。

常用倾注法手工制板，用倾注法铺板时，吸附剂糊中的水分应适当增加。将吸附剂糊放在玻璃板的一端，用玻璃棒平行于一端，置于倾斜的玻璃板上，将糊剂引到另一端；立即将玻璃板置于台面上，颠动玻璃板，使吸附剂均匀铺开成一薄层；根据所需的薄层厚度及玻璃板的大小，可取一定量的吸附剂糊，这样可得厚度一致的薄层。铺成的薄层必须置于水平台面上晾干，也可以热风吹干，具体操作要点如下：

(1)吸附剂糊可在烧杯中用玻璃棒充分搅和均匀，也可置于研钵中研匀制得。均匀而黏稠度适宜的吸附剂糊有利于使薄层光滑均匀。

(2)0.5%的羧甲基纤维素钠应取上清液，以保证制成的板光滑均匀。

(3)薄层板所用的玻璃必须仔细清洗，不得附着油污，否则易引起薄层的剥落。

4.点样

(1)点样溶液浓度不准，则检查结果不可靠。若供试品溶液及对照溶液的瓶塞不严密或多次取用后溶剂挥发，致使浓度改变，则应重新配制点样液。

(2)在距薄层板底边 2.0～2.5 cm 处划点样基线，在基线上分别点出供试品溶液及对照溶液的原点位置。两点之间一般距离为 1.5～2.0 cm，距边缘一侧为 1.5～2.5 cm。

(3)可用 10 μL 微量注射器(色谱用 10 μL 微量吸管)手动或采用自动点样仪少量多次点样于同一原点处。为使原点面积尽量小，溶质应尽量集中一些，最好在第 1 滴落下后，用电吹风将溶剂挥发干后再滴上第 2 滴，以免原点过于扩散。基于控制平行原则，要求供试溶液及对照溶液的原点面积大小一致。为此，最好使用两支内径相同的微量吸管，或使用同一支微量吸管。

(4)点样完毕后风干放冷。

(5)每天实验结束后，点样用微量注射器或微量吸管需用溶剂洗干净。

5.展开

展开剂加入展开缸后，薄层板不必经饱和即可展开。可使展开剂浸入的深度离开薄层板底边 1.0 cm 左右(切勿将样点浸入展开剂中)，加盖密封，等展开至规定距离(一般为 10～15 cm)后取出薄层板，晾干。

为节约展开剂的用量，可用 50～60 mL 展开剂，展开缸下面垫以楔形木板使缸底倾斜，仍能达到浸入 1 cm 高度的要求。展开过程中，层析缸应密封良好，否则展开剂不断挥发，会使 R_f 值增大，甚至使斑点到达前沿，且延长了展开时间。

6.显色

(1)碱性四氮唑蓝溶液应在喷雾前临时配制(取 0.2%的四氮唑蓝的甲醇溶液 10 mL 与 12%的氢氧化钠的甲醇溶液 30 mL，临用时混合即得)，以免影响显色灵敏度。新鲜配制者应呈黄色，颜色变深者不宜使用。

(2)喷显色剂时，宜在通风橱内进行，以免试剂对人体产生不良影响。

(3)显色后，立即检视斑点，并用针头或铅笔定位，以便记录薄层图谱。

（二）HPLC 法检查醋酸氢化可的松中的有关物质

采用 HPLC 法检查杂质时,还应注意以下问题:

1.醋酸氢化可的松中可能含有少量醋酸可的松,二者的分子结构非常相似,如果能够将二者很好地分离,则其他有关物质与醋酸氢化可的松之间及有关物质之间就有可能被很好地分离。故在系统适用性试验中,考察了醋酸氢化可的松和醋酸可的松之间的分离度。

2.检测器的选择:醋酸氢化可的松峰及其结构类似的有关物质在紫外光区均有吸收,故选用紫外光检测器。

3.检测波长的选择:应选用对各杂质均有较强吸收的波长作为检测波长,当一个检测波长无法兼顾所有的杂质时,可选用不同的波长分别检测。

实验五　药物制剂的含量均匀度和溶出度检查

【实验目的】

1.掌握含量均匀度、溶出度检查的目的和判断标准。
2.熟悉含量均匀度、溶出度检查的一般操作要求。

【实验原理】

（一）含量均匀度检查

含量均匀度(content uniformity)是指小剂量或单剂量的固体制剂、半固体制剂和非均相液体制剂的每片（个）含量符合标示量的程度。在制剂的实际生产中,由于采用混合法不可能制造出含量完全相同的单个制剂,特别是当制剂中药物的含量较低时,药物含量的均匀程度更难以控制,此时仅靠质(装)量差异的检查并不能完全反映药物含量的均匀程度。为了更好地控制小剂量或单剂量制剂的质量,保证给药剂量的准确性,应进行含量均匀度检查。

含量均匀度检查结果的判定方法分为计数型和计量型。计数型是基于规定数量的各样本的含量测定值与参考值(标示量或平均含量)的一定限度比较,根据超出限度的样本个数进行判定;计量型是根据各样本含量测定值的均值（$\overline{X}$）和标准差(S）进行判定。在判定的可靠性、效率等方面,计量型明显优于计数型。

《中国药典》采用计量型判定法,具体操作是取供试品 10 片(个),按照各品种项下规定的方法,分别测定每片(个)以标示量为 100 的相对含量 X,求其均值 $\overline{X}$、标准差 S 以及标示量与均值之差的绝对值 A。

S 的计算公式为:$S = \sqrt{\dfrac{\sum (X - \overline{X})^2}{n-1}}$

A 的计算公式为:$A = \mid 100 - \overline{X} \mid$

判断标准为:若 $A + 1.80S \leqslant 15.0$,则供试品的含量均匀度符合规定;若 $A + S > 15.0$,则不符合规定;若 $A + 1.80S > 15.0$,且 $A + S \leqslant 15.0$,则应另取 20 片(个)复试。根据初试和复试结果,计算 30 片(个)的均值 $\overline{X}$、标准差 S 和标示量与均值之差的绝对值 A:若 $A + 1.45S \leqslant 15.0$,则供试品的含量均匀度符合规定;若 $A + 1.45S > 15.0$,则不符合规定。

如该品种项下规定含量均匀度的限度为 ±20% 或其他数值时,应将上述各判断式中的 15.0 改为 20.0 或其他相应的数值,但各判断式中的系数不变。

《中国药典》对含量均匀度应用的指导原则是:

(1)片剂、胶囊剂或注射用无菌粉末每片(个)标示量不大于 10 mg 或主药含量小于每片(个)质量的 5% 者,其他制剂每个标示量小于 2 mg 或主药含量小于每片(个)质量的 2% 者,以及透皮贴剂均应检查。

(2)对于治疗量与中毒量比较接近的品种或混匀工艺较困难的品种,每片(个)标示量不大于 25 mg 者应检查。

(3)急救药品、剧毒药品应检查。

(4)复方制剂仅检查符合上述条件的组分。

(5)主要适用于口服固体药物制剂。

(6)凡检查含量均匀度的制剂,一般不再检查重(装)量差异。

(二)溶出度检查

1.溶出度和释放度

溶出度(dissolution)是指药物从片剂、胶囊剂或颗粒剂等固体制剂中在规定条件下溶出的速率和程度。释放度(drug release)是指药物从缓释制剂、控释制剂、肠溶制剂及透皮贴剂等制剂中在规定条件下释放的速率和程度。两者本质上是相同的,均表示药物从固体制剂进入介质中的速率和程度。测定固体药物制剂溶出度或释放度的过程称为"溶出度试验"(dissolution test),这是一种模拟口服固体制剂在胃肠道中崩解和溶出的体外试验方法。目前,溶出度试验已成为评价口服固体制剂处方和生产工艺的极其重要的体外试验方法,溶出度数据不仅是口服固体制剂质量控制的重要衡量指标,而且可以在一定程度上反映口服固体制剂的体内生物利用度。

2.药物溶出理论

固体制剂中的药物在溶出介质中的溶出速率可用下面的诺伊斯-惠特尼(Noyes-Whiteney)方程表示:

$$dW/dt = KS(C_{sat} - C_{sol})$$

式中,dW/dt 为溶出速率,K 为溶出速率常数,S 为固体药物表面积,C_{sat} 为药物饱和溶液浓度,C_{sol} 为任一时间药物溶液的浓度。

3.影响固体制剂中药物溶出的因素

影响固体制剂中药物溶出的因素主要有固体药物的表面积、药物的理化性质、制剂处方和工艺等。一般来说,颗粒越细,与溶出介质接触的固体药物表面积就越大,固体制剂的药物溶出速率就越快;但对崩解型制剂而言,并非所有的品种都是崩解的颗粒越细,溶出越快。

药物的一些理化性质,如溶解度、水合状态、晶型等会对药物的溶出速率产生较大影响。例如,药物在溶出介质中的溶解度越大,则药物的饱和溶液浓度越大,药物溶出会加快;药物分子的水合状态会影响药物的某些理化性质,其中受影响较明显的是药物在水中的溶解度,一般无水药物比水合药物有更大的溶解度;有些药物存在多种晶型,而不同的晶型往往有不同的溶解度,故会导致不同的溶出速率。

制剂处方中所用辅料的种类、性质和用量都会影响药物的溶出,如处方中加入太多的润滑剂(硬脂酸镁等)会使药物的溶出减慢;羟丙基甲基纤维素、聚乙烯吡咯烷酮等包衣材料一般不影响药物的溶出,但虫胶则是药物水溶性的阻滞材料;加入一定量的表面活性剂可提高药物的溶出度;崩解剂、黏合剂的种类和用量选用不当,也会产生影响溶出度的问题。制备工艺如压片时所用的压力、制粒方法、相关制剂技术等也都会影响药物的溶出度。

4.溶出度测定

2020 年版《中国药典》中,采用转篮法、桨法和小杯法测定溶出度。一般情况下,转篮法适用于胶囊剂和易于漂浮的药物剂型;桨法适用于片剂,但有些片剂崩解后的颗粒沉积在溶出杯底部而可能使药物的溶出变慢,此时转篮法可能比桨法更适合;小杯法适用于小规格的固体制剂。

(1)转篮法。使用转篮法测定溶出度时,应先调试溶出仪,使转篮底部到溶出杯的内底部距离为(25±2)mm。分别量取经脱气处理的溶出介质 900 mL,

置于1000 mL的各溶出杯内,加温,待溶出介质温度恒定在(37 ± 0.5)℃后,取供试品6片(粒、袋),分别投入6个干燥的转篮内,按各品种项下的规定调节转速,待其平稳后,将转篮降入溶出杯中,自供试品接触溶出介质起,立即计时;至规定的取样时间,在规定的取样位置吸取溶出液适量,立即用适当的微孔滤膜(滤孔应不大于$0.8~\mu m$)滤过,自取样至滤过应在30 s内完成,并及时补充所消耗的介质。取澄清滤液,照该品种项下规定的方法测定,计算每片(粒、袋)的溶出量。

(2)桨法。桨法是以搅拌桨代替转篮。测定时,取供试品6片(粒、袋),分别投入6个溶出杯内(如片剂或胶囊剂浮于液面,应先装入沉降篮内),其余同转篮法。

(3)小杯法。使用小杯法测定溶出度时,应先调试溶出仪,使桨叶底部到溶出杯的内底部距离为(15 ± 2)mm。分别量取经脱气处理的溶出介质100～250 mL,置于250 mL的各溶出杯内(用于胶囊剂测定时,如胶囊上浮,可用一小段耐腐蚀的细金属丝轻绕于胶囊外壳上),其余操作同桨法。

进行结果判定时,符合下述条件之一者可判为符合规定:①6片(粒、袋)中,每片(粒、袋)的溶出量按标示量计算,均不低于规定限度Q;②6片(粒、袋)中,如有1～2片(粒、袋)低于Q,但不低于$Q-10\%$,且其平均溶出量不低于Q;③6片(粒、袋)中,有1～2片(粒、袋)低于Q,其中仅有1片(粒、袋)低于$Q-10\%$,但不低于$Q-20\%$,且其平均溶出量不低于Q时,应另取6片(粒、袋)复试;初试和复试的12片(粒、袋)中有1～3片(粒、袋)低于Q,其中仅有1片(粒、袋)低于$Q-10\%$,但不低于$Q-20\%$,且其平均溶出量不低于Q。

5.释放度测定

除另有规定外,释放度测定的仪器装置同溶出度测定。

(1)第一法。第一法用于缓释制剂或控释制剂的测定,按照溶出度测定项下进行,但至少采用3个时间取样。在规定取样时间点吸取溶液适量,滤过,取滤液,照各品种项下规定的方法测定,计算每片(个)的释放量。

3个取样时间点分布在释放度测定的早期(一般在开始后的0.5～2 h内)、中期和晚期(累积释放率一般应为75%以上),3个时间点的释放量分别用于考察药物是否有突释、药物的释放特性和制剂释药是否完全。

符合下述条件之一者可判为符合规定:①6片(粒)中,每片(粒)在每个时间点测得的释放量按标示量计算,均未超出规定范围;②6片(粒)中,在每个时间点测得的释放量如有1～2片(粒)超出规定范围,但未超出规定范围的10%,且在每个时间点测得的平均释放量未超出规定范围;③6片(粒)中,在每个时间点测得的释放量如有 1~2 片(粒)超出规定范围,其中仅有 1 片(粒)超出规定范围的 10%,但未超出规定范围的 20%,且其平均释放量未超出规定范围,应另取 6 片(粒)复试;初试和复试的 12 片(粒)中,在每个时间点测得的释放量,如有1~3 片(粒)超出规定范围,其中仅有 1 片(粒)超出规定范围的 10%,但未超出规定范围的 20%,且其平均释放量未超出规定范围。

(2)第二法。第二法用于肠溶制剂的测定。

方法 1:①酸中释放量。量取 0.1 mol/L 的盐酸溶液 750 mL,注入每个溶出杯,加温使溶液温度保持在(37±0.5)℃,调整转速并保持稳定,取 6 片(个)制剂,分别投入转篮或溶出杯中,按各品种项下规定的方法,开动仪器运转 2 h,立即在规定取样点吸取溶液适量,滤过,滤液按各品种项下规定的方法测定,计算每片(个)的酸中释放量。

②缓冲液中释放量。向上述酸液中加入 0.2 mol/L 的磷酸钠溶液 250 mL,必要时用 2 mol/L 的盐酸溶液或 2 mol/L 的氢氧化钠溶液调节 pH 值至6.8±0.05,继续运转 45 min,或按各品种项下规定的时间,在规定取样点吸取溶液适量,滤过;滤液按各品种项下规定的方法测定,计算每片(个)在缓冲液中的释放量。

方法 2:①酸中释放量。量取 0.1 mol/L 的盐酸溶液 900 mL,注入每个溶出杯中,照方法 1 酸中释放量项下的操作进行测定。

②缓冲液中释放量。弃去上述各溶出杯中的酸液,立即加入 900 mL 磷酸盐缓冲液(pH=6.8,取 0.1 mol/L 的盐酸溶液和 0.2 mol/L 的磷酸钠溶液按 3∶1 的比例混合均匀,必要时用 2 mol/L 的盐酸溶液或 2 mol/L 的氢氧化钠溶液调节 pH 值至 6.8±0.05),或将每片(个)转移入另一盛有 900 mL 磷酸盐缓冲液(pH=6.8)的溶出杯中,照方法 1 缓冲液中释放量项下的操作进行测定。

符合下述条件之一者,可判为符合规定:

酸中释放量:①6 片(粒)中,每片(粒)的释放量均不大于标示量的 10%;②6 片(粒)中,有 1~2 片(粒)的释放量大于标示量的 10%,但其平均释放量不大于 10%。

缓冲液中释放量:①6 片(粒)中,每片(粒)的释放量按标示量计算均不低于规定限度 Q;Q 应为标示量的 70%;②6 片(粒)中,仅有 1~2 片(粒)低于 Q,但不低于 $Q-10\%$,且其平均释放量不低于 Q;③6 片(粒)中,如有 1~2 片(粒)低于 Q,其中仅有 1 片(粒)低于 $Q-10\%$,但不低于 $Q-20\%$,且其平均释放量不低于 Q 时,应另取 6 片(粒)复试,初试和复试的 12 片(粒)中,有 1~3 片(粒)低于 Q,其中仅有 1 片(粒)低于 $Q-10\%$,但不低于 $Q-20\%$,且其平均释放量不低于 Q。

（3）第三法。第三法用于透皮贴剂的测定，仪器装置同溶出度测定中的桨法，但另用网碟固定透皮贴剂。具体操作是将释放介质加入溶出杯内，预温至（32±0.5）℃，将透皮贴剂固定于两层碟片之间，释放面朝上，再将网碟置于烧杯下部，并使贴剂与桨底旋转面平行，两者相距（25±2）mm，开始搅拌并定时定位取样，取样方法及其余操作同第一法，结果判定同第一法。

6.《中国药典》溶出度试验的指导原则

《中国药典》对溶出度试验的指导原则主要包括：

（1）重点用于难溶性（一般指在水中微溶或不溶）的药品品种，用于因制剂处方与生产工艺造成临床疗效不稳定的品种以及治疗量与中毒量相接近的口服固体制剂（包括易溶性药品），对后一种情况应控制两个时间点的溶出量（第一点不应溶出过多）。

（2）凡检查溶出度或释放度的制剂，不再检查崩解时限。

（3）转速的设定方面，转篮法以 100 r/min 为主，桨法以 50 r/min 为主，小杯法同桨法。应按各品种规定的时间取样，一般取样时间为 45 min 时，溶出量至少为标示量的 70%。

（4）溶出介质应以水、0.1 mol/L 的盐酸、缓冲液（pH 值为 3～8）为主；若介质中需要加适量的有机溶剂如异丙醇、乙醇等，或加分散助溶剂如十二烷基硫酸钠（0.5% 以下）应有文献数据，并尽量选用低浓度，必要时应与生物利用度比对。

（5）测定时，每个溶出杯中只允许投入供试品 1 片（粒、袋），不得多投。

【实验材料】

1.实验器材

100 mL 容量瓶。

2.实验试剂

法莫替丁片、磷酸二氢钾缓冲液。

【实验方法】

法莫替丁片的含量均匀度和溶出度检查。

1.含量均匀度

取待测样品 1 片（10 mg 规格），置于 100 mL 的容量瓶中，加 pH 值为 4.5 的磷酸二氢钾缓冲液（取磷酸二氢钾 13.6 g，加适量水溶解并稀释至 1000 mL，摇匀,调节 pH 值至 4.5)40 mL,振摇使溶解;用 pH 值为 4.5 的磷酸二氢钾缓冲液稀释至刻度,摇匀,滤过;精密量取续滤液适量,加 pH 值为 4.5 的磷酸二氢钾缓冲液,定量稀释成每毫升中含法莫替丁 10 μg 的溶液,在 266 nm 波长处测定吸光度;另精密称取法莫替丁对照品适量,加 pH 值为 4.5 的磷酸二氢钾缓冲液溶解,并定量稀释成每毫升中含 10 μg 的溶液,同法测定,计算含量。共测定 10 片,应符合规定。

2.溶出度

取待测样品 6 片,照溶出度测定法(第一法),以 pH 值为 4.5 的磷酸二氢钾缓冲液 900 mL 为溶出介质,转速为 100 r/min,依法操作,至 30 min 时,取溶液 10 mL,滤过,精密量取续滤液适量,用溶出介质稀释成每毫升中含 10 μg 的溶液,在 266 nm 波长处测定吸光度;另精密称取法莫替丁对照品适量,加 pH 值为 4.5 的磷酸二氢钾缓冲液溶解,并定量稀释成每毫升中含 10 μg 的溶液,同法测定,计算出每片的溶出量。限度为标示量的 80%,应符合规定。

【实验结果】

记录实验结果,完成实验报告。

【思考题】

1.什么是溶出度? 什么是释放度? 溶出度试验有何意义?

2.影响固体制剂中药物溶出的因素主要有哪些? 影响溶出度测定结果的因素主要有哪些?

3.什么是含量均匀度? 含量均匀度检测有什么意义?

【注意事项】

影响溶出度测定的因素有很多,主要包括仪器因素和试验操作因素。采用溶出度校正片可确定溶出仪的性能状态以及试验操作是否规范,从而减少仪器因素和试验操作因素的影响,测得供试品的真实溶出。

(一)仪器因素

溶出仪运转时,整套装置应保持平稳,不能产生明显的晃动或振动;试验时,最好使用同一型号的仪器,以减少系统误差。搅拌轴、桨叶、网篮以及溶出杯的内壁均不应有吸附反应或干扰供试品有效成分的测定。搅拌轴与溶出杯的中心度和垂直度应符合规定。各溶出杯应大小一致,厚薄均匀。水浴温度应均匀、恒定,搅拌轴转速应稳定。

(二)实验操作因素

实验操作因素主要有溶出介质、转速设置、过滤方法、取样位置、转篮干湿、仪器工作环境等。搅拌轴的转速应比较缓和,以尽量模拟人体胃部和小肠的蠕动。人为地增加转速虽能使溶出加快,但并不能反映药物在体内的真实溶出情况。绝大部分药物制剂由于不溶性辅料颗粒混悬在溶出介质中,必须过滤后才能测定;应使用惰性材料制成的滤器过滤,以免吸附药物或干扰测定;如果过滤材料与药物不发生相互作用,可反复滤过药物的溶出液,使吸附饱和,然后取续滤液测定,也可避免因可能的吸附而造成测定误差。应采用标准介质量配套取样器,在取样孔内取样,以保证取样位置在转篮或桨叶顶端至液面的中点,距溶出杯内壁 10 mm 处(小杯法为 6 mm 处)。采用转篮法时,药品应投入干燥的转篮中。实验时应排除外界的振动因素,保持环境温度和湿度的相对恒定,避免强光照射,对光不稳定的药物应避光操作。

溶出介质对溶出度测定结果的影响如下:

1.溶出介质的种类

常用溶出介质有水、0.1 mol/L 的盐酸、缓冲液(pH 值为 3～6.8,最高可达 8.0)、人工胃液(pH 值为 1.2)和人工肠液(pH 值为 6.8);也可在介质中加适量有机溶剂(如异丙醇、乙醇)、表面活性剂(如十二烷基硫酸钠,一般小于 0.5%)、酶(如胃蛋白酶、胰蛋白酶)等物质。

溶出介质的种类对溶出度试验结果的影响较大。通常,溶出介质首选水,因为只要制剂在水中的溶出度达到药典规定标准,则该制剂的生物利用度和生物等效性一般就不会有问题。

选择溶出介质时还应考虑药物本身的理化性质及制剂口服后在胃肠道中吸收的部位。大多数弱酸性药物在胃中易于吸收,可选择酸性溶液或人工胃液为溶出介质;对水溶性较差的药物,可选用加有适量表面活性剂或有机溶剂的溶出介质。

2.溶出介质的体积

溶出介质的体积应尽可能大,以使药物的溶出符合漏槽条件。一般一个剂量单位以 900 mL 或 1000 mL 溶出介质最为普遍,制剂规格较小时可使用常用体积的1/2～3/4。小杯法体积一般为 100～250 mL,以方便小剂量制剂在溶出度试验中的定量分析,减小试验误差。

实验过程中,溶出介质的体积应保持不变。所以,不仅应对取样时移出的介质量据实予以补充并列入计算(《中国药典》规定:多次取样时,所量取溶出介质的体积之和应在溶出介质总体积的±1%之内,如超过总体积的1%,应及时补充溶出介质或在计算时加以校正),而且应注意溶出过程中的介质蒸(挥)发量,特别是在溶出时间较长、溶出介质体积较小时更应注意。实验时可为溶出杯配上适宜的盖子,防止介质蒸(挥)发。

3.溶出介质中的气体

溶出介质中溶解的气体可产生化学干扰或物理干扰。

(1)化学干扰。化学干扰主要包括改变溶出介质的 pH 值和药物被氧化。在缓冲介质中,溶解的气体对 pH 值影响较小,但当用水作介质时则影响较大,这主要是由于空气中的 CO_2 溶于水后,形成 H^+ 和 HCO_3^- 而导致 pH 值下降。若药物的溶解度受 pH 值影响较大,则药物的溶出度就会因介质中溶解的气体而产生明显的差异。另外,某些辅料(特别是黏合剂)也可能受 pH 值影响,致使制剂的崩解和解聚时间缩短或延长,影响药物的溶出速率。因此,当用水作为溶出介质时,必须认真检查和控制 pH 值。

空气中含有一定量的氧气,当空气溶入介质后,一些易氧化的药物往往因氧化而明显影响溶出度实验结果。因此,对易氧化的药物,溶出介质更应严格脱气,必要时可通入惰性气体(如氮气)以尽可能除去氧气,然后再进行脱气处理。

(2)物理干扰。物理干扰主要包括影响制剂的崩解、解聚和溶出,改变溶出介质的流型以及减小筛网的孔隙率。溶出介质中溶解的气体由于减少了制剂与介质的接触表面积,而使制剂的崩解和药物的溶出受到影响;当制剂崩解成颗粒后,小气泡能比较容易地附着在粗糙的颗粒表面,阻碍颗粒解聚,从而影响药物的溶出速率。

当溶出介质的温度升高时,气体在介质中的溶解度变小,此时气体会以小气泡的形式从介质中逸出。小气泡从下向上逸出的过程中,会影响溶出介质的流体动力学性质,使介质的流动类型发生改变,从而影响溶出度实验结果(见图5-5-1)。

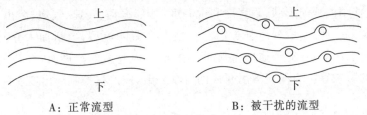

图 5-5-1　溶出介质中的气体对介质流型的干扰

另外,气体受热逸出时,一部分气泡往往吸附在溶出杯壁、搅拌轴、桨叶、转篮等固体表面。吸附在溶出杯壁上的气泡会改变溶出介质在杯壁层上的流型。吸附在搅拌轴及桨叶上的气泡一般对溶出度测定影响较小;但吸附在转篮上的气泡会产生一层气体屏障,阻碍药物或小颗粒从转篮内扩散出来,从总体上减少了转篮的孔隙率,使药物溶出减慢(见图 5-5-2)。

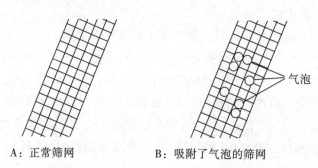

A:正常筛网   B:吸附了气泡的筛网

图 5-5-2 溶出介质中的气体对筛网孔隙率的影响

基于以上原因,《中国药典》规定,溶出介质应经脱气处理。脱气方法为:取溶出介质,在缓缓搅拌下加热至约 41 ℃,并在真空条件下不断搅拌5 min以上;或煮沸 15 min(约 5000 mL);或采用超声、抽滤等其他有效脱气方法。

4.溶出介质的温度

2005 年版的《中国药典》规定,溶出介质的温度为(37±0.5)℃,这是指溶出杯内溶出介质的温度,而不是指水浴的指示温度。为使溶出介质的温度均匀恒定,除仪器水浴温度必须均匀恒定外,通常要给溶出杯加盖,以防止溶出介质蒸(挥)发产生的冷却作用。温度对溶出速率的影响取决于药物的温度-溶解度曲线,有时温度改变 1 ℃,溶出速率的变化就可能大于 5%,若每个杯内溶出介质的温度均超出±0.5 ℃的范围时,则误差更明显。

5.溶出介质的流型变化

流型的一致性是溶出度数据重复性和可靠性的保证。影响流型的因素较多,有搅拌轴的几何形状、垂直度和中心度、外部振动、转速、气泡、溶出杯规格、取样位置等。此外,取样后补加溶出介质亦会影响流型,包括加入介质时冲击力对流型的影响;补充介质的温度低于溶出杯内介质的温度时,介质的热交换对流型的影响等。为保证溶出介质的流型一致,应严格控制溶出度实验条件。

实验六　双相滴定法测定水溶性有机酸盐类药物的含量

【实验目的】

1.掌握双相滴定法的基本原理。

2.掌握双相滴定法的基本操作。

【实验原理】

双相滴定法是在水和与水不相混溶的有机溶剂中的滴定,常用的有机溶剂为乙醚。

水溶性有机酸盐类药物的水溶液呈碱性,可用酸性标准溶液(常用盐酸和硫酸)定量滴定,但滴定产物游离有机酸不溶于水,会妨碍对滴定终点的观察。采用双相滴定法将滴定产物有机酸转移入有机溶剂,则会使滴定终点清晰,滴定准确。例如,水杨酸钠(分子量160.11)为水杨酸的钠盐,易溶于水,其水溶液呈碱性,可采用盐酸标准液定量滴定。但滴定产物游离水杨酸不溶于水,在滴定过程中会妨碍对终点的观察。因此,可将精密称量的样品置于分液漏斗中,加水溶解后,以甲基橙为指示剂,加入有机溶剂如乙醚,边用盐酸标准溶液滴定,边强力振摇。这样,将滴定中生成的水杨酸不断地萃取入有机溶剂中,同时降低水杨酸的解离,使滴定顺利进行。为使滴定完全,最后可将有机层分出,用水洗涤,使可能混溶于有机层中的盐洗出,洗液并入水层,再另加入有机溶剂,继续以盐酸标准液滴定至水层持续显橙红色。其反应方程式为:

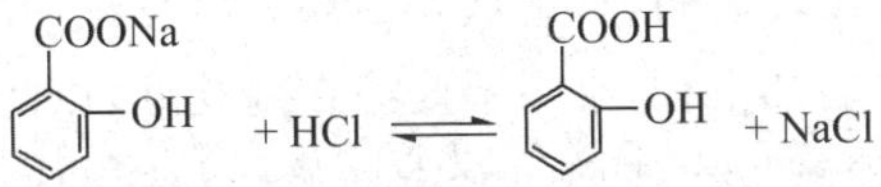

指示剂除用甲基橙外,也可用溴酚蓝,后者的终点变化较为明显。

【实验材料】

1.实验器材

分液漏斗、100 mL 磨口塞锥形瓶。

2.实验试剂

水杨酸钠、乙醚、甲基橙指示剂、盐酸。

【实验方法】

精密称取待测样品约 0.75 g,置于 125 mL 的分液漏斗中,加蒸馏水约 12.5 mL 溶解后,加乙醚 37.5 mL 与甲基橙指示液 1 滴,用盐酸(0.5 mol/L)滴定,随滴随用强力振摇,至水层显橙红色,分取水层,置于 100 mL 的磨口塞锥形瓶中;乙醚层用 5 mL 蒸馏水洗涤,洗液并入锥形瓶中,加乙醚 10 mL,继续用盐酸(0.5 mol/L)滴定,随滴随用强力振摇,至水层显持续的橙红色。每 1 mL 的盐酸(0.5 mol/L)相当于 80.05 mg 的水杨酸钠($C_7H_5O_3Na$)。

【实验结果】

记录各步骤的实验结果,并完成实验报告。

【思考题】

1.双相滴定法适用于哪些药物的定量分析?

2.测定水杨酸钠的含量,采用盐酸标准溶液直接滴定时有什么缺点?

3.双相滴定操作的关键是什么?

【注意事项】

1.双相滴定法常在分液漏斗中进行,因此对分液漏斗的正确使用是实验成功的关键之一。分液漏斗在使用过程中常出现的故障是漏液,为了防止分液漏斗漏液,应注意以下几点:

(1)使用前要将已洗净的分液漏斗活塞拔出,用滤纸将活塞及活塞套擦干,在活塞粗端和活塞套的细端分别涂一层凡士林,把活塞插入活塞套内,来回旋转数次或向一个方向旋转数圈,直到从外面观察时呈透明状即可。亦可在玻璃活塞孔的两端涂上一层凡士林,小心不要涂在塞孔处,以防堵塞孔眼;然后将其放入活塞套内,来回旋转数次或向一个方向旋转数圈,直至透明为止。在活塞末端套一橡皮圈更可防止在使用时将活塞顶出。

(2)在分液漏斗内装入蒸馏水或所用溶剂,置于分液漏斗架上,放置约 2 min,观察有无液滴下,缝隙中是否有液珠滴出,然后将活塞旋转 180°再观察一次,没有漏液即可使用。

(3)滴定过程中,手持分液漏斗强力振摇时,应将活塞粗端朝上,以防振摇时活塞松动漏液,致使含量测定结果降低;强力振摇过程中需经常放气,但应避免溶液随气体一并喷出。可用右手食指按紧分液漏斗的塞子,颠倒分液漏斗约 150°，再用左手旋转活塞放气；若仍有少量溶液喷至分液漏斗颈部，可从颈部滴加入几滴蒸馏水，将溶液洗回分液漏斗内，再继续操作。

2.用减重法称量时，样品倾出后直接置于分液漏斗内，而漏斗口小，样品不易全部转移，可在漏斗口上置一玻璃小漏斗，使样品不受损失。

3.为了防止先加样品后加水的操作步骤使样品积聚在分液漏斗底部而不易全部溶解，可以先加入少量水后再称量样品。

4.滴定过程中，振摇要充分。

5.待分液漏斗中水层与醚层分层后，再分取水层，并注意将水层全部分出，以免造成损失。

实验七　亚硝酸钠滴定法测定含芳伯氨基药物的含量

【实验目的】

1.掌握亚硝酸钠滴定法测定含芳伯氨基药物含量的原理与方法。
2.掌握用永停法指示亚硝酸钠滴定终点的原理与方法。

【实验原理】

(一)亚硝酸钠滴定法的原理

亚硝酸钠滴定法又称"重氮化法"，具有芳伯氨基的药物、水解后具有芳伯氨基的药物以及经硝基还原后可得芳伯氨基的药物均可采用亚硝酸钠滴定法测定含量，其测定原理为芳伯氨基在盐酸酸化的溶液中与亚硝酸钠定量反应，生成重氮盐，可用永停法或外指示剂法指示终点。具体的反应方程式如下：

$$Ar\text{-}NHCOR + H_2O \xrightarrow[\triangle]{H^+} Ar\text{-}NH_2 + RCOOH$$

$$Ar\text{-}NO_2 + 6HCl + 3Zn \xrightarrow[\triangle]{H^+} Ar\text{-}NH_2 + 3ZnCl_2 + 3H_2O$$

$$Ar\text{-}NH_2 + NaNO_2 + 2HCl \rightleftharpoons Ar\text{-}N_2^+Cl^- + NaCl + 2H_2O$$

(二)永停法指示终点的原理

永停法为电流滴定法，其仪器装置为永停滴定仪，具体操作是采用两支相同的铂电极，当在电极间加一低电压(如 50 mV)时，若电极在溶液中极化，则在未到滴定终点时,仅有很小的电流或无电流通过;但当到达终点时,滴定液略有过剩,使电极去极化,溶液中即有电流通过,电流计指针突然偏转,不再回复。反之,若电极由去极化变为极化,则电流计指针从有偏转回复到零点,也不再变动。

根据电流变化曲线,永停法可分为三种类型:①滴定剂为可逆电对,被测物为不可逆电对;②滴定剂为不可逆电对,被测物为可逆电对;③滴定剂和被测物均为可逆电对。

亚硝酸钠滴定法属于第一种类型:终点前,溶液中无可逆电对存在,故电流计指针处在零电流位置。到达终点时,过量 1 滴的亚硝酸钠滴定剂在两电极上发生电解反应而产生电流,使电流计指针突然偏转不再回到零位,从而指示终点。

阳极发生的反应: $NO + H_2O \longrightarrow HNO_2 + H^+ + e^-$

阴极发生的反应: $HNO_2 + H^+ + e^- \longrightarrow NO + H_2O$

【实验材料】

1.实验器材

永停滴定仪、电磁搅拌器。

2.实验试剂

溴化钾、亚硝酸钠滴定液(0.1 mol/L)。

【实验方法】

采用亚硝酸钠滴定法测定对氨基水杨酸钠的含量,采用永停法指示终点。测定时,使加于永停滴定仪电极上的电压约为 50 mV。

取待测样品约 0.4 g,精密称定后置于烧杯中,加水 180 mL 与盐酸溶液(1:2稀释)15 mL,然后置于电磁搅拌器上,搅拌使溶解,再加溴化钾 2 g;插入铂-铂电极后,将滴定管的尖端插入液面下约 2/3 处,用亚硝酸钠滴定液(0.1 mol/L)迅速滴定,随滴随搅拌;至接近终点时,将滴定管的尖端提出液面,用少量水淋洗尖端,洗液并入溶液中;继续缓缓滴定,至电流计指针突然偏转并不再回复,即为滴定终点。每 1 mL 亚硝酸钠滴定液(0.1 mol/L)相当于17.51 mg 的对氨基水杨酸钠($C_7H_6NNaO_3$,分子量为175.14)。

【实验结果】

记录实验结果,完成实验报告。

【思考题】

1.计算滴定度,即每 1 mL 亚硝酸钠滴定液(0.1 mol/L)相当于多少毫克的对氨基水杨酸钠?

2.亚硝酸钠滴定法中应注意哪些测定条件? 为什么?

3.亚硝酸钠滴定法的适用范围是什么? 常用的终点指示方法有哪些?

【注意事项】

1.对氨基水杨酸钠分子中含芳伯氨基,能在盐酸存在的条件下与亚硝酸钠定量发生重氮化反应,生成重氮盐,反应方程式如下:

2.实验中加入适量溴化钾可以加快反应速率。

3.按反应原理,1 mol 芳伯胺可与 2 mol 盐酸作用,但实际测定时盐酸的用量要大得多,因为过量的盐酸有利于:①使重氮化反应速率加快;②重氮盐在酸性溶液中稳定;③防止生成偶氮氨基化合物而影响结果,反应方程式如下:

$$Ar—N_2^+Cl^- + H_2N—Ar \rightleftharpoons Ar—N{=}N—NH—Ar + HCl$$

如上面的方程式所示,酸度加大,反应向左进行,从而防止偶氮氨基化合物的生成。但是,酸度过大则会阻碍芳伯氨基的游离,反而会降低重氮化反应速率。另外,在太浓的盐酸中,亚硝酸会分解,所以加入盐酸的量按芳伯胺类药物与酸的物质的量之比为 1:(2.5~6)。由于对氨基水杨酸钠为弱酸强碱盐,故实验中加入的盐酸量更多,其中部分用于中和碱。

4.温度升高,反应速率加快;但温度较高时,亚硝酸会逸失,且重氮盐会分解,反应方程式如下:

$$Ar—N_2^+Cl^- + H_2O \longrightarrow Ar—OH + N_2\uparrow + HCl$$

一般温度每升高 10 ℃,重氮化反应速率加快 2.5 倍,但重氮盐分解速率亦相应地加快 2 倍,所以一般在低温下滴定。由于低温时反应缓慢,经试验,可在室温(10~30 ℃)下进行。

5.重氮化反应的反应速率较慢,故滴定速度不宜太快。但是,为了避免滴定过程中亚硝酸挥发和分解,滴定时可将滴定管尖端插入液面下约 2/3 处,一次将大部分亚硝酸钠滴定液在搅拌条件下迅速加入,使其尽快反应。然后将滴定管尖端提出液面,用少量水淋洗尖端,再缓缓滴定。尤其在接近终点时,因尚未反应的芳伯氨基药物的浓度极稀,故须在最后 1 滴加入后搅拌 1~5 min,再确定终点。

实验八　非水溶液滴定法测定化学原料药的含量

【实验目的】

掌握非水溶液滴定法(非水碱量法)的基本原理和方法。

【实验原理】

非水溶液滴定法是容量分析中应用最为广泛的一种方法,主要用于测定有机碱及其氢卤酸盐、磷酸盐、硫酸盐或有机酸盐,以及有机酸碱金属盐类药物的含量,也用于测定某些有机弱酸的含量,在化学原料药的含量测定中有广泛的应用。《中国药典》收载了以下两种方法。

1.非水碱量法

非水碱量法应用很广,该法采用高氯酸滴定液测定有机弱碱及其盐类,主要用于滴定 $K_b < 10^{-8}$ 的有机碱盐。通常,可根据弱碱性药物的 K_b 来选择非水溶剂(见表 5-8-1)。此外,在冰醋酸中加入不同量的甲酸也能增大突跃范围。结晶紫是常用的指示剂,为多元弱碱,在不同 pH 值下可显示不同的颜色变化,在滴定不同强度的碱性药物时终点颜色不同,应以电位滴定时的突跃点为准。滴定的结果须用空白试验校正。

表 5-8-1　非水溶剂的选择

杂环类药物的 K_b	$10^{-10} \sim 10^{-8}$	$10^{-12} \sim 10^{-10}$	$< 10^{-12}$
合适的溶剂	冰醋酸	冰醋酸-醋酸酐	醋酸酐

弱碱性药物大多以盐的形式存在,当在非水溶剂中用高氯酸滴定时,其实质上是一个强酸置换出弱酸的过程,反应方程式如下:

$$BH^+ \cdot A^- + HClO_4 \Longleftrightarrow BH^+ \cdot ClO_4^- + HA$$

式中,$BH^+ A^-$ 代表生物碱盐类,HA 代表被置换出的弱酸。由于被置换出的 HA 性质各不相同,因此必须注意各种酸根对测定结果的影响。各种 HA 在醋酸中的酸性强弱顺序为:$HClO_4 > HBr > H_2SO_4 > HCl > HSO_4^- > HNO_3 > H_3PO_4$。

供试品若为氢卤酸(HCl、HBr)盐,由于该类酸在冰醋酸中显强酸性,会影响终点判断,因此应加入适量醋酸汞溶液,使之生成难解离的卤化汞而消除干扰,反应方程式为:

$$2BH^+ \cdot X^- + Hg(Ac)_2 \longrightarrow 2BH^+ \cdot AC^- + HgX_2 \downarrow$$

然后,再用高氯酸滴定液滴定。醋酸汞的加入量以其理论量的 1~3 倍为宜,若加入量不足,则会使结果偏低。

供试品若为硝酸盐,可直接滴定,但因硝酸可氧化指示剂使其褪色,导致终点难以观察,故以电位法指示终点为宜。

供试品若为硫酸盐,可直接滴定,但因硫酸的二级电离作用弱,因此用高氯酸滴定时可滴定至硫酸氢盐,如:

$$(BH^+)_2 \cdot SO_4^{2-} + HClO_4 \Longleftrightarrow BH^+ \cdot ClO_4^- + BH^+ \cdot HSO_4^-$$

供试品若为磷酸盐或有机酸盐,因它们的酸性较弱,故不影响终点判断,可直接滴定。

2.非水酸量法

非水酸量法可用于测定有机弱酸及其盐类,常用的碱滴定液为甲醇钠滴定液、甲醇锂滴定液等。将滴定的结果用空白试验校正。在滴定过程中,应注意防止溶剂和碱滴定液吸收大气中的二氧化碳和水蒸气,以及滴定液中溶剂的挥发。

【实验材料】

1.实验器材

天平、滴定管、锥形瓶。

2.实验试剂

硫酸奎宁、冰醋酸、醋酸酐、结晶紫指示液、高氯酸滴定液、盐酸苯海拉明、醋酸汞溶液。

【实验方法】

1.硫酸奎宁的测定

取待测样品约 0.2 g,精密称定,加冰醋酸 10 mL 溶解后,加醋酸酐 5 mL 与结晶紫指示液 1~2 滴,用高氯酸滴定液(0.1 mol/L)滴定至溶液显蓝绿色,并将滴定的结果用空白试验校正。每 1 mL 高氯酸滴定液(0.1 mol/L)相当于 24.90 mg 的硫酸奎宁[$(C_{20}H_{24}N_2O_2)_2 \cdot H_2SO_4$,分子量为 782.96]。

2.盐酸苯海拉明的测定

取待测样品约 0.2 g,精密称定,加冰醋酸 20 mL 与醋酸酐 4 mL 溶解,再加醋酸汞溶液 4 mL 与结晶紫指示液 1 滴,用高氯酸滴定液(0.1 mol/L)滴定至溶液显蓝绿色,并将滴定的结果用空白试验校正。每 1 mL 高氯酸滴定液(0.1 mol/L)相当于 29.18 mg 的盐酸苯海拉明[$C_{17}H_{21}NO \cdot HCl$,分子量为 291.82]。

【实验结果】

记录实验结果,完成实验报告。

【思考题】

1.配制 1000 mL 高氯酸滴定液(0.1 mol/L),需加 8.5 mL 高氯酸(含量为 70%,比重为 1.75)。要除去 8.5 mL 高氯酸中的水分,应加比重为 1.08、含量为 97% 的醋酸酐多少毫升?

2.硫酸奎宁与高氯酸滴定液的化学计量关系如何?

3.盐酸苯海拉明的测定中,为什么要加醋酸汞溶液?

【注意事项】

1.反应体系中不应有水分,因为水既是质子的受体,又是质子的供体,可与弱酸弱碱发生竞争,影响终点判断。因此应采取适当措施,除去滴定剂、溶剂和仪器中的水分。

2.滴定速度不要太快,因为冰醋酸比较黏稠,滴定速度太快会使黏附在滴定管内壁上部的溶液还未完全流下,到终点时读数易产生误差。

3.冰醋酸中,绝大部分分子是呈氢键缔合的团状二聚合物,故沸点较高 (118 ℃)但具挥发性,滴定管上部应取一个干燥的小烧杯覆盖,以防止挥发。

4.冰醋酸具有腐蚀性,使用时应小心,注意安全。

5.若滴定供试品与标定高氯酸滴定液时的温度差超过 10 ℃,则应重新标定;若未超过 10 ℃,则可根据下式将高氯酸滴定液的浓度加以校正:

$$N_1 = \frac{N_0}{1 + 0.0011(t_1 - t_0)}$$

式中,0.0011 为冰醋酸的膨胀系数,t_0 为标定高氯酸滴定液时的温度,t_1 为滴定供试品时的温度,N_0 为 t_0 时高氯酸滴定液的浓度,N_1 为 t_1 时高氯酸滴定液的浓度。

实验九　旋光法、折光法和剩余滴定法测定葡萄糖的含量

【实验目的】

1.掌握旋光法、折光法和剩余碘量法测定葡萄糖含量的原理和方法,并比较三种方法的优缺点。

2.掌握注射液中葡萄糖含量测定的操作方法和计算方法。

3.了解药物质量控制方法的多样性。

【实验原理】

(一)旋光法测定药物含量的原理

当直线偏振光通过具有光学活性的化合物的溶液时,能引起旋光现象,使偏振光的平面向左或向右旋转。此种旋转在一定条件下有一定的度数,称为"旋光度"。旋光度(α)与溶液的浓度(c)和偏振光透过溶液的厚度(t)成正比。当偏振光透过厚 1 dm 并且每毫升中含有旋光性物质 1 g 的溶液时,在一定波长与温度下测定的旋光度称为"比旋度" $[\alpha]_D^t$,即 $[\alpha]_D^t = \dfrac{\alpha}{t \cdot c}$ 。式中,D 为钠光谱的 D 线(589.3 nm),t 为测定时的温度。测得具有光学活性的化合物溶液的旋光度,即可求得该化合物的含量。

葡萄糖分子结构中有 5 个手性碳原子具有光学活性,其比旋度 $[\alpha]_D^{25} = +52.75°$,所以测定待测葡萄糖溶液的旋光度即可求得其含量。

(二)折光法测定药物含量的原理

光线自一种透明介质进入另一种透明介质的时候,由于两种介质的密度不同,导致光速会发生变化,即发生折射现象。一般来说,折光率是指光线在空气中的速度与在供试品溶液中的速度之比,用 n_D^t 表示,其中 D 为钠光谱的 D 线(589.3 nm),t 为测定时的温度。折光率与水溶液中溶质浓度的关系可用下式表示:

$$n_D^t = n_{D水}^t + F \cdot P$$

整理后可得：

$$P = \frac{n_D^t - n_{D水}^t}{F}$$

式中，P 为百分浓度，即 100 mL 水溶液中所含的溶质克数；n_D^t 为供试品溶液的折光率；$n_{D水}^t$ 为同温度时水的折光率；F 为折光因素，即供试品溶液浓度每增加 1％时，其折光率的增长数。

20 ℃时，$n_{D水}^{20} = 1.3330$，葡萄糖的折光因素 $F = 0.00142$，所以测定 20 ℃时葡萄糖注射液的折光率就可求得其含量。

（三）快速分析-剩余碘量法测定葡萄糖含量的基本原理

葡萄糖为一种醛糖，具有还原性。在碱性介质中，过量的标准碘溶液可将葡萄糖氧化成葡萄糖酸。剩余的碘在酸性介质中用硫代硫酸钠回滴定，其反应方程式如下：

$$I_2 + 2NaOH \longrightarrow NaIO + NaI + H_2O$$
$$CH_2OH(CHOH)_4CHO + NaIO + NaOH \longrightarrow CH_2OH(CHOH)_4COONa + NaI + H_2O$$

过量的碘一部分在 NaOH 中生成 NaIO，继而进一步氧化为 $NaIO_3$，一部分由于碱量不足，仍以游离碘的形式存在；加酸酸化后 $NaIO_3$ 又全部还原，以游离碘的形式存在，反应方程式如下：

$$I_2 + 2NaOH \longrightarrow NaIO + NaI + H_2O$$
$$3NaIO \longrightarrow NaIO_3 + 2NaI$$
$$NaIO_3 + 5NaI + 3H_2SO_4 \longrightarrow 3I_2 + 3Na_2SO_4 + 3H_2O$$

用硫代硫酸钠回滴定过量的游离碘，反应方程式如下：

$$I_2 + 2Na_2S_2O_3 \longrightarrow 2NaI + Na_2S_4O_6$$

【实验材料】

1.实验器材

旋光仪、折光仪、50 mL 碘量瓶、100 mL 容量瓶。

2.实验试剂

10％的葡萄糖注射液、氨溶液、0.05 mol/L 的碘溶液、氢氧化钠溶液、盐酸溶液、硫代硫酸钠溶液。

【实验方法】

测定 10％的葡萄糖注射液中葡萄糖的含量，根据《中国药典》的规定，含葡萄糖($C_6H_{12}O_6 \cdot H_2O$)应为标示量的 $95.0\% \sim 105.0\%$。

（一）旋光法

精密量取待测样品适量(约相当于葡萄糖 10 g)，置于 100 mL 的容量瓶中，加氨溶液 0.2 mL[10% 或 10%(g/mL)以下规格的本品可直接取样测定]，用水稀释至刻度，摇匀，静置 10 min，得供试溶液。取出旋光仪的测定管，用供试溶液冲洗数次后，缓缓注入供试溶液适量(注意勿产生气泡)；加盖密封后，置于旋光仪内，检测供试溶液的旋光度。使偏振光向右旋转者(顺时针方向)为右旋，以"+"符号表示；使偏振光向左旋转者(逆时针方向)为左旋，以"-"符号表示。用同法读取旋光度三次，取其平均数。测得的旋光度与 2.0852 相乘，即得 100 mL供试溶液中含有 $C_6H_{12}O_6 \cdot H_2O$ 的质量(单位为 g)。

（二）折光法

将折光仪置于光线充足的台面上，与恒温水浴锅连接，将折光仪棱镜的温度调至(20±1)℃；分开两面棱镜，用擦镜纸将镜面轻轻拂拭清洁后(或用擦镜纸蘸取中性乙醚轻拭镜面，然后将乙醚挥发干)，在下面棱镜的中央滴蒸馏水 1～2 滴，合闭棱镜，使蒸馏水与棱镜的温度一致。转动分界调节螺旋，使标尺读数为 1.3330，再旋转调节补偿棱镜的螺旋，消除虹彩使明暗分界线清晰；然后用小钥匙插入观察镜筒旁小孔内的螺钉上，轻轻转动，直到明暗线恰好移到十字交叉点上，此时折光仪的零点调节完毕。再分开两面棱镜，用擦镜纸将镜面轻拭洁净后，在下面棱镜的中央滴加供试溶液(10%的葡萄糖注射液)1～2 滴，合闭棱镜，使供试溶液与棱镜的温度一致。旋转调节补偿棱镜的螺旋，消除"彩虹"使明暗分界线清晰，再转动分界调节螺旋，使明暗交界线对准在十字交叉线的交叉点上，根据标尺刻度记录读数，读数应精确至小数点后第四位(最后一位为估读数字)。轮流从一边再从另一边将分界线对准在十字交叉线的交叉点上，重复观察及记录读数三次，读数间的差值不应大于 0.0003，所得读数的平均值即为供试品的折光率。

（三）快速分析：剩余碘量法

取 10%的葡萄糖注射液 2.0 mL 于 50 mL 的容量瓶中，加水稀释至刻度。精密吸取 5.0 mL 置于 50 mL 的碘量瓶中，准确加入 0.05 mol/L 的碘溶液 5.0 mL；然后逐滴加入约 1 mol/L 的氢氧化钠溶液，直至溶液呈淡黄色；在暗处放置5 min，滴加约 1 mol/L 的盐酸溶液或 0.5 mol/L 的硫酸溶液至呈酸性后,再以0.1 mol/L的硫代硫酸钠溶液滴定至无色即得。

【实验结果】

记录实验结果,完成实验报告。

【思考题】

1.折光法和快速分析法的结果比旋光法高还是低?试分析其原因,并从基本原理和测得结果两方面比较这三种方法的优缺点。

2.该旋光法能否适用于葡萄糖氯化钠注射液中葡萄糖含量的分析?为什么?

3.快速分析法中,为什么要滴加氢氧化钠溶液?能否一次性加入规定量的氢氧化钠溶液?

4.消耗 0.1 mol/L的硫代硫酸钠溶液的体积若为 2.88~3.08 mL 时,样品含量是否符合《中国药典》的规定?为什么?

【注意事项】

(一)旋光法

1.分子结构的影响

葡萄糖分子结构中含有手性碳原子,具有光学活性。注射液中的其他成分如抗氧化剂亚硫酸氢钠等无旋光性,故该法准确度高,选择性好。

2.供试溶液制备过程中加入氨溶液的目的

由于药用葡萄糖是 D-葡萄糖,而 D-葡萄糖有 α 及 β 两种互变异构体,因而药用葡萄糖是它们的混合物,但在水溶液中可形成下列平衡状态:

α-D-葡萄糖　　　　醛式-D-葡萄糖　　　　β-D-葡萄糖

$$[\alpha]_D^{25} = +113.4° \qquad [\alpha]_D^{25} = +52.75° \qquad [\alpha]_D^{25} = +19.7°$$

由上可见,α及β两种互变异构体的比旋度相差甚远,而在水溶液中逐渐形成平衡,此时的比旋度也趋于恒定,为+52.5°～+53.0°,这种现象称为"变旋"。因此,当进行葡萄糖旋光度测定时,首先应使上述反应达到平衡,一般应放置至少6 h。加弱酸或加弱碱(如氨溶液)均可加速平衡的到达。

3.数据分析

已知公式:

$$[\alpha]_D^{25} = \frac{\alpha}{\iota \cdot c}$$

式中,$[\alpha]_D^{25}$为$c=1$ g/mL,$\iota=1$ dm 时的旋光度α,故 100 mL 供试溶液中无水葡萄糖的质量(单位为 g)为$\frac{\alpha}{[\alpha]_D^{25} \cdot l} \times 100$。

则 100 mL 供试溶液中含水葡萄糖的质量(单位为 g)为:

$$\frac{100 \cdot \alpha}{[\alpha]_D^{25} \cdot \iota} \times \frac{M_1(\text{含水葡萄糖的分子量})}{M_2(\text{无水葡萄糖的分子量})}$$

$$= \frac{100 \cdot \alpha}{52.75 \times 1} \times \frac{198.17}{180.16} \quad (\text{旋光管的长度为 1 dm})$$

$$= \alpha \times 2.0852$$

然后计算标示量百分含量,10%的葡萄糖注射液的标示量为每 100 mL 中含有葡萄糖 10 g。

4.操作要点及注意事项

(1)配制供试溶液后要静置 10 min,以便达到平衡后才能测定。10%或 10%(g/mL)以下规格的葡萄糖注射液可直接取样并测定旋光度。

(2)供试溶液测定时的温度必须调节到 25 ℃,否则会影响比旋度,致使测定结果不准确。

(3)测定管两端的圆玻片为光学玻璃片,测定前应小心地用擦镜纸擦拭,以防磨损。

(4)测定管洗净后,应用供试溶液荡洗数次,以确保浓度一致。

(5)供试溶液应缓缓加入,不能有气泡,否则应重新加入。加好供试溶液后,两头密封时勿忘加垫橡皮圈,以免泄漏。

(6)测定完毕,测定管须立即洗涤,以避免两头衬垫的橡皮圈因接触溶剂而发黏。可用绸布或擦镜纸拭净镜面的灰尘、油污,以保持清洁,避免沾污,最后用布套将光学系统罩上。

(7)钠光灯有一定的使用寿命,连续使用时间不宜超过 2 h。

(二)折光法

1.按下式计算每 100 mL 供试溶液中含有的 $C_6H_{12}O_6 \cdot H_2O$ 的质量(单位为 g),并计算标示量的百分含量。

100 mL 中 $C_6H_{12}O_6 \cdot H_2O$ 的质量

$$= \frac{供试液的折光率(n_D^t) - 同温度溶剂的折光率(n_{D水}^t)}{折光因素(F)}$$

20 ℃时,蒸馏水的折光率 $n_{D水}^t = 1.3330$,葡萄糖的折光因素 $F = 0.00142$。

2.折光法是通过测定光线在空气中传播的速度与在供试溶液中传播的速度之比(即折光率)来进行含量测定的,所以任何一种物质都有其自身的折光率。由于葡萄糖注射液中还含有少量抗氧化剂等物质,也会产生一定程度的折光现象,所以该法虽然快速、简便,但测得的结果比旋光法要高。

3.操作要点及注意事项

(1)测定前,先用擦镜纸或绸布轻轻擦拭镜面,如有必要,可蘸取无水乙醚轻拭镜面,待乙醚挥发干后再进行测定。

(2)将恒温水浴与折光仪连接,使棱镜的温度调至(20±1)℃;在整个测定过程中要注意保持温度恒定。

(3)调节零点:在下面棱镜的中央滴蒸馏水 1～2 滴,合并棱镜;待蒸馏水与棱镜的温度一致后,再转动分界调节螺旋(记住螺旋方向),使标尺读数为 1.3330;再旋转调节补偿棱镜的螺旋(旋转速度要缓慢),消除虹彩使明暗分界线清晰;然后用小钥匙插入观察镜筒旁小孔内的螺钉上,轻轻转动,直到明暗交界线恰好移到十字交叉线的交叉点上。此时零点调整完毕,即可测定供试液。

(4)测定样品:①用擦镜纸拭净镜面后,再在下面棱镜的中央滴供试液 1～2 滴;②转动分界调节螺旋的方向应与零点调整时一致;③切勿再动筒旁小孔内的螺钉;④读数时应精确至小数点后第四位,并轮流从一边再从另一边将分界线对准在十字交叉线上,重复观察及记录读数三次,读数间的差数不应大于 0.0003。

(5)测定过程中,切勿用玻璃管或硬物接触折光仪的棱镜,以免造成损伤。

(6)测定完毕,旋开棱镜,用滤纸把供试液吸干;再滴加 1～2 滴蒸馏水清洗镜面,吸干,反复几次即可洗净。另外,还要除净金属壳里的积水,以免侵蚀仪器。最后用布套将折光仪罩上。

(三)快速分析:剩余碘量法

1.快速分析法适合于在药房内进行快速检验,要求速度快,检品消耗量少,效率高(定性分析只需 1 min,定量分析不超过 5~10 min)。含量测定一般为限度测定,即在药房调配允许的误差范围内,以事先所计算的上、下限滴定液理论用量进行滴定,在此范围之内即可。

2.按下式计算标示量的百分含量:

$$相当于标示量(\%) = \frac{[(c \cdot V)_{I_2} - 0.5(c \cdot V)_{Na_2S_2O_3}] \times \frac{198.17}{1000}}{5.0 \times 2.0} \times \frac{50}{10\%} \times 100\%$$

式中,c 表示浓度,V 表示体积。若以 95.0% 计算得下限 $V_1 = 3.08$ mL;以 105.0% 计算得上限 $V_2 = 2.88$ mL,亦即 0.1 mol/L 的硫代硫酸钠滴定液消耗量为 2.88~3.08 mL 即为合格。

3.操作要点及注意事项

(1)取样量:快速定量分析不同于常量分析,其取样量较少,常用容量测定法,一般固体药物取 0.05~0.15 g,液体药物取 0.5~2.0 mL,油膏类药物则不超过 1.0 g。本实验取注射液 2.0 mL 进行分析。

(2)在快速定量分析中,所用溶液的摩尔浓度为整值,如 0.5 mol/L、0.1 mol/L、0.05 mol/L、0.02 mol/L、0.01 mol/L 等。本实验采用 0.05 mol/L 的碘溶液和 0.1 mol/L 的硫代硫酸钠溶液进行分析。

(3)由于取样量少,所需已知摩尔浓度的溶液也少,一般不超过 3 mL,且滴定管或刻度吸管的最少量为 1 滴,即 0.05 mL,因而所用滴定仪器的刻度要能读出 0.05 mL,所以国产 1 mL 刻度吸管(每小格等于 0.01 mL)、5 mL 刻度吸管(每小格为 0.05 mL)均符合要求。本实验采用 5 mL 刻度吸管。

(4)先加入碘液,后逐滴加入氢氧化钠溶液,并不时旋摇或振摇。千万不能一次加入大量的氢氧化钠溶液或者加入速度太快,否则碘在碱性介质中形成的次碘酸钠(NaIO,具氧化性)会因来不及氧化葡萄糖而形成在碱性或中性环境中不具氧化性的碘酸钠($NaIO_3$),后者在后一步酸化过程中又会游离出 I_2,使碘的消耗量减少,测得的含量偏低。

(5)滴加盐酸或硫酸酸化可采用 pH 试纸测试,也可凭碘溶液的颜色来判断。

(6)实验最适温度为 15~30 ℃。在实验过程中,应防止碘的挥发。

实验十　紫外分光光度法测定复方磺胺嘧啶片的含量

【实验目的】

1.掌握用双波长分光光度法进行测定的原理与方法。
2.了解紫外-可见光分光光度法的其他定量方法。
3.掌握片剂含量测定的操作方法和计算方法。

【实验原理】

(一)比耳-朗伯(Beer-Lambert)定律

紫外-可见分光光度法(UV-VIS)是根据物质分子对波长为 200～760 nm 的电磁波的吸收特性建立起来的光谱分析法,其定量基础是比耳-朗伯定律,公式如下:

$$A = -\log T = ELc$$

式中,A 为吸光度;T 为透光率;c 为溶液浓度;L 为液层厚度,即吸收池直径(通常为 1 cm);E 为吸收系数,即单位浓度、单位液层厚度时的吸光度。比耳-朗伯定律说明了物质的吸光度与其浓度和液层厚度的关系,其浓度 c 有两种表示方法:摩尔浓度(单位为 mol/L)和百分浓度($\%$,g/mL),由此得到的吸光系数也有两种表示方式:摩尔吸光系数(ε)和百分吸光系数($E_{1\,cm}^{1\%}$),两者之间存在如下关系:

$$\varepsilon = \frac{M}{10} \times E_{1\,cm}^{1\%}$$

式中,M 为溶质的分子量;在药物定量分析中应用的吸收系数主要是 $E_{1\,cm}^{1\%}$,其物理意义是当溶液浓度为 1%(g/mL),液层厚度为 1 cm 时的吸光度值。

吸光度具有加和性,即含多种组分的混合物的总吸光度为各个组分吸光度的总和。

(二)含量测定方法

根据《中国药典》的规定,常用的 UV-VIS 含量测定方法有以下几种:

1.对照品比较法

对照品比较法要求分别配制供试品溶液和对照品溶液,对照品溶液中所含被测成分的量应为供试品溶液中被测成分标示量的 $100\% \pm 10\%$,所用溶剂也应完全一致。在规定的波长下,测定供试品溶液和对照品溶液的吸光度后,按下式计算供试品溶液中待测物的浓度:

$$c_{供试} = \frac{A_{供试}}{A_{对照}} \times c_{对照}$$

对照品比较法的优点是可以消除不同仪器、不同操作人员、不同操作时间和不同实验室之间的测定误差,但要求有对照品,《美国药典》全部采用此法定量。

2.吸收系数法

吸收系数法要求按各品种项下的方法配制供试品溶液,在规定的波长处测定其吸光度,再以该品种在规定条件下的吸收系数计算含量。用本法测定时,$E_{1\,cm}^{1\%}$ 值通常应大于 100。被测溶液的百分浓度 $c(\%, g/mL)$ 按下式计算:

$$c(\%) = \frac{A}{E_{1\,cm}^{1\%} \times L}$$

吸收系数法是《中国药典》采用的主要定量方法,其优点是简便,不需要对照品,但不能消除不同仪器、不同操作人员、不同操作时间和不同实验室之间的测定误差,仪器的精度对测定结果有较大影响,因此不主张用该法测定化学原料药的含量。

3.计算分光光度法

计算分光光度法主要包括双波长分光光度法、差示分光光度法、导数分光光度法等。

4.比色法

供试品本身在紫外-可见光区没有强吸收,或在紫外区虽有吸收,但为了避免干扰或提高灵敏度时,可加入适当的显色剂显色后测定。比色法的影响因素较多,定量方法一般采用标准曲线法或对照品比较法,应取供试品和对照品同时操作。

(三)双波长分光光度法消除干扰吸收并测定含量的原理

在干扰组分的吸收光谱上吸收系数相同的两个波长处,若被测组分的吸收系数有显著差异,则可用于消除干扰吸收,即直接测定混合物在两波长处的吸光度之差值。该差值与待测组分浓度成正比,而与干扰组分浓度无关。用公式可表示如下：

$$\Delta A = A_{\lambda_1}^{a+b} - A_{\lambda_2}^{a+b} = (A_{\lambda_1}^{a} + A_{\lambda_1}^{b}) - (A_{\lambda_2}^{a} + A_{\lambda_2}^{b})$$
$$= (A_{\lambda_1}^{a} - A_{\lambda_2}^{a}) + (A_{\lambda_1}^{b} - A_{\lambda_2}^{b})$$
$$= (E_{\lambda_1}^{a} - E_{\lambda_2}^{a}) \cdot c_a \cdot l + (E_{\lambda_1}^{b} - E_{\lambda_2}^{b}) \cdot c_b \cdot l$$

式中，a 表示被测组分，b 表示干扰组分。因干扰组分 b 在所选波长 λ_1、λ_2 处的吸收系数相等，即 $(E_{\lambda_1}^{b} - E_{\lambda_2}^{b}) = 0$，则有：

$$\Delta A = (E_{\lambda_1}^{a} - E_{\lambda_2}^{a}) \cdot c_a \cdot l$$

即 ΔA 与待测组分的浓度成正比，而与干扰组分的浓度无关。

【实验材料】

1.实验器材

研钵、紫外分光光度计。

2.实验试剂

复方磺胺嘧啶片、氢氧化钠溶液、盐酸溶液、冰醋酸。

【实验方法】

1.用对照品比较法测定复方磺胺嘧啶片中磺胺嘧啶（SD）的含量

取待测样品 10 片，精密称定后研细，精密称取适量（约相当于 SD 0.2 g），置于 100 mL 的容量瓶中；加入 0.4% 的氢氧化钠溶液适量，振摇使 SD 溶解，稀释至刻度，摇匀，滤过；精密量取续滤液 2 mL，置于另一个 100 mL 的容量瓶中，加盐酸溶液（9∶1000 稀释）稀释至刻度，摇匀，在 308 nm 的波长处测定吸光度。另取 SD 对照品适量，精密称定，加盐酸溶液（9→1000）溶解并定量稀释成每 1 mL 中约含 40 μg 的溶液，同法测定，计算得出结果。

2.双波长分光光度法测定复方磺胺嘧啶片中甲氧苄啶（TMP）的含量

精密称取上述细粉适量（约相当于 TMP 40 mg），置于 100 mL 的容量瓶中，加冰醋酸 30 mL 振摇，使 TMP 溶解，加水稀释至刻度，摇匀，滤过，取续滤液作为供试品溶液；另精密称取 TMP 对照品 40 mg 与 SD 对照品约 0.3 g，分别置于 100 mL 的容量瓶中，各加冰醋酸 30 mL 溶解，加水稀释至刻度，摇匀，前者作为对照品溶液（1），后者滤过，取续滤液作为对照品溶液（2）。精密量取供试品溶液和对照品溶液（1）和（2）各 5 mL，分置于 100 mL 的容量瓶中，各加盐酸溶液（9→1000）稀释至刻度，摇匀，取对照品溶液（2）的稀释液，以 308 nm 为参比波长（λ_1），在 277.4 nm 波长附近每间隔 0.2 nm 选择等吸收点波长为测定波长（λ_2），要求 $\Delta A = A_{\lambda_2} - A_{\lambda_1} = 0$。再在 λ_2 和 λ_1 波长处分别测定供试品溶液的稀释液与对照品溶液(1)的稀释液的吸光度,求出各自的吸光度差值(ΔA),计算即得。

【实验结果】

记录实验结果,完成实验报告。

【思考题】

1.当确定参比波长时,干扰物如 SD 溶液是否需要精确配制? 为什么?

2.用双波长分光光度法测定复方磺胺嘧啶片中 TMP 含量的主要误差来源是什么?

3.简述差示分光光度法消除干扰吸收并测定组分含量的基本原理。

【注意事项】

(一)复方磺胺嘧啶片中磺胺嘧啶和甲氧苄啶的含量测定原理

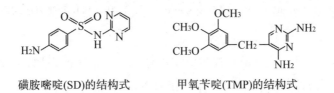

磺胺嘧啶(SD)的结构式　　　甲氧苄啶(TMP)的结构式

1.磺胺嘧啶的测定

SD 和 TMP 分子结构中均有共轭双键,显紫外吸收特征。在盐酸溶液(9∶1000稀释)中,SD 的最大吸收波长为 308 nm,而此波长处 TMP 无吸收(见图 5-10-1),所以可直接测定 SD 的含量。测定结果可按下式计算:

$$相当于标示量(\%) = \frac{A_U \times c_S \times 10^{-6} \times 100 \times 100 \times \overline{W}}{A_S \times W \times 2 \times 标示量} \times 100\%$$

式中,A_U 和 A_S 为供试液和对照液的吸光度;c_S 为对照液浓度,单位为 mg/mL;W 为称样量,单位为 g;$\overline{W}$ 为平均片重,单位为 g。复方磺胺嘧啶片中每片含 0.4 g SD,即为 SD 的标示量。

2.甲氧苄啶的测定

如图 5-10-1 所示,由于 SD 对 TMP 的测定有干扰,所以采用双波长分光光度法测定 TMP 的含量:SD 在 277.4 nm 和 308.0 nm 波长处吸光度相等,而 TMP 在这两个波长处的吸光度差值 ΔA 较大。测定供试品溶液在 277.4 nm

和 308.0 nm 波长处的吸光度之差 ΔA,则 ΔA 与 TMP 的浓度成正比,与 SD 的浓度无关,从而消除了 SD 对 TMP 的干扰。

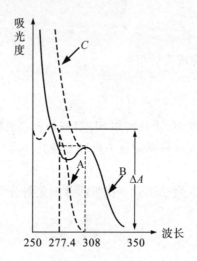

图 5-10-1　TMP 和 SD 的紫外吸收光谱图

A. TMP(20.0 g/mL)　B. SD(40.0 g/mL)　C. TMP+SD,溶剂为盐酸溶液(9 ： 1000 稀释)

在实验操作中,先用醋酸提取 TMP 时 SD 仅部分被提取出,用盐酸溶液(9 ： 1000 稀释)稀释后,以 308.0 nm 作为参比波长(λ_1),再在 277.4 nm 附近,用 SD 对照品溶液的稀释液选择等吸收点作为测定波长(λ_2)。测定结果的计算公式为:

$$相当于标示量(\%) = \frac{\Delta A_U \times c_S \times 10^{-3} \times 100 \times \overline{W}}{\Delta A_S \times W \times 标示量} \times 100\%$$

式中,ΔA_U 和 ΔA_S 为供试液和对照液在测定波长(λ_2)和参比波长(λ_1)处测得吸光度之差值;c_S 为对照液浓度,单位为 mg/mL;W 为称样量,单位为 g;$\overline{W}$ 为平均片重,单位为 g;复方磺胺嘧啶片中每片含 0.05 g TMP,即为 TMP 的标示量。

(二)操作要点

1.弃去初滤液,取续滤液,移液管应用续滤液荡洗三次以保持浓度一致。

2.比色杯应配对校正,杯内外应清洁透明,如有气泡或颗粒,应重新装液。

3.比色杯用毕应充分洗净保存。

实验十一　高效液相色谱法测定复方磺胺甲噁唑片的含量

【实验目的】

1.掌握高效液相色谱法的基本原理及常用定量方法。

2.掌握《中国药典》采用高效液相色谱法定量控制药品质量的基本要求。

【实验原理】

（一）高效液相色谱法的基本原理

高效液相色谱（HPLC）法是采用高压输液泵将规定的流动相泵入装有填充剂（固定相）的色谱柱进行分离分析的一种色谱方法。根据固定相类型的不同，可分为分配色谱、吸附色谱、离子交换色谱、凝胶色谱等。根据固定相与流动相的极性大小，又可分为正相色谱法（NP-HPLC 法，通常以吸附机理为主）和反相色谱法（RP-HPLC 法，通常以分配机理为主）。RP-HPLC 法适合于中等极性或非极性的弱酸、弱碱和中性化合物的分离分析，绝大部分药物均可用 RP-HPLC 法进行定量分析。

1.色谱柱

表 5-11-1 所示为药物分析中常用的 HPLC 柱。在反相色谱系统中，最常用的色谱柱是十八烷基硅烷键合硅胶，简称 ODS 或 C_{18} 柱，此外还有 C_8 柱、氨基柱、氰基柱等。正相色谱系统使用极性固定相，常见的是硅胶柱。一般而言，以硅胶为载体的化学键合固定相适用 pH 值为 $2\sim8$ 的流动相，当 pH>8 时可使载体硅胶溶解，当 pH<2 时与硅胶相连的化学键合相易水解脱落。当流动相 pH 值超出此范围时，可选用特殊处理后的色谱柱，如二异丙基或二异丁基取代十八烷基硅烷键合硅胶（其大体积侧链能产生空间位阻保护作用）、非硅胶填充剂（如以氧化锆为载体的填充剂）、有机-无机杂化填充剂和包覆聚合物填充剂等。

表 5-11-1　药物分析中常用的 HPLC 柱

固定相	简称	常用范围
十八烷基硅烷键合硅胶	ODS/C_{18}	适用于绝大多数弱极性和中等极性的药物，用于反相色谱

续表

固定相	简称	常用范围
辛基硅烷键合硅胶	C_8	类似于 C_{18}
硅胶	—	适用于极性大的药物,用于正相色谱
氰基硅烷键合硅胶	CN	中等极性,根据所用流动相的不同,可作为正相或反相色谱
苯基硅烷键合硅胶	Ph	适用于含芳香环的药物
氨基硅烷键合硅胶	NH_2	中等极性,根据所用流动相的不同,可作为正相或反相色谱
手性键合相	—	用于手性药物

2.流动相

常用的反相色谱流动相为甲醇-水(或缓冲盐)、乙腈-水(或缓冲盐)、四氢呋喃-水(或缓冲盐)。溶剂的洗脱能力强弱依次为四氢呋喃＞乙腈≫甲醇＞水。选择不同强度的溶剂,按一定比例混合,或用磷酸盐、醋酸盐或其他弱酸弱碱调节溶液的 pH 值,可以对不同的化合物进行分离分析。调节流动相中有机溶剂的比例可以调整待测物的保留值。为获得良好的分离,选择合适的溶剂系统是很重要的,有时也可用以上 3～4 种溶剂的混合溶剂作为流动相。

在反相色谱中,由于 C_{18} 链在水相环境中不易保持伸展状态,故对于应用 C_{18} 柱的 RP-HPLC 系统,流动相中有机溶剂的比例应不低于 5％,否则 C_{18} 链的随机卷曲将导致组分保留值的变化,造成色谱系统不稳定。正相色谱常用的流动相溶剂有正己烷-异丙醇、正己烷-甲醇(乙醇)、正己烷-二氯甲烷等,洗脱能力强弱依次为甲醇＞异丙醇＞二氯甲烷＞正己烷。反相色谱与正相色谱相互转换时,须使用过渡溶剂依次冲洗,如由反相至正相时,依次用甲醇、异丙醇、正己烷冲洗;而由正相至反相时,则以相反的顺序进行冲洗。

3.检测器

HPLC 法中应用的检测器包括选择性检测器［紫外检测器、二极管阵列(DAD)检测器、荧光检测器、电化学检测器］和通用型检测器(示差折光检测器、蒸发光散射检测器),前者响应值不仅与待测溶液的浓度有关,而且与化合物的结构有关;而后者对所有的化合物均有响应,此外还有更专属、更灵敏的质谱检测器。不同的检测器对流动相的要求不同,如紫外检测器采用低波长检测时,应考虑流动相中有机溶剂的截止使用波长;蒸发光散射检测器和质谱检测器通常不允许使用含不挥发盐组分的流动相。

(二)色谱定量方法

1.外标法

外标法不需要校正因子,也不需要内标,其操作简单方便,分析结果的准确度主要取决于进样量的重复性和实验条件的稳定性。

(1)外标校正曲线法:外标校正曲线法是用对照品配制不同浓度的对照品溶液,在一定色谱条件下进样分析,以峰面积 A(或峰高)对对照品的量(或浓度)作校正曲线:$A=a+bm$。取供试品溶液进样分析,得峰面积(或峰高),根据校正曲线计算组分的含量。

(2)外标一点法:外标一点法也称"外标对比法"或"外标对照法",该法在外标校正曲线线性好、截距近似为零时适用,其计算公式为:

$$m_X = \frac{A_X}{A_R} \times m_R$$

式中,m_R 及 A_R 分别为对照品溶液在进样体积中所含组分的量和相应峰面积,m_X 及 A_X 分别为供试品溶液在进样体积中所含被测组分的量和相应的峰面积。

2.内标法

内标法需要内标物,以此抵消样品预处理、仪器不稳定、色谱条件不稳定、进样量不准确等原因带来的误差。内标物应是试样中不存在的纯物质,其色谱峰应位于被测组分色谱峰附近或几个被测组分色谱峰中间,并与各组分峰完全分离。

(1)内标校正曲线法:内标校正曲线法是在不同浓度的对照品溶液和供试品溶液中均加入相同量的内标物,在一定色谱条件下进样分析,以对照品峰面积与内标物之比(或峰高之比)对对照品的量(或浓度)作校正曲线:$A_R/A_S = a+bm$。供试品溶液中也加入相同量的内标物后进样分析,将被测组分峰面积与内标物峰面积之比代入校正曲线,计算被测组分的含量。

(2)内标一点法:内标一点法也称"内标对比法"或"内标对照法",该法在内标校正曲线线性好、截距近似为零时适用,其计算公式为:

$$m_X = \frac{A_X/A_S}{A_R/A_S} \times m_R$$

式中,A_S 为进样体积中所含内标物的峰面积,其余同外标一点法。

(3)内标校正因子法:内标校正因子法是先在对照品溶液中加入一定量(m_S)的内标物,进样分析后求相对校正因子 f:

$$f = \frac{m_R/A_R}{M_S/A_S}$$

再在供试品溶液中加入一定量(m_S')的内标物,进样分析后求得待测组分的含量:

$$m_X = \frac{A_X f}{A_S' F_S'} \times M_S' = f \times \frac{A_X}{A_S'} \times M_S'$$

式中,带右上撇的为供试品数值。如果测定相对校正因子的内标物和供试品溶液中加入的内标物是相同量的同一种化合物,且忽略响应误差,则内标校正因子法即为内标一点法。

3.标准溶液加入法

精密称取待测成分的对照品适量,配制成适当浓度的对照品溶液,取一定量溶液,精密加入供试品溶液中。根据外标法或内标法测定主成分含量,再扣除加入的对照品溶液含量,即得供试品溶液中主成分的含量。

外标法按下述公式进行计算,加入对照品溶液前、后校正因子应相同,则有:

$$\frac{A_{is}}{A_X} = \frac{m_X + \Delta m_X}{m_X}; \quad m_X = \frac{\Delta m_X}{(A_{is}/A_X) - 1}$$

式中,m_X 和 A_X 分别是供试品中待测组分的量和色谱峰面积,Δm_X 是所加入的已知浓度对照品的量,A_{is} 是加入对照品后待测组分的色谱峰面积。

4.归一化法

该法的优点是操作简便,定量结果与进样量无关,色谱条件变化时对测定结果影响较小;缺点是在一个分析周期内所有组分都必须流出色谱柱,且检测器对它们都产生信号,另外不能用于微量杂质的含量测定。

$$m_i(\%) = \frac{A_i f_i}{A_1 f_1 + A_2 f_2 + A_3 f_3 + \cdots\cdots + A_n f_n} \times 100\%$$

(三)系统适用性试验

各国药典对 HPLC 系统的适用性试验均有相关规定。在每次开机后,用规定的对照品对色谱系统进行调试,测试色谱柱的理论板数(柱效)、待测组分之间的分离度、连续进样的重复性和色谱峰的拖尾因子须达到规定的要求。只有系统适用性试验符合要求,测得的结果才能被接受。为此,可改变一些色谱条件以符合系统适用性要求。《中国药典》规定,各品种项下规定的条件除固定相种类、流动相组成、检测器类型不得任意改变外,其余如色谱柱内径、长度、固定相牌号、载体粒度、流动相流速、混合流动相各组成的比例、柱温、进样量、检测器的灵敏度等均可适当改变,以适应具体的色谱系统,并达到系统适用性试验的要求。

1.色谱柱的理论板数

在规定的色谱条件下,注入对照品溶液或各品种项下规定的内标物溶液,记录色谱图,量出对照品峰或内标物峰的保留时间(t_R)和半峰高宽($W_{h/2}$)或峰宽(W),按下列公式计算色谱柱的理论板数 N:

$$N = 16\left(\frac{t}{W}\right) \quad 或 \quad N = 5.54\left(\frac{t}{W_{h/2}}\right)^2$$

如果测得理论板数低于规定的理论板数,则应改变色谱柱的某些条件(如柱长、载体性能、色谱柱充填的优劣等),使理论板数达到要求。

2.分离度

要求待测物色谱峰与其他峰或内标峰之间的分离度应大于 1.5 或各品种项下规定的值,分离度(R)的计算公式如下:

$$R = \frac{2(t_{R_2} - t_{R_1})}{W_1 + W_2} \quad 或 \quad R = \frac{2(t_{R_2} - t_{R_1})}{1.70(W_{1h/2} + W_{2h/2})}$$

式中,t_{R_1} 和 t_{R_2} 为相邻两峰的保留时间,W_1 及 W_2 为此相邻两峰的峰宽,$W_{1h/2}$ 及 $W_{2h/2}$ 为相邻两峰的半峰宽。仪器电子积分时采用后一种计算方法,当有争议时应以峰宽计算为准。

3.重复性

取各品种项下的对照品溶液,连续进样 5 次,除另有规定外,其峰面积测量值的相对标准偏差应不大于 2.0%。也可按校正因子测定项下配制相当于80%、100%和120%的对照品溶液,加入规定量的内标溶液,配成 3 种不同浓度的溶液,分别至少进样 2 次,计算平均校正因子,其相对标准偏差也应不大于2.0%。该试验反映了仪器工作性能的稳定性,也就是仪器精密度或色谱工作系统的精密度,这是每次开机后首先要做的日常工作,而不能作为分析方法学研究中的精密度试验。

4.拖尾因子

取对照品溶液或样品溶液进样,记录色谱图,按下式计算拖尾因子 T。采用峰高法定量时,要求 T 在 0.95~1.05 之间。

$$T = \frac{W_{0.05h}}{2d_1}$$

式中,$W_{0.05h}$ 为 0.05 峰高处的峰宽,d_1 为峰极大值至峰前沿之间的距离(见图 5-11-1)。

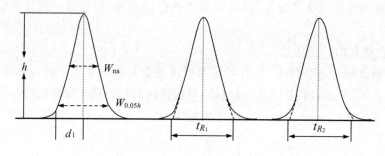

图 5-11-1　色谱参数

（四）HPLC 法在药物分析中的应用

HPLC 法以其高选择性、高准确性和高灵敏度等特点,而成为药物分析中的一种常用分离分析方法,也是药物制剂和多组分样品分析的首选方法,是各国药典收载的方法中应用最广的方法之一。但在化学原料药的含量测定中,HPLC 法主要用于多组分抗生素或生化药品,或因所含杂质的干扰测定而常规方法又难以分离或分离手段繁杂的化学品种,如庆大霉素的组分测定,内酰胺类、大环内酯类、四环素类等抗生素的含量测定,甾体激素类药物的含量测定等。

用 HPLC 法测定药品中主成分的含量时,常采用内标校正因子法、内标一点法和外标一点法定量。

【实验材料】

高效液相色谱仪、100 mL 容量瓶、复方磺胺甲噁唑片、乙腈、三乙胺、盐酸溶液。

【实验方法】

用 HPLC 法测定复方磺胺甲噁唑片中磺胺甲噁唑（SMZ）和甲氧苄啶（TMP）的含量(2020 年版《中国药典》收载方法)。

1.色谱条件与系统适用性试验

十八烷基硅烷键合硅胶为填充剂,水-乙腈-三乙胺(799∶200∶1,用氢氧化钠溶液或冰醋酸调节 pH 值至 5.9)为流动相,检测波长为 240 nm。理论板数按 TMP 峰计算不低于 4000,SMZ 与 TMP 的分离度应大于 1.5。

2.测定法

取待测样品 10 片,精密称定后研细,精密称取适量(约相当于 SMZ 44 mg),置于 100 mL 的容量瓶中,加 0.1 mol/L 的盐酸溶液适量,超声处理使主成分溶解;用 0.1 mol/L 的盐酸溶液稀释至刻度,摇匀,滤过,得供试品溶液。精密量取供试品溶液 10 μL 注入液相色谱仪,记录色谱图。

另取 SMZ 对照品和 TMP 对照品各适量,精密称定后加 0.1 mol/L 的盐酸溶液溶解,并定量稀释成每毫升含 SMZ 0.44 mg 与 TMP 0.089 mg 的溶液,摇匀,得对照品溶液,同上法测定。

【实验结果】

记录实验结果,完成实验报告。

【思考题】

1.该高效液相色谱法为何种分离模式?为什么?

2.试分析向流动相中加入三乙胺的作用。

3.色谱定量方法有哪些?HPLC 法用于药物的含量测定时,常用的定量方法有哪些?

4.色谱系统适用性试验包括哪些内容?根据《中国药典》的规定,在进行 HPLC 系统适用性试验时,各药品品种项下规定的色谱条件中,哪些条件不得任意改变?

【注意事项】

1.HPLC 分离

试验采用的是反相 HPLC 分离模式,向流动相中加入的三乙胺用于改善色谱峰形。SMZ 和 TMP 分子结构中均有共轭双键,故采用紫外光谱法检测。

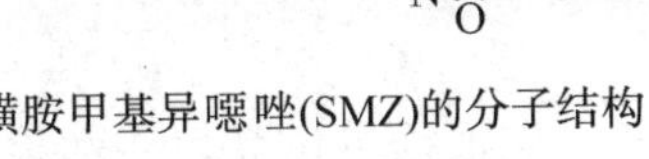

磺胺甲基异噁唑(SMZ)的分子结构

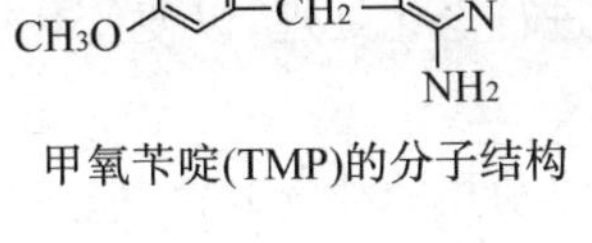

甲氧苄啶(TMP)的分子结构

2.含量计算

按外标一点法,以峰面积计算含量,公式如下:

$$SMZ \text{ 或 } TMP \text{ 相当于标示量}(\%) = \frac{100c(A_X/A_R) \times \overline{W}}{W \times 标示量} \times 100\%$$

式中，c 为对照品溶液中 SMZ 或 TMP 的浓度（单位为 mg/mL），A_X 和 A_R 分别为供试品溶液和对照品溶液中 SMZ 或 TMP 的峰面积，W 为样品的质量（单位为 mg），$\overline{W}$ 为平均片重（单位为 g）。SMZ 和 TMP 的标示量分别为每片 0.4 g 和 0.08 g。

实验十二　气相色谱法测定维生素 E 胶丸的含量

【实验目的】

1.掌握气相色谱法的基本原理与常用定量方法。

2.掌握《中国药典》中对采用气相色谱法定量控制药品质量的基本要求。

3.掌握胶囊剂含量测定的操作方法和计算方法。

【实验原理】

（一）气相色谱法的基本原理

气相色谱法（GC 法）是以气体为流动相的色谱法，这里的气体流动相称为"载气"。注入进样口的物质或其衍生物被加热汽化后，由载气带入色谱柱进行分离，并先后进入检测器被检出。

1.GC 色谱柱

GC 色谱柱分为填充柱和毛细管柱。填充柱的材质为玻璃或不锈钢，内装吸附剂、高分子多孔小球或涂渍固定液的载体；毛细管柱的材质多为石英，内壁或载体经涂渍或交联固定液。常用固定液有甲基聚硅氧烷、聚乙二醇等，表 5-12-1 列出了 2020 年版《中国药典》中规定的 GC 固定相。新柱或长久未用的柱使用前应进行老化处理，以便使基线稳定后再进行测定。

2.载气

用作流动相的载气有氮气、氦气和氢气。应根据供试品性质和检测器种类选择载气，除另有规定外，常用的载气为氮气。对于填充柱，一般取流速为 $30 \sim 60$ mL/min。

表 5-12-1　2005 年版《中国药典》使用的毛细管柱

柱极性	固定相	举例
非极性	100％的二甲基聚硅氧烷	DB-1、HP-1、SPB-1 等
弱极性	5％的苯基-95％的甲基聚硅氧烷 5％的二苯基-95％的二甲基聚硅氧烷 5％的聚乙二醇	DB-5、HP-5、SPB-5 等
中极性	35％的二苯基-65％的甲基聚硅氧烷 50％的二苯基-50％的二甲基聚硅氧烷 6％的氰丙基苯基-94％的二甲基聚硅氧烷 14％的氰丙基苯基-86％的二甲基聚硅氧烷 5％的聚乙二醇	HP-624、HP-50$^+$、DB-225、 HP-innowax 等
极性	PEG-20M Carbowax 20M	HP-20M、HP-FFAP 等

3.检测器

GC 法有多种检测器,如表 5-12-2 所示。其中最常用的是火焰离子化检测器,其以氢气为燃气,空气为助燃气。检测器温度一般应高于柱温,并不得低于 150 ℃,以免水汽凝结,通常检测器温度为 250～350 ℃。

表 5-12-2　GC 法常用的检测器及其特点

检测器种类	简称	特点
火焰离子化检测器	FID	对碳氢化合物有良好的响应,适合检测大多数药物
氮磷检测器	NPD	对含氮、磷元素的化合物有很高的灵敏度
火焰光度检测器	FPD	对含磷、硫元素的化合物有很高的灵敏度
电子捕获检测器	ECD	适用于含卤素的化合物
质谱检测器	MSD	能给出供试品中某个成分相应的结构信息,可用于初步结构确证
热导检测器	TCD	可用于水分等的测定

4.进样方式

GC 法进样方式一般可采用溶液直接进样或顶空进样。溶液直接进样有手动进样和进样器自动进样两种方式,手动进样时应注意操作的一致性,以达到良好的精密度要求。采用毛细管柱时,进样应分流,以免过载影响分离。一般填充柱进样量不超过数微升,毛细管柱进样量不超过 1 μL。顶空进样适合固体和液体供试品中挥发性组分的分离和测定,方法是将供试品溶液置于密闭的小瓶内,在恒温控制的加热室中加热至供试品中挥发性组分在非气态和气态达到平衡后,由进样器自动吸取一定体积的顶空气体注入色谱柱中。气体进样体积一般为 1 mL。为使待测物完全气化,进样室(也称"气化室")温度一般需高于被测组分的沸点,高于柱温 30～50 ℃。

(二)含量测定与系统适用性试验

GC 法用于供试品中主成分含量测定的方法主要有内标校正因子法、内标一点法、外标一点法和标准溶液加入法(顶空进样时常用)。应用 GC 法测定化学原料药及其制剂含量的品种不多,2020 年版《中国药典》仅对维生素 E 及其制剂采用 GC 法测定含量。

GC 法的系统适用性试验同 HPLC 法项下的规定。为达到系统适用性试验的要求,可改变色谱柱内径、长度、载体牌号、粒度、固定液涂布浓度、载气流速、柱温、进样量、检测器的灵敏度等,但不得任意改变检测器的种类、固定液品种及特殊指定的色谱柱材料。

【实验材料】

1.实验器材
气相色谱仪、棕色锥形瓶。

2.实验试剂
正三十二烷、正己烷、维生素 E。

【实验方法】

GC 法测定维生素 E 胶丸的含量。

1.色谱条件与系统适用性试验

以硅酮(OV-17)为固定相,涂布浓度为 2％,或以 HP-1 毛细管柱(100％的二甲基聚硅氧烷)为分析柱,柱温 265 ℃。理论板数按维生素 E 峰计算不低于 500(填充柱)或 5000(毛细管柱),维生素 E 峰与内标物质峰的分离度应符合要求。

2.校正因子的测定

取正三十二烷适量,加正己烷溶解并稀释成每毫升中含 1.0 mg 的溶液作为内标溶液。另取维生素 E 对照品约 20 mg,精密称定,置于棕色具塞锥形瓶中,精密加内标溶液 10 mL,塞紧塞子,振摇使溶解,取 1~3 μL 注入气相色谱仪,计算校正因子。

3.测定法

取待测样品 20 粒,分别精密称定质量后,倾出内容物(不得损失囊壳);软胶囊用乙醚等易挥发性溶剂洗净,置通风处使溶剂自然挥发尽,再分别精密称定囊壳质量,求出平均装药量。取内容物适量(约相当于维生素 E 20 mg),精密称定,置于棕色具塞锥形瓶中,精密加内标溶液 10 mL,塞紧塞子,振摇使维生素 E 溶解,静置,取上清液 1~3 μL 注入气相色谱仪即得。

【实验结果】

记录实验结果,完成实验报告。

【思考题】

1.用 GC 法测定维生素 E 的含量时为什么使用内标法?

2.用 GC 法测定药物的含量时,常用的定量方法有哪些?

3.《中国药典》规定,在进行 GC 系统适用性试验时,各药品品种项下规定的色谱条件中,哪些条件不得任意改变?

【注意事项】

1.采用内标校正因子法定量,先计算相对校正因子 f,公式如下:

$$f = \frac{m_R/A_R}{m_S/A_S}$$

式中,m_R 和 A_R 分别为维生素 E 对照品的量及峰面积,m_S 和 A_S 分别为内标物的量及峰面积。

2.供试品中维生素 E 的量 m_x(单位为 mg)为:

$$m_x = \frac{A_x f}{A'_s f'_s} \times m'_s = f \times \frac{A_x}{A'_s} \times m'_s$$

式中,A_x 和 A'_s 分别为供试品中维生素 E 的峰面积和内标物的峰面积,m'_s 为供试品中加入的内标物的量(单位为 mg),f'_s 表示供试品的校正因子。

3.维生素 E 胶丸的含量相当于标示量的计算公式为:

$$相当于标示量(\%) = \frac{m_x \times \overline{W}}{W \times 标示量} \times 100\%$$

式中,W 为内容物的质量(单位为 mg),$\overline{W}$ 为每粒的平均装药量(单位为 mg),标示量单位为 mg(每粒)。

实验十三　化学原料药及其制剂的质量检验

【实验目的】

1.掌握药品检验工作的基本程序和项目内容。

2.掌握化学原料药的质量检验与其制剂的质量检验之间的异同点。

【实验原理】

药品的全质量检验包括药品的真伪鉴别(对原料药还应进行性状考察)、杂质检查(制剂还应进行常规检查)和主成分的含量测定。药品检验工作的基本程序一般为取样→鉴别→检查→含量测定→书写检验报告。取样必须具有科学性、真实性、代表性,坚持均匀、合理的基本原则。在进行全质量检验时,应完整、清楚地记录原始资料,检验完成后写出检验报告,对药品的质量给出明确结论。

与化学原料药的质量检验相比,药物制剂的质量检验有所不同。一般来说,制剂的鉴别可以采用原料药的鉴别方法,但当辅料对主药的鉴别有干扰时,则不能采用。例如,红外光谱法因辅料有干扰而通常不用来鉴别药物制剂的真伪。

药物制剂通常不需要检查原料药已经检查过的杂质检查项目,因为药物制剂是由质量合格的原料药和辅料制备而成的。药物制剂的杂质检查主要是检查在制剂的制备和贮藏过程中可能产生的杂质,且对杂质的限度要求不如原料药严格。药物制剂除需检查杂质外,还要进行剂型方面的常规检查,以确保药物制剂的安全性、有效性和均一性。

化学原料药的含量测定往往强调方法的精密度,而药物制剂的含量测定则着重考虑方法的选择性(一般首选色谱法)。因制剂成分复杂,当辅料对测定有干扰或复方制剂中有效成分之间会相互影响测定时,就必须采用选择性好的方法才能消除干扰,准确测定制剂的质量。制剂一般以相当于标示量的百分率来表示含量测定结果,并且含量限度一般要求较宽;而原料药则以百分含量表示,含量限度要求严格。

【实验材料】

1.实验器材

纳氏比色管、坩埚、水浴锅。

2.实验试剂

阿司匹林、三氯化铁溶液、碳酸钠溶液、稀硫酸、硫酸铁铵稀溶液、标准硝酸铅溶液、中性乙醇、酚酞指示液、无水三氯甲烷、冰醋酸、无水乙醇、稀盐酸、0.4%的氢氧化钠溶液。

【实验方法】

(一)阿司匹林原料药的质量检验

1.性状

阿司匹林原料药为白色结晶或结晶性粉末,无臭或微带粗酸臭,味微酸,遇湿气即缓慢水解。该药易溶于乙醇,可溶于乙醚或三氯甲烷,在水或无水乙醚中微溶,在氢氧化钠溶液或碳酸钠溶液中也可溶解,但同时也会分解。

2.鉴别

(1)取待测样品约 0.1 g,加水 10 mL,煮沸后放冷,加 1 滴三氯化铁溶液即显紫堇色。

(2)取待测样品约 0.5 g,加碳酸钠溶液 10 mL,煮沸 2 min 后放冷,加过量的稀硫酸,即析出白色沉淀,并产生醋酸的气味。

(3)待测样品的红外光吸收图谱应与对照的图谱一致。

3.杂质检查

(1)溶液的澄清度:取待测样品 0.50 g,加入温热至约 45 ℃的碳酸钠溶液 10 mL溶解后,溶液应澄清。

(2)游离水杨酸:取待测样品 0.10 g,加乙醇 1 mL 溶解后,加冷水适量使成 50 mL,然后立即加入新制的硫酸铁铵稀溶液[取盐酸溶液(9→100)1 mL,加硫酸铁铵指示液 2 mL 后,再加水适量使成 100 mL]1 mL,摇匀;30 s 内如显色,与对照液(精密称取水杨酸 0.1 g,加水溶解后,加冰醋酸 1 mL,摇匀,再加水使成1000 mL,摇匀,精密量取 1 mL,加乙醇 1 mL、水 48 mL 与上述新制的硫酸铁铵稀溶液 1 mL,摇匀)比较,不得更深(0.1%)。

(3)易碳化物:取待测样品 0.5 g,依法检查(取内径一致的纳氏比色管两支,甲管中加规定的对照液 5 mL,乙管中加含硫酸质量浓度为94.5%～95.5%

的溶液)5 mL 后,分次缓缓加入规定量的供试品,振摇使溶解。除另有规定外,静置 15 min 后,将甲乙两管同置于白色背景前,平视观察,乙管中所显颜色不得比甲管更深。供试品如为固体,应先研成粉末。如需加热才能溶解时,可取供试品与硫酸混合均匀,加热溶解后放冷,再移至比色管中,与对照液(取比色用氯化钴溶液 0.25 mL、比色用重铬酸钾溶液 0.25 mL 和比色用硫酸铜溶液 0.40 mL 混匀,加水使成 5 mL)比较,不得更深。

(4)重金属:取 25 mL 纳氏比色管两支,甲管中加标准硝酸铅溶液(每毫升含 10 μg Pb^{2+})1 mL 与醋酸盐缓冲液(pH 值为 3.5)2 mL 后,加乙醇稀释至 25 mL;乙管中取待测样品 1.0 g,加乙醇 23 mL 溶解后,加醋酸盐缓冲液(pH 值为 3.5)2 mL 至总体积 25 mL;再在甲、乙两管中分别加硫代乙酰胺各 2 mL,摇匀,放置 2 min,同置于白纸上,自上向下透视,乙管中显示的颜色与甲管比较,不得更深,即含重金属不得超过百万分之 10。

(5)炽灼残渣:取待测样品 1.0～2.0 g,置于已炽灼至恒重的坩埚内,精密称定,缓缓炽灼至完全炭化,放冷;加硫酸 0.5～1.0 mL 使湿润,低温加热至硫酸蒸汽除尽后,以 700～800 ℃ 炽灼使完全灰化,移置到干燥器内,放冷,精密称定后,再在 700～800 ℃ 炽灼至恒重即得。

4.含量测定

取待测样品约 0.4 g,精密称定,加中性乙醇(对酚酞指示液显中性)20 mL 溶解后,加酚酞指示液 3 滴,用氢氧化钠滴定液(0.1 mol/L)滴定。每 1 mL 氢氧化钠滴定液(0.1 mol/L)相当于 18.02 mg 的乙酰水杨酸($C_9H_8O_4$,分子量为 180.16)。

(二)阿司匹林片的质量检验

1.性状

本品为白色片,遇湿气易变质。

2.鉴别

(1)取待测样品的细粉适量(约相当于阿司匹林 0.1 g),加水 10 mL,煮沸,放冷,加三氯化铁溶液 1 滴,即显紫堇色。

(2)取待测样品的细粉适量(约相当于阿司匹林 0.5 g),加碳酸钠溶液 10 mL,振摇后放置 5 min,滤过;滤液煮沸 2 min 后放冷,加过量的稀硫酸,即析出白色沉淀,并产生醋酸的气味。

3.检查

(1)游离水杨酸的检查:取待测样品的细粉适量(约相当于阿司匹林

0.1 g),加无水三氯甲烷 3 mL,不断搅拌 2 min,用无水三氯甲烷湿润的滤纸过滤;滤渣用无水三氯甲烷洗涤 2 次,每次 1 mL,合并滤液与洗液,在室温下通风挥发至干;残渣用无水乙醇 4 mL 溶解后,移置 100 mL 容量瓶中,用少量 5%的乙醇洗涤容器,洗液并入容量瓶中,加 5%的乙醇溶液稀释至刻度,摇匀,分取 50 mL,立即加入新制的硫酸铁铵稀溶液[取盐酸溶液(9:100 稀释)1 mL,加硫酸铁铵指示液 2 mL 后,再加水适量使成 100 mL] 1 mL,摇匀;30 s 内如显色,与对照液(精密称取水杨酸 0.1 g,置于 1000 mL 的容量瓶中,加水溶解后,加冰醋酸 1 mL,摇匀,再加水至刻度,摇匀,精密量取 1.5 mL,加无水乙醇 2 mL,再加 5%的乙醇溶液使成 50 mL,再加上述新制的硫酸铁铵稀溶液 1 mL,摇匀)比较,不得更深(0.3%)。

(2)溶出度的检查:取待测样品,照溶出度测定法(第一法),以稀盐酸 24 mL 加水至 1000 mL 为溶出介质,转速为 100 r/min,依法操作,至 30 min 时,取溶液 10 mL 滤过,精密量取续滤液 3 mL 置 50 mL 的容量瓶中,加 0.4%的氢氧化钠溶液 5 mL,置于水浴中煮沸 5 min,放冷,加稀硫酸 2.5 mL,并加水稀释至刻度,摇匀;在 303 nm 波长处测定吸光度,按水杨酸($C_7H_6O_3$)的吸收系数 $E_{1cm}^{1\%}$ 为 265 计算,再乘以 1.304,计算每片的溶出量。限度为标示量的 80%,应符合规定。

4.含量测定

取待测样品 10 片,精密称定,研细,精密称取适量(约相当于阿司匹林 0.3 g),置于锥形瓶中,加中性乙醇(对酚酞指示液显中性)20 mL,振摇,使阿司匹林溶解;加酚酞指示液 3 滴,滴加氢氧化钠滴定液(0.1 mol/L)至溶液显粉红色,再精密加入氢氧化钠滴定液(0.1 mol/L)40 mL,置于水浴中加热 15 min 并时时振摇,迅速放冷至室温;用硫酸滴定液(0.05 mol/L)滴定,并将滴定结果用空白试验校正。每 1 mL 氢氧化钠滴定液(0.1 mol/L)相当于 18.02 mg 乙酰水杨酸($C_9H_8O_4$)。

【实验结果】

记录实验结果,完成实验报告。

【思考题】

1.药品质量检验工作的基本程序是什么?

2.与化学原料药的质量分析相比,制剂的质量分析有何特点?

3.阿司匹林原料药与阿司匹林片在质量检验方面有哪些不同之处?为何

不同？

【注意事项】

1.鉴别

（1）与三氯化铁溶液的反应：阿司匹林加水煮沸水解后，生成的水杨酸与三氯化铁反应显紫堇色，反应方程式如下：

$$6 \left[\begin{array}{c} COOH \\ OH \end{array} \right] + 4FeCl_3 \xrightarrow{\text{中性或弱酸性}} \left[\left(\begin{array}{c} COO^- \\ O^- \end{array} \right)_2 Fe \right]_3 Fe + 12HCl$$

紫堇色

（2）水解反应：阿司匹林在碳酸钠溶液中加热水解，生成水杨酸钠和醋酸钠，加过量稀硫酸酸化后，则析出白色水杨酸沉淀，并产生醋酸气味，反应方程式如下：

$$\left[\begin{array}{c} COOH \\ OCOCH_3 \end{array} \right] + Na_2CO_3 \xrightarrow{\Delta} \left[\begin{array}{c} COONa \\ OH \end{array} \right] + CH_3COONa + CO_2\uparrow$$

$$2 \left[\begin{array}{c} COONa \\ OH \end{array} \right] + H_2SO_4 \longrightarrow 2 \left[\begin{array}{c} COOH \\ OH \end{array} \right]\downarrow + Na_2SO_4$$

$$2CH_3COONa + H_2SO_4 \longrightarrow 2CH_3COOH + Na_2SO_4$$

（3）红外光谱法：阿司匹林原料药可采用，但阿司匹林片不能直接用红外光谱法鉴别，因辅料有干扰。如需用红外光谱法鉴别时，应对供试品进行前处理，以除去辅料的干扰。

2.检查

阿司匹林不稳定，其原料、片剂在制备和贮藏过程中都可能水解产生游离水杨酸，因此均要求检查游离水杨酸的含量，限度分别为 0.1% 和 0.3%。阿司匹林分子结构中无酚羟基，不能与高铁盐（硫酸铁铵稀溶液）作用，而水杨酸可与高铁盐反应呈紫堇色；因此，于一定量的阿司匹林供试品溶液中加入硫酸铁铵稀溶液，如显色，与一定量水杨酸对照溶液在相同条件下生成的色泽比较，以此控制游离水杨酸的限量。

阿司匹林为难溶于水的药物，因此对其片剂需做溶出度检查，定量方法是紫外-可见光分光光度法中的吸收系数法。由于实验中阿司匹林被水解为水杨酸,测定的是水杨酸的吸光度,因此计算结果时需乘以 1.304(阿司匹林与水杨酸的分子量之比)。

3.含量测定

阿司匹林分子中含有游离羧基,呈酸性,可采用碱性滴定液直接滴定。为了使阿司匹林易于溶解及防止酯结构在滴定时水解而使结果偏高,采用中性乙醇为溶剂。阿司匹林是弱酸,用强碱滴定时,化学计量点偏碱性,故选用在碱性区变色的指示剂。

在阿司匹林的含量测定中,滴定应在不断搅拌下稍快进行,以防止局部碱度过大而促使阿司匹林水解。值得注意的是,阿司匹林中所含水杨酸超过规定限度时,不宜用直接滴定法滴定。

在阿司匹林片中,除了加入少量酒石酸或枸橼酸等酸性稳定剂外,制剂工艺中有可能产生水解产物(水杨酸、醋酸),故不能采用直接滴定法,而应采用两步滴定法:第一步是"中和",即除去存在的游离酸(酸性稳定剂、水杨酸、醋酸),阿司匹林也同时成为钠盐;第二步是"水解后剩余滴定",即加入过量的定量氢氧化钠滴定液,再用硫酸滴定液滴定剩余的氢氧化钠,反应方程式如下:

$$2NaOH + H_2SO_4 \longrightarrow Na_2SO_4 + 2H_2O$$

按下式计算片剂中阿司匹林的标示百分含量:

$$相当于标示量(\%) = \frac{F \times T \times (V_0 - V)}{W} \times \frac{平均片重(mg)}{标示量(mg)} \times 100\%$$

式中,V_0 为空白试验所消耗的硫酸滴定液体积(单位为 mL);V 为剩余滴定所消耗的硫酸滴定液体积(单位为 mL);F 为滴定液的浓度校正因素;W 为供试品重(单位为 mg);T 为滴定度,即每毫升硫酸滴定液(0.05 mol/L)所相当的阿司匹林的量(单位为 mg)。

实验十四　中药制剂的全质量检验

【实验目的】

1.掌握中药及其制剂质量检验的项目内容和特点。

2.掌握用薄层色谱法鉴别中药及其制剂的基本操作方法。

【实验原理】

中药及其制剂作为多组分复杂体系,其化学成分众多,且多数未知,化学性质差异大,含量差异也大,再加上药材品种、产地、加工、贮藏等因素的影响,因此其质量控制一直是中药分析的重点和难点。目前,中药质量控制基本上仍是以传统的性状鉴别和显微鉴别确定真伪,以理化鉴别(化学反应、薄层色谱鉴别)和含量测定评价优劣。性状鉴别和显微鉴别需要鉴定者具有丰富的实践经验,常有许多人为因素存在;而理化鉴别和含量测定仅考虑了众多复杂成分中的个别活性成分,而忽略了中药诸多成分的协同作用。虽然大多数中药的有效成分及药理作用机制目前尚不明确,但可以肯定的是,中药的药效大多是多种化学成分协同作用的结果。因此,与化学药相比,中药及其制剂的质量评价还有许多有待完善和发展的空间。

中药及其制剂质量检验的基本程序与化学药物相同,一般为取样→鉴别→检查→含量测定→书写检验报告。由于中药的复杂性,在中药及其制剂的质量检验中,常常需要对样品进行一定的前处理。

1.鉴别

中药及其制剂的真伪鉴别实验包括经验鉴别、显微鉴别和理化鉴别、色谱鉴别等。中药制剂的鉴别通过确认其中所含药味的存在来达到鉴别的目的。由于部分中药制剂目前尚无含量测定项目,因此鉴别是控制中药制剂质量的一个非常重要的环节。中药复方制剂一般不要求对所有的药味进行鉴别。鉴别药味在选择时应遵循组方原则,首选君药与臣药进行鉴别;毒性和药性剧烈的药物也需要鉴别;贵重药虽然量少,但有时会起重要作用,也应加强质量监督。

色谱法由于分离效能高、灵敏,因此特别适合对中药制剂的鉴别。其中,TLC法不需要特殊的仪器,操作简便,有多种专属的检测方法,是目前中药制剂检测中应用最多的鉴别方法。GC法适用于制剂中含挥发性成分药材的鉴别;

HPLC 法较少用于鉴别,若含量测定采用 HPLC 法,则可同时用于鉴别。

薄层色谱法鉴别需用药材或有效成分对照品作对照物。对照物的选择原则一般为:有对照品时,采用对照品作为对照物;无对照品时,采用对照药材作为对照物;既无对照品又无对照药材时,可采用自身对照法(即采用与制剂相同来源的药材作为对照物)。鉴别时取供试品、对照药材或有效成分对照品,用相同的方法制备试验溶液,分别取供试品溶液、对照药材溶液或对照品溶液适量,点于同一薄层板上,展开、检视,要求供试品溶液中应有与对照主斑点相应的斑点。特征斑点最好选择已知有效成分或特征成分的斑点,若有效成分未知或无法检出,也可以选择未知成分的特征斑点,但要求重现性好,斑点特征明显。

由于中药制剂组成复杂,所以即使是色谱法也应注意其专属性。在建立方法时,应取阴性对照与供试品和对照品在相同条件下试验,阴性对照在特征斑点的位置应无斑点出现。另外,阴性对照的色谱图加上对照药材的色谱图应大致等于供试品的色谱图。对于多植物来源的药材,应将原植物相对应的药材分别依法进行分析,应具有共同的斑点。

2.检查

中药材检查项目包括杂质、水分、灰分、酸不溶性灰分、重金属、砷盐、农药残留量、有关毒性成分与其他必要的杂质检查项目。

中药制剂应按《中国药典》附录中制剂通则项下规定的检查项目以及必要的其他检查项目进行检查,如中药制剂中的检查项目主要有水分、相对密度、pH 值、乙醇量、总固体、灰分、酸不溶性灰分、砷盐和重金属等。

3.含量测定

凡是已知有效成分、毒性成分或能反映内在质量的指标成分的药材,应进行含量测定。中药制剂中的君药、毒性药和贵重药一般也应进行含量测定。如因测定干扰较大且干扰无法排除时,可测定与化学结构母核相似、分子量相近的总类成分的含量或暂时将浸出物的测定作为质量控制项目。测定总类成分的总量时,可以以某一主成分计算含量。当化学成分的含量测定有困难时,可采用相应的图谱测定或生物测定等方法。

含量限度一般规定下限,如马鞭草按干燥品计算,含熊果酸不得少于0.36％。但毒性中药应规定上下限,如马钱子按干燥品计算,含士的宁应为1.20％～2.20％。含量限度低于万分之一者,应增加一个含量测定指标或浸出物测定。

中药及其制剂的常用定量方法有化学分析法、挥发油测定法、分光光度法、气相色谱法(GC 法)、高效液相色谱法(HPLC 法)等,其中 HPLC 法是中药及其制剂含量测定的首选方法。中药制剂的含量测定应尽可能选用与药材相同的测定方法。

【实验材料】

1.实验器材

聚酰胺薄膜、液相色谱仪。

2.实验试剂

双黄连口服液、75％的乙醇溶液、黄芩苷、绿原酸、醋酸、三氯甲烷、甲醇、10％的硫酸乙醇溶液。

【实验方法】

(一)双黄连口服液的质量检验

1.处方

金银花 375 g,黄芩 375 g,连翘 750 g。

2.性状

本品为棕红色的澄清液体,味甜,微苦。

3.鉴别

(1)取待测样品 1 mL,加 75％的乙醇溶液 5 mL,摇匀,作为供试品溶液。另取黄芩苷对照品和绿原酸对照品,分别加 75％的乙醇制成每毫升含 0.1 mg的溶液,作为对照品溶液。照薄层色谱法(参见《中国药典》2020 年版 0502)进行试验,吸取上述三种溶液各 1～2 µL,分别点于同一聚酰胺薄膜上,以醋酸为展开剂,展开,取出,晾干,置紫外光灯(波长 365 nm)下检视。供试品色谱中,在与对照品色谱相应的位置上,显相同颜色的荧光斑点。

(2)取待测样品 1 mL,加甲醇 5 mL,振摇使溶解,静置,取上清液作为供试品溶液。另取连翘对照药材 0.5 g,加甲醇 10 mL,置于水浴中加热回流 20 min,滤过,滤液作为对照药材溶液。照薄层色谱法(参见《中国药典》2020 年版 0502)进行试验,吸取上述两种溶液各 5 µL,分别点于同一以羧甲基纤维素钠为黏合剂的硅胶 G 薄层板上,以三氯甲烷-甲醇(5∶1)为展开剂,展开,取出,晾干;喷以 10％的硫酸乙醇溶液,在 105 ℃加热数分钟。供试品色谱中,在与对照药材色谱相应的位置上,显相同颜色的斑点。

4.检查

参照相应的标准进行检查。

（二）中药制剂的含量测定

1.黄芩

按照高效液相色谱法（参见 2020 年版《中国药典》0512）进行测定。

（1）色谱条件与系统适用性试验：以十八烷基硅烷键合硅胶为填充剂，以甲醇-水-冰醋酸（50∶50∶1）为流动相，检测波长为 274 nm。理论板数按黄芩苷峰计算应不低于 1500。

（2）对照品溶液的制备：取黄芩苷对照品适量，精密称定，加 50％的甲醇制成每毫升含 0.1 mg 的溶液即得。

（3）供试品溶液的制备：精密量取待测样品 1 mL，置于 50 mL 的容量瓶中，加入 50％的甲醇适量，超声处理 20 min，放置至室温，加 50％的甲醇稀释至刻度，摇匀即得。

（4）测定法：分别精密吸取对照品溶液与供试品溶液各 5 μL，注入液相色谱仪，测定即得。

本品每毫升含黄芩按黄芩苷（$C_{21}H_{18}O_{11}$）计，不得少于 8.0 mg。

2.金银花

按照高效液相色谱法（参见 2020 年版《中国药典》0512）进行测定。

（1）色谱条件与系统适用性试验：以十八烷基硅烷键合硅胶为填充剂，以甲醇-水-冰醋酸（20∶80∶1）为流动相，检测波长为 324 nm。理论板数按绿原酸峰计算应不低于 6000。

（2）对照品溶液的制备：取绿原酸对照品适量，精密称定，置于棕色容量瓶中，加水制成每毫升含 40 μg 的溶液即得。

（3）供试品溶液的制备：精密量取待测样品 2 mL，置于 50 mL 的棕色容量瓶中，加水稀释至刻度，摇匀即得。

（4）测定法：分别精密吸取对照品溶液 10 μL 与供试品溶液 10～20 μL，注入液相色谱仪，测定即得。

本品每毫升含金银花以绿原酸（$C_{16}H_{18}O_9$）计，不得少于 0.60 mg。

3.连翘

按照高效液相色谱法（参见 2020 年版《中国药典》0512）进行测定。

（1）色谱条件与系统适用性试验：以十八烷基硅烷键合硅胶为填充剂，以乙腈-水（25∶75）为流动相，检测波长为 278 nm。理论板数按连翘苷峰计算应不低于 6000。

（2）对照品溶液的制备：取连翘苷对照品适量，精密称定，加 50％的甲醇制成每毫升含 60 μg 的溶液即得。

(3)供试品溶液的制备:精密量取待测样品 1 mL,置于中性氧化铝柱(100～120 目,6 g,内径 1 cm)上,用 70% 的乙醇 40 mL 洗脱,收集洗脱液,浓缩至干;残渣加 50% 的甲醇适量,温热使溶解,转移至 5 mL 的容量瓶中,并稀释至刻度,摇匀即得。

(4)测定法:分别精密吸取对照品溶液与供试品溶液各 10 μL,注入液相色谱仪,测定即得。

本品每毫升含连翘按连翘苷($C_{29}H_{36}O_{15}$)计,不得少于 0.30 mg。

【实验结果】

记录实验结果,完成实验报告。

【思考题】

1.与化学药物的质量检验相比,中药的质量检验有什么特点?

2.中药及其制剂的含量测定首选什么方法?

【注意事项】

1.进行薄层色谱鉴别时,尽可能定量取样、定量溶解、定量点样,并控制实验环境的相对湿度和温度,使真伪鉴别能有量化的评价,更准确可靠。

2.中药制剂多使用反相高效液相色谱法测定含量。黄芩苷、绿原酸和连翘苷分别为黄芩、金银花和连翘药材的有效成分,它们的含量测定均采用了反相高效液相色谱。黄芩苷和绿原酸为弱酸性成分,故可在流动相中加入适量冰醋酸,以抑制其解离。

3.中药制剂组成复杂,对分析柱影响较大。因此,分析完毕后一般用水或低浓度的醇水溶液先洗去糖等水溶性杂质,再用甲醇等有机溶剂将色谱柱冲洗干净。

实验十五　药物制剂 HPLC 法含量测定的建立与验证

【实验目的】

1.了解建立药品质量分析方法(HPLC 法)的基本思路。

2.掌握验证药品质量分析方法(含量测定方法)的内容和操作要点。

【实验原理】

HPLC 法的基本原理及常用定量方法见本篇"实验十一"。当原料药的合成方法、制剂组分、分析方法等改变时,药物的含量测定方法需重新验证,验证项目包括以下几个方面:

1.专属性(specificity)

通过比较空白样品、可能存在的干扰物质(中间体、副产物、降解物、原/辅料等)、粗品、杂质对照品、剧烈条件下(酸、碱、氧化、加热、光照)人为破坏实验后样品等的实验结果,来确定方法的专属性(或称"选择性")。

2.线性与范围(linearity and range)

应采用至少 5 个浓度系列的标准溶液进行测定,采集数据,进行线性关系的计算,要求在尽可能大的浓度范围内均能获得良好的线性、精密度和准确性。对于不同的测定目的,规定的最小线性范围分别为:原料药和制剂的含量测定为测试浓度的 80%～120%;制剂含量均匀度测定为测试浓度的 70%～130%;溶出度或释放度测定为规定限度的±20%;若规定了限度范围,则应为下限的－20%至上限的＋20%;杂质检查为报告的杂质水平至所定限度的 120%,如果含量测定与杂质检查同时进行,则线性范围应为杂质规定限度的－20%至含量限度(或上限)的＋20%。

3.精密度(precision)

精密度是指在规定的测定条件下,对同一均质、可信的样品,经多次取样进行一系列实验所得结果之间的接近程度,常用相对标准偏差(RSD)或标准偏差(SD)来表示。精密度包括重复性、中间精密度和重现性。重复性要求在规定范围内至少用 9 次测定(3 种浓度,每种浓度 3 个样品)或在 100%实验浓度时6 个样品测定的结果进行评价。中间精密度主要用来确定随机因素(如时间、分析者、仪器等)对精密度的影响。重现性则是考察实验室之间的精密度。

4.准确度(accuracy)

常用方法回收率(即相对回收率)表示准确度。通常在规定的线性范围内,采用 3 个浓度下的 9 个样品进行测定,以此来评价回收率。一般是将一定量药物的对照品加到空白样品基质中(如处方量的剂型辅料),经过从样品制备到最后测定的完整分析过程后,测定,将其结果(测定值)与空白样品中加入的对照品量(标示值或真实值)进行比较,计算方法为:

$$方法回收率(\%)=\frac{测定值}{标示值}\times100\%$$

如不能得到制剂的全部组分,可向已经测得含量的制剂中加入已知量的待测物对照品进行测定,计算方法为:

$$方法回收率(\%) = \frac{测定值 - 本底值}{标示值} \times 100\%$$

方法回收率通常要求达到95%～105%,对测定方法操作复杂的或待测成分含量较低的可放宽到90%～110%。

5.耐用性(robustness)

耐用性用来证实某些测定条件发生微小的变动后,分析方法是否仍可靠,如在HPLC法中流动相的pH值变化、流动相的组成变化、柱子不同(不同批号和供应商)、柱温不同、流速不同等,在GC法中柱子不同(不同批号和供应商)、温度不同、流速不同等。如果分析方法对测定条件的变化是敏感的,则该测定条件就应适当控制或在方法中注明。

【实验材料】

根据实验设计选择合适的仪器与设备。

【实验方法】

1.选择某种药物制剂,查阅HPLC法和该药物制剂的相关知识。

2.选择HPLC法色谱条件,根据色谱柱效、分离度、色谱峰拖尾因子等,优化色谱条件,并最终确定最佳的色谱分离条件。

3.建立测定该药物制剂中有效成分含量的HPLC分离分析方法。

4.从专属性、线性与范围、精密度、准确度和耐用性5个方面对建立的HPLC分离分析方法进行验证。设计每项验证内容的实验方案,根据验证内容的实验结果,进一步优化色谱分离条件和定量方法。

5.采用所建立的HPLC分离分析方法测定该药物制剂中有效成分的含量。

【实验结果】

记录实验结果,完成实验报告。

【思考题】

简述用HPLC法进行含量测定的基本思路。

实验十六　药品质量标准的制订

【实验目的】

1.掌握药品质量标准的主要内容。

2.了解制订药品质量标准的原则、基本步骤和思路。

【实验原理】

药品质量标准是国家对药品质量、规格及检验方法所作的技术规定,是药品生产、供应、使用、检验和药政管理部门共同遵循的法定依据。新药研发包括药学研究、药理和毒理学研究、临床研究三大环节,而药品质量标准的制定是药学研究中的重要工作之一。

药品质量标准主要包括名称、性状(外观、嗅/味、物理常数)、鉴别、检查、含量测定、贮藏等内容。关于鉴别、检查、含量测定的相关知识和原理可参见本书前面的相关内容。贮藏是说明对药品包装与贮存条件的基本要求,包装贮藏条件应根据药品"性状"项下的描述,结合稳定性试验结果来确定。

稳定性试验包括影响因素试验、加速试验与长期试验。影响因素试验的目的是探讨药物的固有稳定性,了解影响其稳定性的因素及可能的降解途径与分解产物,为探索制剂的生产工艺、包装、贮存条件提供科学依据。原料药要求进行此项试验。加速试验的目的是通过调节贮存条件加速药物的化学或物理变化,预测药物的稳定性,为新药申报临床研究与申报生产提供必要的资料。原料药物与药物制剂均需进行此项试验。长期试验是在接近药品的实际贮存条件下进行的,其目的是为制订药物的有效期提供依据。原料药与制剂均需进行长期试验。

药物制剂质量标准的研究,通常在原料药质量标准研究的基础上,结合制剂的处方工艺进行相关项目的研究。

【实验材料】

根据实验设计选择合适的仪器与设备。

【实验方法】

学生采用药物化学实验、药物合成反应实验或者药剂学实验中所制备的化学原料药或药物制剂作为实验对象,建立药品质量标准(草案),并给出药品质量标准的起草说明。

【实验结果】

完成药品质量标准的起草说明。

【思考题】

简述药品质量的主要内容。

实验十七　血浆或尿液中药物色谱分析方法的建立与验证

【实验目的】

1.了解生物样品分析的过程与方法。

2.了解建立生物样品分析方法的基本思路。

3.掌握血浆中蛋白质的去除方法,了解生物样品的其他前处理方法。

4.掌握验证生物样品分析方法的内容和操作要点。

【实验原理】

(一)生物样品

药物分析中的生物样品是指能够反映用药部位药物浓度的体液、组织和器官,如血液、尿液、唾液、乳汁、精液、脑脊液、泪液、胆汁、胃液、胰液、淋巴液、头发、肝脏、肾脏、心脏、肺脏、肠道和脑组织等,其中常用的生物样品是血液、尿液和唾液。血液中的药物浓度与作用部位的药物浓度呈正相关,可以较好地体现药物浓度和治疗作用之间的关系,因此应用最广。尿液中药物浓度的改变不能直接反映血药浓度,即与血药浓度的相关性差,所以尿药测定主要用于药物剂量回收、药物清除率、药物代谢、生物利用度等的研究。

血液样品包括血浆(plasma)、血清(serum)和全血(whole blood)。血浆或血清药物浓度与红细胞中的药物浓度成正比,测定全血不能提供更多的数据;而全血的纯化较血浆或血清麻烦,尤其是溶血后,血红蛋白等会给测定带来影响。因此除特殊情况外,一般测定血中药物的浓度,通常是指测定血浆或血清中药物的浓度,而不是指全血中的药物浓度,即血浆和血清是最常用的血液样本。但当某些药物与红细胞结合,或药物在血浆和血细胞中的分配比率因人而异,或需专门测定平均分布于血细胞内和血细胞外的药物浓度时,则宜采用全血;某些情况下,由于血浆内药物浓度波动太大,又难以控制,或因血浆药物浓度很低而影响测定时,也应采用全血。

血浆和血清都需要在采血后及时分离,一般最迟不超过 2 h,分离后再置于冰箱或冷冻柜中保存。短期保存时可置于冰箱(4 ℃)中,长期保存时需置于冷冻柜(－20 ℃)中。如果不分离就进行冷冻保存,在解冻时易引起溶血,会影响测定结果。测定冷冻的血液样品时需解冻,解冻后的样品应一次性测定完毕,而不要反复冷冻并解冻,以防药物含量下降。

受光照或接触空气时,尿液中的尿胆原、胆红素等易氧化变质;此外,尿液由于容易生长细菌而使尿素分解,产生氨,导致尿液的 pH 值升高,进而使某些药物分解。因此,如果采集的尿液不能立即进行测定,必须进行适当的防腐处理。防腐处理常用冷藏、冷冻和加入防腐剂的方法。如果仅保存 24～36 h,可置于冰箱(4 ℃)中;长时间保存时应冰冻(－20 ℃)保存;常用的防腐剂有甲苯、二甲苯、氯仿、醋酸、浓盐酸等。

(二)生物样品的预处理

1.生物样品预处理的目的

(1)使药物或代谢物从结合物及缀合物中释放出来,以测定药物或代谢物的总浓度。

(2)生物样品组成复杂,干扰多,且所含待测组分多为微量,因此必须先经过分离、纯化、富集等预处理。

(3)为了适应和满足测定方法的专属性要求。例如,有些方法如紫外分光光度法、比色法、荧光分析法等由于不具备分离能力,又易受分子结构相似的化合物的干扰,因此样品的预处理就显得十分必要。

(4)防止污染分析仪器,提高分析效能。

2.选择生物样品预处理方法时的考虑事项

(1)被测组分的理化性质(如酸碱性、亲脂性、挥发性、稳定性等)、存在形式、浓度范围。

(2)分析目的。

(3)生物样品种类及其化学组成、基质干扰类型,如血浆、血清常需去除蛋白质然后提取,唾液主要采用离心沉淀除去黏蛋白后取上清液测定药物浓度,测定尿液中的药物常需采用酸法或酶法使药物的缀合物水解。

(4)药物的蛋白结合率。

(5)预处理方法的复杂程度、精密度和准确度。

(6)预处理的最后一步中被测组分的富集。

(7)所选用分析方法的专属性、分离能力、检测灵敏度等。

(三)蛋白质的去除

在测定血样时,首先应去除蛋白质。去除蛋白质可使结合型的药物释放出来,以便测定药物的总浓度;去除蛋白质也可预防提取过程中蛋白质发泡,减少乳化的形成;还可以保护仪器性能(如保护 HPLC 柱不被污染),延长仪器的使用寿命。去除蛋白质有以下几种方法:

1.加入与水混溶的有机溶剂

加入与水混溶的有机溶剂如乙腈、甲醇、乙醇、丙醇、丙酮、四氢呋喃等,可与蛋白质争夺水化膜,并使水的介电常数减小,从而影响蛋白质的解离程度及所带电荷数量,进而增加蛋白质颗粒间的引力,或使蛋白质分子内及分子间的氢键发生变化而使蛋白质凝聚,将与蛋白质结合的药物释放出来。含药物的血浆或血清与水溶性有机溶剂的体积比为 1∶(1~3)时,就可以将 90% 以上的蛋白质除去。操作时,将水溶性有机溶剂与血浆或血清按一定比例混合后离心分离,取上清液作为样品。通常采用超速离心机(10000 r/min)离心 1~2 min 便可将析出的蛋白质完全沉淀。

2.加入中性盐

常用的中性盐有饱和硫酸铵、硫酸钠、镁盐、磷酸盐及枸橼酸盐等。中性盐的亲水性比蛋白质强,高浓度盐离子可与蛋白质颗粒争夺水化膜,且盐又是强电解质,能抑制蛋白质解离,使蛋白质表面电荷减少,蛋白质失去胶体性质而沉淀。血浆或血清与饱和硫酸铵溶液按照 1∶2 的体积比混合,离心(10000 r/min)1~2 min,即可除去 90% 以上的蛋白质。

3.加入强酸

当溶液的 pH 值低于蛋白质的等电点时,蛋白质将以阳离子的形式存在,可与酸根阴离子形成不溶性盐而沉淀。常用的强酸有 10% 的三氯醋酸、6% 的高氯酸、硫酸-钨酸混合液、5% 的偏磷酸等。含药物血浆或血清与强酸按1∶0.6的体积比混合,10000 r/min 离心 1~2 min,就可以除去 90% 以上的蛋白质。因加入了强酸,上清液呈酸性(pH 值为 0~4),故在酸性条件下会分解的药物不宜用本法除去蛋白质。过量的三氯醋酸可经煮沸,分解为氯仿和二氧化碳而被除去,也可用乙醚提取过量的三氯醋酸。过量的高氯酸可用碳酸钾、醋酸钾、氢氧化钠等中和,然后加乙醇使产生的高氯酸钾(钠)沉淀而被除去。偏磷酸及硫酸-钨酸混合液可用同法除去。

4.加入重金属盐类沉淀剂

当溶液的 pH 值高于蛋白质的等电点时,金属阳离子与蛋白质分子中带负电荷的羧基将形成不溶性盐而沉淀,常用的沉淀剂有 $CuSO_4$-Na_2SO_4、$ZnSO_4$-NaOH、汞盐等。含药血浆或血清与沉淀剂的体积比为 1∶(1～3)时,可以将 90% 以上的蛋白质除去。

5.酶解法

酶解法最常用的酶是蛋白水解酶中的枯草菌溶素。枯草菌溶素是一种细菌性碱性蛋白分解酶,可在较宽的 pH 值范围(7.0～11.0)内使蛋白质的肽键降解,在 50～60 ℃具有最大活力。酶解法的优点包括:

(1)可避免某些药物在酸及高温下降解。

(2)对与蛋白质结合紧密的药物,可显著改善其回收率。

(3)可用有机溶剂直接提取酶解液,而无乳化现象出现。

(4)当采用 HPLC 法检测时,不必再进行过多的净化操作。

酶解法的主要问题是不适用于在碱性条件下易水解的药物。通常先将待测样品加 Tris 缓冲液(pH=10.5)及酶,60 ℃孵育 1 h,用玻璃棉过滤,得澄清溶液,即可供药物提取用。

6.加热法

当欲测组分热稳定性好时,可采用加热的方法将一些热变性蛋白质沉淀,加热温度视被测组分的热稳定性而定,通常可加热到 90 ℃。蛋白质沉淀后,可用离心或过滤的方法除去。该法最简单,但只能除去热变性蛋白质。

(四)缀合物的水解

尿液中的药物主要与内源性物质结合生成缀合物,内源性物质有葡萄糖醛酸、硫酸、甘氨酸、谷胱甘肽、醋酸等,其中前两种为最重要的内源性物质。一些含羟基、羧基、氨基和巯基的药物可与内源性物质葡萄糖醛酸形成葡萄糖醛酸苷缀合物;还有一些含酚羟基的药物或芳胺及醇类药物可与内源性物质硫酸形成硫酸酯缀合物。由于缀合物较原型药物具有更大的极性,不易被有机溶剂提取,为了测定药物总量,无论是直接测定之前还是提取分离之前,都需要进行水解,将缀合物中的药物释放出来。

1.水解法

(1)酸水解:酸水解时,可加入适量的盐酸溶液。至于酸的用量和浓度、反应时间、温度等条件,则随药物的不同而异。

(2)酶水解:对于遇酸及受热不稳定的药物,可以采用酶水解法,常用葡萄糖醛酸苷酶或硫酸酯酶。前者可专一地水解药物形成的葡萄糖醛酸苷缀合物,后者可专一地水解药物形成的硫酸酯缀合物。而在实际应用中,最常用的是葡萄糖醛酸苷酶-硫酸酯酶的混合酶。酶水解比酸水解温和,一般不会引起待测物分解,且酶水解的专属性强。其缺点是酶水解时间稍长,实验费用大及酶制剂可能带入的黏蛋白导致乳化或色谱柱阻塞。

2.溶剂解法

缀合物(主要是硫酸酯缀合物)往往可通过加入的溶剂在提取过程中被分解,这称作"溶剂解"。值得注意的是,目前对缀合物的分析逐渐趋向于直接测定缀合物的含量,以获得体内以缀合物形式存在的药物量,以及缀合物占所有排出药物总量的比率,从而为了解药物代谢情况提供更多的信息。

(五)生物样品分析中的色谱定量方法

由于生物样品取样量少,药物浓度低,内源性物质如脂质、蛋白质、代谢物的干扰等多种因素会影响生物样品的测定,因此生物样品中药物和(或)代谢产物的定量分析首选色谱法,以气相色谱(GC)、高效液相色谱(HPLC)及其与质谱法的联用技术较为常用。定量方法首选内标法,且以内标校正曲线法应用最广。

(六)生物样品分析方法的验证

为保证分析结果的可靠性,必须对建立的生物样品分析方法进行验证,验证内容包括选择性、准确度、精密度、标准曲线与线性范围、定量下限(定量灵敏度指标,lower limit of quantitation,LLOQ)、提取回收率、生物样品中药物的稳定性等。

1.选择性

选择性也称"特异性"或"专属性"。必须证明所建立的方法能用于测定原形药物或特定的活性代谢物,而内源性物质和其他共存化合物不会干扰样品的测定。对于色谱法,至少要提供6个不同来源的空白生物样品(血浆、尿液或其他)色谱图、质控样品色谱图(注明浓度)及用药后的生物样品色谱图。

质控样品(QC样品),是指将已知量的待测物对照品加到空白生物样品(即生物基质)中制得的样品。

2.准确度和精密度

分析方法的准确度用相对回收率(方法回收率)表示,是将已知浓度的对照品添加到空白生物样品中(即 QC 样品),依法测定,将由标准曲线计算得到的药物浓度(测定值)与添加的对照品浓度(真实值或标示值)进行比较。

精密度又分为批内(日内)精密度或重复性和批间(日间)精密度。批内精密度用于评估单次分析的重复性;批间精密度是指不同时间和不同分析人员、仪器、试剂和实验室的测定结果相互接近的程度。精密度用相对标准偏差表示。

在标准曲线的浓度范围内,至少要设置 3 种浓度的质控样品进行准确度和精密度验证:一个浓度在 LLOQ 的 3 倍以内(低浓度 QC 样品),一个接近标准曲线的中心处(中浓度 QC 样品),一个接近线性范围的最高浓度(高浓度 QC 样品)。每一个浓度至少要测定 5 个样本。

3.标准曲线与线性范围

根据待测物的浓度与响应信号的相关性,用回归分析获得标准曲线。标准曲线的高低浓度范围为线性范围,在线性范围内,药物浓度的测定结果应达到试验要求的精密度和准确度。

采用 QC 样品绘制标准曲线,绘制标准曲线所用的生物基质应与实际样品相同。至少应制备 6 个不同浓度的 QC 样品建立标准曲线,另外应同时制备一个空白生物样品。

标准曲线上的最低浓度点应是 LLOQ,线性范围要能覆盖全部待测浓度,不允许将线性范围外推求算未知样品的浓度。

标准曲线上各浓度点偏差的可接受范围一般规定为:最低浓度点的偏差在 $\pm 20\%$ 以内,其余各浓度点的偏差在 $\pm 15\%$ 以内,6 个浓度的 QC 样品至少应有 4 个符合以上要求。各浓度点的偏差按下式计算:

$$偏差 = \frac{回归值 - 标示值}{标示值} \times 100\%$$

式中,标示值是指待测物对照品加到空白生物样品中的浓度,回归值是指将各浓度点的响应信号代入标准曲线计算所得的浓度值。

4.定量下限

定量下限是标准曲线上的最低浓度点。相应地,标准曲线上的最高浓度点可称为"定量上限"(upper limit of quantitation, ULOQ)。LLOQ 要求至少能满足测定 3～5 个半衰期时生物样品中的药物浓度或 c_{max} 的 $1/20～1/10$ 时的药物浓度。应有至少 5 个样品的测定结果,证明其准确度在真实浓度的 80%～120%,相对标准偏差小于 20%。

5.提取回收率

提取回收率也称"绝对回收率",其实验操作与准确度检验相同,即考察高、中、低三个浓度的 QC 样品的提取回收率,但计算时是将测定值与纯溶剂配制的对照品不经样品预处理直接测定所得到的结果进行比较。提取回收率体现了生物样品分析方法中的预处理方法的提取效率。提取回收率一般应至少在50%以上,但方法的准确度和精密度应符合要求,待测物与内标物的提取回收率范围也应该一致。

6.生物样品中药物的稳定性

药物在生物样品中的稳定性取决于其储存条件、药物本身的化学性质、生物基质和容器系统。在特定的基质和容器中,待测物的稳定性只与该生物基质和容器系统有关,而不能外推到其他基质与容器系统。稳定性实验的条件应反映实际样品的处理和分析情况,所有的稳定性测定都应使用由待测物储备液新鲜配制的一系列浓度样品。用于评估生物样品中药物的稳定性的待测物的储备液应用合适的溶剂配制成已知浓度的样品。生物样品中药物的稳定性主要有以下几种:

(1)冻融稳定性。考察冻融稳定性一般要经过 3 次冷冻融解过程。至少需要 3 份高浓度样品和 3 份低浓度样品置于指定温度下储存 24 h,然后在室温下自然融解。当样品完全融解后,在相同条件下再次冷冻 12～24 h,如此反复3 次,在第 3 次融解后进行分析。

(2)短期稳定性。短期稳定性是考察样品在室温下短期保存的稳定性。操作时,取 3 份高浓度样品和 3 份低浓度样品,在室温下融解并放置 4～24 h(根据样品在室温下预计所需放置的时间而定),然后进行分析。

(3)长期稳定性。长期稳定性是考察样品在一定温度下冷冻较长时期的稳定性,考察的时间应超过实际实验中从收集第一个样品到收集最后一个样品分析所需的时间。操作时,需要在相同的条件下分别储存至少 3 份高浓度样品和3 份低浓度样品。

(4)储备液的稳定性。药物及内标物的储备液应在室温下进行至少 6 h 的稳定性考察。如果在某时期内储备液被冷藏或者冷冻,那么对其稳定性应进行相应的记录说明。

(5)待测样品的稳定性。待测样品的稳定性主要考察制备好的待测样品中的待测药物与内标物在某一批样品分析所预期的时间(包括在自动进样器上放置的时间)内的稳定性。

（七）未知生物样品的分析

每个未知生物样品一般测定一次,必要时可进行复测。来自同一个体的生物样品最好在同一批中测定。每个分析批的生物样品在测定时,应建立新的标准曲线。测定未知生物样品时,应随行测定高、中、低 3 个浓度的 QC 样品,每个浓度至少应为双样本,并应均匀分布在未知生物样品测试顺序中。当一个分析批中未知生物样品的数目较多时,应增加各浓度 QC 样品数,使 QC 样品数大于未知生物样品总数的 5%。QC 样品测定结果的相对标准偏差一般应小于 15%,低浓度点偏差一般应小于 20%。最多允许 1/3 的 QC 样品测定结果的相对标准偏差超限,但不能出现在同一浓度的 QC 样品中。若 QC 样品的测定结果不符合上述要求,则该分析批次的样品测定结果作废。

标准曲线的范围不能外延,任何浓度高于 ULOQ 的样品均应采用相应的空白生物基质稀释后重新测定。对于浓度低于 LLOQ 的样品,在进行药动学分析时,在达到 c_{max} 以前取样的样品应以零值计算,在达到 c_{max} 以后取样的样品应以"无法定量"(not detectable,ND)计算,以减小零值对 AUC 计算的影响。

【实验材料】

根据实验设计选择合适的仪器与设备。

【实验方法】

生物样品分析方法的建立与药品质量分析方法的建立相比,过程基本相同,但生物样品分析中样品预处理方法的建立相对较难。总的来说,生物样品分析比药品质量分析更复杂,难度更大一些,推荐选择 HPLC、GC 和毛细管电泳(CE)三种分析方法。其基本步骤是:

1.选择待分析药物,查阅色谱分析法、生物样品分析及所选药物的相关知识。

2.建立含药血浆的样品预处理方法,以获得令人满意的提取回收率。选择方法时,要特别注意药物的稳定性。

3.选择色谱条件,根据色谱柱效、分离度、色谱峰拖尾因子等,优化色谱条件,并最终确定最佳的色谱分离条件。

4.建立测定血浆中药物浓度的色谱定量方法,原则上选择内标校正曲线法,并注意内标的选择。

5.对建立的色谱分离分析方法进行验证。设计每项验证内容的实验方案，根据验证内容的实验结果，进一步优化色谱分离条件。

6.采用所建立的色谱分离分析方法，测定未知血浆样品中药物的浓度。

【实验结果】

记录实验结果，完成实验报告。

【思考题】

简述去除血浆中蛋白质的方法。

第六章　药剂学实训

实验一　溶液型液体制剂的制备

【实验目的】

1.掌握液体制剂制备过程的各项基本操作。

2.掌握常用溶液型液体制剂的制备方法、质量标准及检查方法。

3.了解液体制剂中常用附加剂的正确使用、作用机制及常用量。

【实验原理】

1.溶液型液体制剂的概念

液体制剂(liquid pharmaceutical preparations)是指药物分散在适宜的分散介质中制成的可供内服或外用的液体形态的制剂。溶液型液体制剂分为低分子溶液剂和高分子溶液剂,常用溶剂为水、乙醇、丙二醇、甘油或混合液、脂肪油等。

(1)低分子溶液剂。低分子溶液剂是指小分子药物以分子或离子状态分散在溶剂中形成的均相的、可供内服或外用的液体制剂,可分为溶液剂、芳香水剂、糖浆剂、甘油剂、酊剂、醑剂和涂剂等。溶液型液体制剂为澄明液体,溶液中药物的分散度大,能较快地被人体吸收。

(2)高分子溶液剂。高分子溶液剂是指高分子化合物溶解于溶剂中制成的均相液体制剂。高分子溶液剂以水为溶剂的,称为"亲水性高分子溶液剂",或称为"胶浆剂"。以非水溶剂制备的高分子溶液剂称为"非水性高分子溶液剂"。

由于高分子的分子大小较大(100 nm 以下),因此也属于胶体。高分子溶液剂属于热力学稳定系统。

2.溶液型液体制剂的制备方法

低分子溶液型液体制剂的制备方法主要有溶解法、稀释法和化学反应法,其中溶解法最为常用。芳香水剂和醑剂等制剂的制备过程中,如以挥发油和化学药物为原料时,多采用溶解法和稀释法,以药材为原料时多用水蒸气蒸馏法。酊剂的制备还可采用渗漉法。

高分子溶液剂的配制过程基本上与低分子溶液剂相同,但将药物溶解时,宜采用分次撒布在水面或将药物黏附于已湿润的器壁上,使之迅速地自然膨胀而胶溶。

根据液体制剂不同的使用目的和需要,可加入一些必要的附加剂,如增溶剂、助溶剂、潜溶剂、抗氧剂、矫味剂、着色剂等。

制备时,液体药物通常量取比称取更方便。量取体积单位常用"毫升"或"升",固体药物是称质量,单位是"克"或"千克"。相对密度有显著差异的药物量取或称重时,需要考虑其相对密度。滴管以液滴计数的药物要用标准滴管,且需预先进行测定,标准滴管在 20 ℃时 1 mL 蒸馏水为 20 滴,其质量误差可达 0.90~1.10 g。药物的称量次序通常按处方记载顺序进行,有时亦需变更,特别是麻醉药应最后称取,且需有人核对,并登记用量。

量取液体药物后,应用少量蒸馏水荡洗量具,荡洗液合并入容器中。加入的次序一般为助溶剂、稳定剂等附加剂先加入;固体药物中难溶性的应先加入溶解,易溶药物、液体药物及挥发性药物后加入;酊剂,特别是含树脂性的药物加到水性混合液中时速度宜慢,且需随加随搅拌,为了加速溶解,可将药物研细,以处方溶剂的 1/2~3/4 的量来溶解,必要时可搅拌或加热,但受热不稳定的药物以及遇热反而难溶解的药物则不应加热。固体药物原则上应另用容器溶解,以便必要时加以过滤(有异物混入或者为了避免溶液间发生配伍变化者),并加溶剂至定量。

对最后的成品应进行质量检查,合格后选用清洁、适宜的容器包装,并以标签(内服药用白底蓝字或黑字标签,外用药用白底红字标签)标明用法用量。

【实验材料】

1.实验器材

研钵、试剂瓶、烧杯、电子天平、温度计、布氏漏斗、玻璃棒、胶头滴管、试管、药匙。

2.实验试剂

薄荷油、滑石粉、蒸馏水、碳酸镁、药用炭、碘化钾、碘、硼砂、碳酸氢钠、液体酚、甘油、伊红、氢氧化钠、豆油、软皂、胃蛋白酶、稀盐酸。

【实验方法】

(一)低分子溶液型液体制剂

1.芳香水剂(薄荷水)的制备(分散溶解法)

(1)芳香水剂(薄荷水)的处方如表 6-1-1 所示。

表 6-1-1　芳香水剂(薄荷水)的处方

处方组成	Ⅰ	Ⅱ	Ⅲ
薄荷油	0.1 mL	0.2 mL	0.2 mL
滑石粉	0.75 g	—	—
轻质碳酸镁	—	0.75 g	—
药用炭	—	—	0.75 g
加蒸馏水至	50.0 mL	50.0 mL	50.0 mL

(2)制备过程:

①取薄荷油,加 1.0 g 滑石粉,在研钵中研匀,移至细口瓶中。

②加入蒸馏水,加盖,振摇 10 min。

③反复过滤至滤液澄明,再向滤器上加适量蒸馏水,使成 1000 mL 即得。

④另用轻质碳酸镁、药用炭各 1.5 g,分别按上法制备薄荷水,记录不同分散剂制备薄荷水观察到的结果。

(3)实验注意事项:

①本品为薄荷油的饱和水溶液(体积分数约为 0.05%),处方用量为溶解量的 4 倍,配制时不能完全溶解。

②滑石粉等分散剂可增大油与水的接触面,加速溶解过程;也具有吸附作用,吸附杂质和过剩的薄荷油,以利滤除。滑石粉应与薄荷油充分研匀,以利加速溶解过程。

③纯化水应是新沸放冷的纯化水。

(4)质量检查:比较三种分散剂制备的薄荷水的 pH 值、澄明度、嗅味等。

（5）注解：

①分散法是制备芳香水剂的最常用方法，操作是将挥发油与惰性吸附剂充分混合，加入纯化水振摇一定时间后，反复过滤制得澄明液，再加适量纯化水通过过滤器使成全量。

②挥发油被吸附于分散剂上，增加挥发油与水的接触面积，因而更易形成饱和溶液。本实验以滑石粉为分散剂。

③分散剂在过滤中还有澄清剂的作用，因未溶解的挥发油仍然处于被吸附状态而不会通过滤器。

2.复方碘溶液的制备

（1）复方碘溶液的处方如表 6-1-2 所示。

表 6-1-2　复方碘溶液的处方

碘	1 g
碘化钾	2 g
加蒸馏水至	20 mL

（2）具体操作：取规定量的碘化钾，加蒸馏水适量，配成浓溶液，再加碘溶解后，最后添加适量的蒸馏水，使总量成 20 mL 即得。

（3）实验注意事项：

①碘在水中的溶解度极微（1∶2950），应加入碘化钾作助溶剂。

②要使碘能迅速溶解，宜先将碘化钾加适量蒸馏水配制成浓溶液，然后加入碘溶解。

③碘具有腐蚀性，勿使之接触皮肤与黏膜。称量时可用玻璃器皿或蜡纸，不宜用普通纸。

（4）质量检查：观察成品外观与性状。

3.复方硼酸钠溶液的制备

（1）复方硼酸钠溶液的处方如表 6-1-3 所示。

表 6-1-3　复方硼酸钠溶液的处方

硼砂	0.75 g
碳酸氢钠	0.75 g
液体酚	0.15 mL
甘油	1.75 mL
加蒸馏水至	50.0 mL

（2）具体操作：取硼砂溶于约 25 mL 热蒸馏水中，放冷后加入碳酸氢钠使溶解。另取液体酚，加入甘油中搅匀，然后加入上述溶液中，边加边搅拌，待气泡停止产生后过滤，自滤器上添加蒸馏水使成 50 mL 即得。

（3）实验注意事项：

①硼砂易溶于热蒸馏水，但碳酸氢钠在 40 ℃以上易分解，故先用热蒸馏水溶解硼砂，放冷后再加入碳酸氢钠。

②本品含有由硼砂、甘油及碳酸氢钠经化学反应生成的甘油硼酸钠与酚，均具有杀菌作用，其反应方程式如下：

$$Na_2B_4O_7 \cdot 10H_2O + 4C_3H_5(OH)_3 \longrightarrow 2C_3H_5(OH)NaBO_3 +$$
$$2C_3H_5(OH)HBO_3 + 13H_2O$$

$$C_3H_5(OH)HBO_3 + NaHCO_3 \longrightarrow C_3H_5(OH)NaBO_3 + CO_2\uparrow + H_2O$$

如将液体酚先溶于甘油中，再加入溶液，能使其均匀分布于溶液中；碳酸氢钠使溶液呈碱性反应，能中和口腔中的酸性物质，故也具有清洁黏膜的作用。常用水稀释 5 倍后作含漱剂。

③本品常用伊红着红色，以示外用不可内服。

（4）注释：液体酚是将固体苯酚（熔点为 41 ℃）在热水浴中融化后加水 10%即得。

（二）胶束溶液（甲酚皂溶液）

（1）甲酚皂溶液的处方如表 6-1-4 所示。

表 6-1-4　甲酚皂溶液的处方

处方组成	I	II
甲酚	25 mL	25 mL
豆油	8.65 g	—
氢氧化钠	1.35 g	—
软皂	—	25 g
加蒸馏水至	50 mL	50 mL

（2）制备：

①处方 I：取氢氧化钠，加蒸馏水 5 mL，溶解后加植物油，至水浴上加热，时时搅拌，至取溶液 1 滴，加蒸馏水 9 滴后无油滴析出，即为已完全皂化。加甲

酚,搅匀,放冷,再添加适量的蒸馏水,使成 50 mL,混合均匀即得。

②处方Ⅱ:将甲酚、软皂加入一起搅拌混溶,添加适量蒸馏水至全量,搅拌均匀即得。

③分别取处方Ⅰ与Ⅱ制得成品 1 mL,各加蒸馏水稀释至 100 mL,观察并比较其外观。

(3)实验注意事项:

①甲酚与苯酚的性质相似,较苯酚的杀菌力更强,但较高浓度时对皮肤有刺激性,操作宜慎。

②甲酚在水中溶解度小(1∶50),植物油与氢氧化钠反应生成肥皂,利用肥皂的增溶作用,可制成 50% 的甲酚皂溶液。

③Ⅰ法皂化程度完全与否与成品质量有密切的关系,皂化速度可因加少量乙醇(约占制品全量的 5.5%)而加快,待反应完全后再加热除醇。

④甲酚、肥皂、水三组分形成的溶液是一种复杂的体系,具有胶体溶液的特性。上述三组分配伍比例适当的制品为澄清溶液,且用水稀释时也不呈现浑浊状态。

(4)质量检查:观察两种成品的外观、性状,并进行比较。

(5)注意:软皂是一种钾皂,由适宜的植物油用氢氧化钾皂化制成,质地较钠皂软,故称为"软皂"。

(三)高分子溶液(胃蛋白酶合剂)

(1)胃蛋白酶合剂的处方如表 6-1-5 所示。

表 6-1-5　胃蛋白酶合剂的处方

胃蛋白酶	1.20 g
稀盐酸	1.20 mL
甘油	12.0 mL
加蒸馏水至	60.0 mL

(2)制备

Ⅰ法:取稀盐酸与处方量约 2/3 的蒸馏水混合后,将胃蛋白酶撒在液面上使之膨胀溶解,必要时可轻加搅拌,加甘油混匀,并加适量水至全量即得。

Ⅱ法:取胃蛋白酶加稀盐酸研磨,加蒸馏水溶解后加入甘油,再加水至全量,混匀即得。

（3）实验注意事项：

①胃蛋白酶极易潮解，称取操作宜迅速。

②强力搅拌以及用棉花、滤纸过滤时，对胃蛋白酶的活性和稳定性均有影响，故宜注意操作手法，其活性通过实验可作比较。

（4）质量检查：比较两种操作的合剂质量时，可用活力测定来考察。活力测定的实验方法见本实验附录。

（5）注解：

①胃蛋白酶的消化力应为 1：3000，即 1 g 胃蛋白酶应能消化凝固的卵蛋白 3000 g，若用其他规格则用量应按规定折算。

②本品不宜与胰酶、氯化钠、碘、鞣酸、浓乙醇、碱以及重金属配伍，因为这些物质能降低酶的活性。

③影响胃蛋白酶活性的主要因素是 pH 值，一般适宜 pH 值为 1.5～2.5。含盐酸的量不可超过 0.5％，否则会使胃蛋白酶失去活性，故配制时可先将稀盐酸用适量蒸馏水稀释。

④须将胃蛋白酶撒在液面上，待其溶胀后，再缓缓搅匀且不得加热，以免失去活性。

⑤本品一般不宜过滤，因胃蛋白酶的等电点为 2.75～3.00，因此在该溶液中 pH 值小于等电点，胃蛋白酶带正电荷，而润湿的滤纸或棉花带负电荷，过滤时会吸附胃蛋白酶。必要时可将滤材润湿后，用稀盐酸少许冲洗，以中和滤材表面的电荷，消除吸附现象。

【实验结果】

1.在薄荷水处方中，比较三种不同处方不同方法制备的异同，记录于下面的表 6-1-6 中。

表 6-1-6   不同方法制得薄荷水的性状

分散剂	pH 值	澄清度	嗅/味
Ⅰ（滑石粉）			
Ⅱ（轻质碳酸镁）			
Ⅲ（药用炭）			

2.描述复方碘溶液的外观性状，观察碘化钾溶解的水量与加入碘的溶解速度。

3.描述复方硼酸钠溶液的外观性状。

4.比较两种处方所制得的甲酚皂溶液能否用水任意稀释后得到澄明溶液。

5.描述两种方法制成的胃蛋白酶合剂的外观性状,并记录、讨论活力试验中凝乳的时间。

【思考题】

1.制备薄荷水时,加入滑石粉的作用是什么? 还可选用哪些具有类似作用的物质? 欲制得澄明液体,操作的关键是什么?

2.复方硼酸钠溶液为消毒防腐剂,其有效成分是什么?

3.写出甲酚皂溶液中的增溶剂是什么。

4.配制亲水胶体溶液时应注意什么?

5.简述影响胃蛋白酶活力的因素及预防措施。

【附录】

1.活力试验

精密吸取待测样品 0.1 mL 置于试管中,另用吸管加入牛乳-醋酸钠混合液 5 mL,从开始加入时计时,迅速加毕;混匀,将试管倾斜,注视沿管壁流下的牛乳液,至开始出现乳酪蛋白的絮状沉淀时为止,停止计时,记录凝固牛乳所需的时间。以上试验全部需在 25 ℃下进行。

2.醋酸钠缓冲液

取冰醋酸 9.2 g 和氢氧化钠 4.3 g,分别溶于适量蒸馏水中,将两液混合,并加蒸馏水稀释成 100 mL,此溶液的 pH 值为 5。

3.牛乳-醋酸钠混合液

取等体积的醋酸钠缓冲液和鲜牛奶混合均匀即得,此混合液在室温密闭贮存条件下可保存 2 周。

4.计算

胃蛋白酶活力愈强,凝固牛乳的速度愈快,即凝固牛乳液所需的时间愈短。故规定,凡胃蛋白酶能使牛乳液在 60 s 未凝固时的活力强度称为 1 活力单位。由此,20 s 未凝固的则为 60/20,即 3 个活力单位,最后换算到每毫升供试液的活力单位。

实验二　混悬型液体制剂的制备

【实验目的】

1.掌握混悬型液体制剂的一般制备方法。

2.熟悉按药物性质选用合适的稳定剂。

3.掌握混悬型液体制剂的质量评定方法。

【实验原理】

混悬型液体制剂(混悬剂)是指难溶性固体药物以细小颗粒(超过 $0.5~\mu m$)分散在液体分散介质中形成的非均相分散体系。优良的混悬型液体制剂除应具备一般液体制剂的要求外,还应具备以下特点:外观微粒细腻,分散均匀;微粒沉降较慢,下沉的微粒经振摇能迅速再均匀分散,不应结成饼块;微粒大小及液体黏度均应符合用药要求,易于倾倒且分剂量准确;外用混悬型液体制剂应易于涂展在皮肤患处,且不易被擦掉或流失。为安全起见,烈性及有毒药物不应制成混悬剂。

混悬剂的不稳定性因素最主要的是微粒的沉降,其沉降速度服从斯托克斯(Stokes)定律:

$$V = \frac{2r^2(\rho_1 - \rho_2)g}{9\eta}$$

式中,V 为沉降速度,r 为粒子半径,ρ_1 为粒子密度,ρ_2 为介质密度,η 为混悬剂的黏度,g 为重力加速度。

混悬剂微粒的沉降速度与微粒半径的平方成正比,与混悬剂的黏度成反比。要制备沉降缓慢的混悬剂,首先应考虑减小微粒半径(r),再减小微粒与液体介质的密度差($\rho_1 - \rho_2$),或增加介质黏度(η)。因此在制备混悬型液体制剂时,应先将药物研细,并加入助悬剂如天然高分子化合物、半合成纤维素衍生物和糖浆等,以增加介质黏度来降低微粒的沉降速度。

混悬剂中微粒分散度大,具有较大的表面自由能,体系处于不稳定状态,有聚集的倾向。因此在混悬型液体制剂中,可加入表面活性剂以降低固-液间的界面张力,使体系稳定。表面活性剂又可以作为润湿剂,可有效地使疏水性药物被水润湿,从而克服微粒由于吸附空气而漂浮的现象(如硫黄粉末分散在水中时)。

向混悬剂中加入适量的絮凝剂(与微粒表面电荷电性相反的电解质),使微粒ζ电位降低到一定程度,则微粒可发生部分絮凝;随着微粒的总表面积减小,表面自由能下降,混悬剂保持相对稳定,且絮凝所形成的网状疏松的聚集体使沉降体积变大,振摇时易再分散。有的产品为了增加混悬剂的流动性,会加入适量的与微粒表面电荷电性相同的电解质(反絮凝剂),使ζ电位增大;由于同性电荷相斥而减少了微粒的聚集,使沉降体积变小,混悬液流动性增加,易于倾倒,适用于短时间内应用的混悬剂。

混悬型液体制剂一般的配制方法有分散法与凝聚法。

(1)分散法:将固体药物粉碎成微粒,再根据主药的性质混悬于分散介质中,并加入适宜的稳定剂。亲水性药物可先干磨至一定的细度,再加蒸馏水或高分子溶液;水性溶液加液研磨时通常以1份药物加0.4～0.6份液体分散介质为宜;遇水膨胀的药物配制时不采用加液研磨;疏水性药物可加润湿剂或高分子溶液研磨,使药物颗粒润湿,在颗粒表面形成带电的吸附膜,最后再加水性分散介质稀释至足量,混匀即得。

(2)凝聚法:将离子或分子状态的药物借物理或化学方法在分散介质中聚集成新相。化学凝聚法是将两种或两种以上的药物分别制成稀溶液,混合并急速搅拌,使产生化学反应,制成混悬型液体制剂;也可改变溶剂或浓度制成混悬型制剂,溶剂改变时的速度越剧烈,析出的沉淀越细。所以配制合剂时,常将酊剂、醑剂缓缓加入水中并快速搅拌,使制成的混悬剂细腻,颗粒沉降缓慢。

混悬剂的成品包装后,在标签上应注明"用时摇匀"。

【实验材料】

1.实验器材

研钵、试剂瓶、烧杯、电子天平、布氏漏斗、玻璃棒、胶头滴管、刻度试管、试管、试管刷、药匙。

2.实验试剂

氧化锌、硫酸钡、硫黄、炉甘石、樟脑、蒸馏水、三氯化铝、枸橼酸钠、碱式硝酸铋、甘油、硫酸锌、樟脑醑。

【实验方法】

1.药物亲水与疏水性质的观察

取试管加少量蒸馏水,分别加入少许氧化锌、硫酸钡、硫黄、炉甘石、樟脑等的粉末,观察其与水接触时的现象,分辨哪些是亲水的,哪些是疏水的,记录于实验报告上。

2.加液研磨法制备氧化锌混悬剂

(1)氧化锌混悬剂的处方如表 6-2-1 所示。

表 6-2-1　氧化锌混悬剂的处方

处方组成	Ⅰ	Ⅱ	Ⅲ	Ⅳ
氧化锌	0.5 g	0.5 g	0.5 g	0.5 g
50%的甘油	—	1 mL	—	—
甲基纤维素	—	—	0.1 g	—
西黄蓍胶	—	—	—	0.1 g
加蒸馏水至	10 mL	10 mL	10 mL	10 mL

(2)制备:称取氧化锌细粉(过 120 目筛),置于乳钵中(有助悬剂的处方可先将助悬剂加少量水研磨成溶液后,再加氧化锌细粉),加水研磨成糊状,转移至具塞量筒中;用适量蒸馏水稀释后塞住管口,同时振摇均匀,分别在表 4-2-2 中记录各管在 5 min、10 min、30 min、1 h、2 h 后的沉降容积比 H/H_0。(H_0 为最初的总高度,H 为放置后的沉降高度)。实验最后,将试管倒置翻转(即 ±180° 为一次),记录放置 1 h 后使管底沉降物分散完全的翻转次数。

(3)实验注意事项:

①各处方配制时要注意同法操作,与第一次加液量及研磨的力度尽可能一致。

②比较刻度试管或量筒要尽可能大小粗细一致。

(4)质量检查:外观、沉降稳定性。

(5)注意:氧化锌为亲水性药物,可被水润湿,加适量的分散剂研磨成糊状使其分散。

3.电解质对混悬液的影响

(1)实验一:实验处方如表 6-2-2 所示,取氧化锌置于乳钵中,加水研磨成糊状,移入刻度试管;按处方加入三氯化铝或枸橼酸钠,用蒸馏水稀释至全量,观察现象。

表 6-2-2　电解质对混悬液的影响(一)

处方组成	Ⅰ	Ⅱ
氧化锌	0.5 g	0.5 g

续表

处方组成	Ⅰ	Ⅱ
三氯化铝	0.12%	—
枸橼酸钠	—	0.5%
加蒸馏水至	10 mL	10 mL

(2)实验二：实验处方如表 6-2-3 所示，取碱式硝酸铋 2.0 g 置于乳钵中，加 0.5 mL 蒸馏水研磨，再加蒸馏水分次转移至 10 mL 的试管中，摇匀，分成两等份，一份加水至 10 mL，为处方Ⅰ；另一份加蒸馏水至 9 mL，再加 1% 的枸橼酸钠溶液 1.0 mL，为处方Ⅱ。两试管振摇后放置 2 h。

表 6-2-3　电解质对混悬液的影响(二)

处方组成	Ⅰ	Ⅱ
碱式硝酸铋	1.0 g	1.0 g
1%的枸橼酸钠溶液	—	1.0 mL
加蒸馏水至	10 mL	10 mL

首先观察试管中沉降物的状态，然后再将试管上下翻转，观察沉降物再分散的状况，记录翻转次数与现象。

(3)实验注意事项：用上下翻转试管的方式振摇沉降物，两管用力要一致，用力不要过大，切勿横向用力振摇。

(4)质量检查：外观、沉降稳定性。

4.复方硫黄洗剂的制备

(1)复方硫黄洗剂的处方如表 6-2-4 所示。

表 6-2-4　复方硫黄洗剂的处方

处方组成	Ⅰ	Ⅱ	Ⅲ
沉降硫黄	3 g	3 g	3 g
硫酸锌	3 g	3 g	3 g
樟脑醑	25 mL	25 mL	25 mL
甘油	10 mL	10 mL	10 mL
5%的新洁尔灭溶液	—	0.4 mL	—

续表

处方组成	I	II	III
吐温 80	—	—	0.25
加蒸馏水至	100 mL	100 mL	100 mL
配量	20 mL	20 mL	20 mL

（2）制备方法：

处方 I：取硫黄置于乳钵内，加入甘油充分研磨，再缓缓加入硫酸锌溶液（将硫酸锌溶于 25 mL 水中过滤）。缓缓加入樟脑醑，最后加入适量蒸馏水使成全量，研匀即得。

处方 II：制法同处方 I（加甘油后再加 5％的新洁尔灭溶液）。

处方 III：制法同处方 I（加甘油后再加吐温 80）。

（3）实验注意事项：

①用同样的操作手法配制，观察向疏水性药物中加入润湿剂的作用。

②樟脑醑为樟脑的乙醇溶液，应以细流缓缓加入，并急速搅拌，使樟脑不致析出大颗粒。

（4）质量检查：外观、沉降稳定性。

（5）注释：硫黄为典型的疏水性药物，但能被甘油润湿，所以在制备时应先加入甘油与之充分研磨，使其充分润湿后再与其他液体研和，以利于硫黄的分散。

【实验结果】

1.分别记录亲水性药物与疏水性药物的实验结果，填入表 6-2-5 中。

表 6-2-5　沉降容积比与时间的关系（一）

时间	I	II	III	IV
5 min				
10 min				
30 min				
1 h				
2 h				
沉降物质再分散的翻转次数				

2.加液研磨法制氧化锌混悬剂:制备氧化锌混悬剂,比较不同助悬剂的作用,将实验结果填于表 6-2-6 中。根据表中数据,以 H/H_0 沉降体积比 F 为纵坐标,以时间为横坐标,绘出各处方的沉降曲线。沉降试验观察完毕后,将试管翻转沉降物再分散,记录翻转次数。比较不同助悬剂对混悬剂的稳定作用,得出结论。

表 6-2-6　沉降容积比与时间的关系(二)

时间	I	II	III	IV
5 min				
10 min				
30 min				
1 h				
2 h				
沉降物质再分散的翻转次数				

3.电解质对悬浊液的影响:记录各处方样品的质量情况,讨论絮凝剂和反絮凝剂的作用。

4.记录复方硫黄洗剂各处方样品的质量情况,讨论不同湿润剂的作用。

【思考题】

1.分析氧化锌混悬剂与复方硫黄洗剂制备方法上有何不同及原因。

2.将樟脑醑加到水中,注意有什么现象发生。如何使产品微粒不致太粗?

3.分析在实验中加入絮凝剂与反絮凝剂的意义。

实验三　乳浊型液体制剂的制备

【实验目的】

掌握乳浊型液体药剂的一般制备方法及常用乳剂类型的鉴别方法。

【实验原理】

乳浊液(或称"乳剂")是两种互不相溶的液体组成的非均相分散体系,其中一种液体以小滴的形式分散在另一种液体之中,形成"油包水"(W/O)型或"水包油"(O/W)型乳剂。乳剂的分散相液滴直径一般为 $0.1\sim100~\mu m$,由于表面积大,表面自由能大,因而具有热力学不稳定性。为了使被分散的液滴稳定存在,通常会加入一种能降低油水界面张力的乳化剂,并通过外力搅拌才能制得比较稳定的乳剂。少量制备时可在乳钵中用手研磨或在瓶中振摇制得,大量生产时用搅拌或乳匀机制备。制得的乳剂类型一般可用稀释法或染色镜检法鉴别。

【实验材料】

1.实验器材

研钵、试剂瓶、烧杯、电子天平、漏斗、玻璃棒、胶头滴管、试管、药匙、载玻片、显微镜。

2.实验试剂

液状石蜡、阿拉伯胶、西黄蓍胶、蒸馏水、5%的尼泊金乙酯醇溶液、氢氧化钙、麻油、亚甲蓝染液、苏丹Ⅲ染液。

【实验方法】

1.液体石蜡乳(干胶法)的制备

(1)液体石蜡乳的处方如表 6-3-1 所示。

表 6-3-1 液体石蜡乳的处方

液状石蜡	12 mL
阿拉伯胶(细粉)	4 g
西黄蓍胶(细粉)	0.5 g
5%的尼泊金乙酯醇溶液	0.1 mL
加蒸馏水至	30 mL

(2)制法:将西黄蓍胶粉与阿拉伯胶粉置于干燥的乳钵中,加入液状石蜡,稍加研磨,使胶粉分散。加入水 8 mL,不断研磨至发出噼啪声,即成初乳;再加入 5%的尼泊金乙酯醇溶液和适量蒸馏水,使成 30 mL,研匀即得。

(3)实验注意事项:

①干胶法简称"干法",适用于乳化剂为细粉者;湿胶法简称"湿法",所用的

乳化剂可以不是细粉,但预先应能制胶浆(胶与水的比例为1∶2)。

②制备初乳时,干法应选用干燥乳钵,油相与胶粉(乳化剂)充分研匀后,将油、胶、水按照3∶1∶2的比例一次性加入,迅速沿一个方向旋转研磨,否则不易形成 O/W 型乳剂,或形成后也不稳定。

③在制备初乳时添加水量过多,则外相水液的黏度较低,不利于油分散成油滴,制得的乳剂也不稳定,易破裂。

④湿法所用的胶浆(胶与水的比例为1∶2)应提前制好备用。

⑤制备初乳时,必须待初乳形成后方可加水稀释。

2.石灰搽剂的制备

(1)石灰搽剂的处方如表 6-3-2 所示。

表 6-3-2 石灰搽剂的处方

氢氧化钙溶液	10 mL
麻油	10 mL

(2)制法:量取饱和氢氧化钙溶液 10 mL 和麻油 10 mL,加盖振摇至乳剂生成。饱和氢氧化钙溶液的配制见本实验附录。

(3)注意:石灰搽剂是由氢氧化钙与植物油中所含的少量游离脂肪酸进行皂化反应形成钙皂(新生皂)作乳化剂,再乳化植物油而制成 W/O 型乳剂。植物油可为菜油、麻油、花生油、棉籽油等。

3.乳剂类型的鉴别

(1)稀释法:取试管 2 支,分别加入液状石蜡乳和石灰搽剂各 1 滴,再加入蒸馏水 5 mL,振摇混合,观察混匀情况,能在水中分散均匀融为一体者为 O/W 型乳剂,否则为 W/O 型乳剂。

(2)染色镜检法:用玻璃棒蘸取液状石蜡和石灰搽剂少许,分别涂于载玻片上,用亚甲蓝染液(水溶性染料)和苏丹Ⅲ染液(油溶性染料)分别染色一次,并在显微镜下观察着色情况,使亚甲蓝均匀分散者为 O/W 型乳剂,使苏丹Ⅲ均匀分散者为 W/O 型乳剂,由此可判断乳剂所属的类型。

【实验结果】

完成实验报告,回答思考题。

【思考题】

1.如何鉴别乳剂类型？

2.制备的液状石蜡乳和石灰搽剂两个处方中，分别以何物为乳化剂？成品为何种类型的乳剂？

【附录】

饱和氢氧化钙溶液的配制

1.饱和氢氧化钙溶液的配方如表 6-3-3 所示。

表 6-3-3　饱和氢氧化钙溶液的配方

氢氧化钙	3 g
蒸馏水	1000 mL

2.制法

取氢氧化钙固体置于玻璃瓶内，加预冷蒸馏水 1000 mL，密塞摇匀，时时剧烈振摇，放置 1 h 即得。同时可倾取上层澄明液应用。未溶解部分不宜供第二次配制溶液用。本品必须现用现配，露置在空气中即会吸收 CO_2 生成 $CaCO_3$ 并浮在液面上。

实验四　HLB 值的选择

【实验目的】

测定液体石蜡的亲水亲油平衡值（HLB 值）。

【实验原理】

乳化剂的种类很多，早期选择乳化剂的方法多凭经验。格里芬（W. C. Griffin）和戴维斯（J. T. Davies）提出，可寻找混合乳化剂的 HLB 值，测定被乳化的油又都有一个所需 HLB 值，当选用的乳化剂的 HLB 值符合油所需的 HLB 值时，就可制得较稳定的乳剂。但是，单个乳化剂所具有的 HLB 值不一定恰好与被乳化的油所需的 HLB 值相适应，所以常常将两种不同 HLB 值的乳化剂混合使用,以获得最适的 HLB 值。

本实验测定液体石蜡所需 HLB 值的方法是将两种已知 HLB 值的单一乳化剂,按不同质量比配制成具有一系列 HLB 值的混合乳化剂,然后用来制备一系列乳剂,在室温条件下或采用加速试验的方法(如离心法)观察制成乳剂的乳析速率。稳定性最佳的乳剂所用乳化剂的 HLB 值即为油所需的 HLB 值。在药剂制备中,常用乳化剂的 HLB 值一般为 3~16,其中 HLB 值为 3~8 的为 W/O 型乳化剂,8~16 的为 O/W 型乳化剂。

【实验材料】

1.实验器材

研钵、试剂瓶、烧杯、电子天平、量筒、布氏漏斗、玻璃棒、胶头滴管、试管、药匙。

2.实验试剂

吐温 80(HLB=15.0)、司盘 80(HLB=4.3)、液体石蜡。

【实验方法】

用吐温 80(HLB=15.0)及司盘 80(HLB=4.3)配置 HLB 值分别为 6.0、8.0、10.0、12.0、14.0 的 5 种混合乳化剂各 5 g,计算各单个乳化剂的用量,填入表 6-4-1 中。

表 6-4-1　混合乳化剂的组成

处方组成	6.0	8.0	10.0	12.0	14.0
吐温 80					
司盘 80					

取 5 支 25 mL 的干燥具塞刻度试管,各加入 6.0 mL 液体石蜡,再分别加入上述不同 HLB 值的混合乳化剂 0.5 mL,剧烈振摇 10 s;然后加蒸馏水 2 mL 振摇 20 次,最后沿管壁慢慢加入蒸馏水,使全量成 20 mL,振摇 30 次即成乳剂。经放置 5 min、10 min、30 min、60 min 后,分别观察并记录乳剂的分层毫升数。

【实验结果】

1.液体石蜡所需 HLB 值的测定

5 支具塞刻度试管经振摇后放置不同时间,观察并记录各乳剂的分层毫升数,填入表 6-4-2 中。

表 6-4-2　各乳化剂放置后的分层毫升数

HLB 值	6.0	8.0	10.0	12.0	14.0
5 min 分层/mL					
10 min 分层/mL					
30 min 分层/mL					
60 min 分层/mL					

2.根据以上观察结果,液体石蜡所需的 HLB 值为____,所成乳剂属____型。

【思考题】

液体石蜡所需 HLB 值的测定中,乳化剂 HLB 值的间隔较大,若要更准确地测得液体石蜡所需的 HLB 值,应如何进一步设计实验?

实验五　维生素 C(抗坏血酸)注射剂的制备

【实验目的】

1.掌握注射剂生产的工艺过程和操作要点。

2.熟悉注射剂成品检查的标准和方法。

【实验原理】

注射剂是指将药物制成可注入人体内的灭菌溶液、乳状液和混悬液,以及供临床用前配成溶液或混悬液的灭菌粉末。由于注射剂是直接注入人体内且吸收迅速、起效快,因此对注射剂的生产和质量要求极其严格,以保证用药安全、有效。

对注射剂的基本要求是无菌,无致热源,含量合格,pH 值合格,澄明度合格,稳定无毒性,等渗等。为达到上述要求,在制备时必须严格遵守注射剂生产的操作规程,严格控制产品质量。

维生素 C 注射剂的处方设计应重点考虑如何延缓药物的氧化分解,以提高制剂的稳定性。维生素 C 的氧化过程常会受到溶液的 pH 值、空气中的氧、重金属离子和加热时间(如加热溶解与灭菌时间)等因素的影响。通常,延缓药物氧化分解可采用下列措施。

1.除氧

溶液中的氧和安瓿空间的残余氧对药物稳定性影响很大,应设法排除。在维生素 C 注射剂的生产过程中,应尽量减少药物与空气的接触,可在配液和灌封时通入惰性气体。配液前,注射用水应通入二氧化碳(或氮气)以去除溶剂中溶解的氧。二氧化碳在水中的溶解度大于氮气,采用二氧化碳驱除维生素 C 溶液中的氧的效果优于氮气。但应注意,二氧化碳可使溶液的 pH 值下降呈酸性,也可能与某些药物发生反应,影响其稳定性。由于氮气的化学性质稳定,故驱除安瓿空间的氧用氮气较好。

2.加抗氧剂

常用于偏酸性水溶液的抗氧剂有焦亚硫酸钠($Na_2S_2O_5$)、亚硫酸氢钠($NaHSO_3$)、亚硫酸钠(Na_2SO_3)等,用量一般为 1.0～2.0 g/L。盐酸半胱氨酸有时也用作抗氧剂,用量约 5.0 g/L。

3.调节 pH 值

pH 值会影响药物的稳定性,一般来说,调节溶液的 pH 值除增加药物的稳定性外,还要兼顾药物的溶解度及刺激性。一般认为,将维生素 C 注射剂的 pH 值用碳酸氢钠调节至 5.5～6.0 时较稳定,也有文献报道 pH 值为 6.5 时分解速度常数最小。《中国药典》规定其 pH 值应为 5.0～7.0。

4.加金属离子螯合剂

微量的金属离子如 Fe^{2+}、Cu^{2+} 等对维生素 C 在水中的氧化分解有显著的催化作用,故在维生素 C 注射剂中可加入依地酸二钠或依地酸钙钠,螯合溶液中的金属离子,以增加稳定性。

根据上述原则,对于维生素 C 注射剂处方组成的稳定性影响因素主要考察下列几方面:①加热时间的影响;②溶液 pH 值对维生素 C 氧化的影响,并求出最稳定的 pH 值(pH_m);③含氧量的影响,以及在通入 CO_2 和加抗氧剂后的抗氧化效果;④重金属离子的影响以及螯合剂的效果。

【实验材料】

1.实验器材

安瓿、烘箱、垂熔玻璃漏斗、灌注器、乳胶管、灭菌柜、玻璃棒、胶头滴管、试管、药匙。

2.实验试剂

盐酸、重铬酸钾、蒸馏水、氢氧化钠、氮气、依地酸二钠、维生素C、碳酸氢钠、焦亚硫酸钠、亚甲蓝。

【实验方法】

1.处方

维生素C(抗坏血酸)注射剂的处方如表6-5-1所示。

表6-5-1　维生素C(抗坏血酸)注射剂的处方

维生素C	5.2 g
碳酸氢钠	2.4 g
焦亚硫酸钠	0.2 g
依地酸二钠	0.005 g
加注射用水至	100 mL

2.操作

(1)空安瓿的处理:先将安瓿中灌入常水甩洗2次,再灌入蒸馏水甩洗2次。如安瓿清洁程度差,可用0.1%的盐酸灌入安瓿,100 ℃热处理30 min后再洗涤。洗净的安瓿倒放在烧杯内,120～140 ℃烘干备用。

(2)其他用具的洗涤:垂熔玻璃漏斗、灌注器等玻璃用具用重铬酸钾洗液浸泡15 min以上,用常水反复冲洗至不显酸性,再用蒸馏水冲洗2～3次,注射用水冲洗1次。乳胶管先用0.5%～1%的氢氧化钠溶液煮沸30 min,洗去碱液;再用0.5%～1%的盐酸煮沸30 min,洗去酸液;用蒸馏水洗至中性,再用注射用水煮沸即可。

(3)药液的配制:取处方配制量80%的注射用水,通入氮气2～3 min使其饱和;加入依地酸二钠溶解,再加维生素C使溶解,分次缓慢加入碳酸氢钠,并不断搅拌至无气泡产生;待完全溶解后,加焦亚硫酸钠溶解,调节药液pH值至5.8～6.2;最后加用氮气饱和过的注射用水至足量,药液用3号垂熔玻璃漏斗过滤。

(4)灌封:按《中国药典》的规定调节灌装注器装量,以保证注射用量不少于标示量 2.0 mL。调节封口仪的火焰,然后将药液灌装于 2 mL 的安瓿中,安瓿液面上通入氮气,随灌随封口。

(5)灭菌与检漏:封好口的安瓿用 100 ℃的流通蒸气灭菌 15 min,灭菌完毕立即将安瓿放入 1‰的亚甲蓝溶液中,挑出药液被染色的安瓿,其余安瓿擦干,供质量检查用。

(6)质量检查:按《中国药典》规定的项目与指标进行检查,应全部符合要求,将检漏与澄明度检查结果记入表 6-5-2 中。

表 6-5-2　检漏与澄明度检查结果

检查总支数	不合格支数						合格支数	合格率
	漏气	玻屑	纤维	白点	焦头	总数		

3.实验注意事项

(1)注射剂在制备过程中应尽量避免微生物污染,对灌封等关键操作步骤,生产上多采用层流洁净空气技术,局部灌封处达到 100 级。要根据主药的性质及注射剂的规格选择适当的灭菌方法,以达到灭菌彻底又保证药物稳定的目的。

(2)使用的安瓿必须符合国家标准 GB 2637—90。

(3)配液用的容器、用具使用前必须进行清洗,去除污染的致热原。原辅料必须符合有关规定。原辅料纯度较高的可用"稀释法"配制,反之用"浓配法"配制。配液时,将碳酸氢钠分次撒入维生素 C 的溶液中,边加边搅,以防产生大量气泡使溶液溢出。配制过程中溶液不得接触金属离子。药液过滤多采用砂滤棒→垂熔玻璃滤球→微孔滤膜(孔径 0.65~0.8 μm)三级串联过滤。为了加快滤速,可用加压过滤、减压过滤或高位静压过滤。

(4)用惰性气体饱和注射用水可以驱除水中的氧,在惰性气流下灌封药液可以置换安瓿中的空气,但使用惰性气体时一般应先通过洗气装置,以除去其中的微量杂质。二氧化碳和氮气的处理过程如下:

二氧化碳→浓硫酸(除水分)→10 g/L 的硫酸铜溶液(除硫化物)→10 g/L 的高锰酸钾溶液(除有机物)→注射用水(除可溶性杂质及二氧化硫)→纯净二氧化碳

氮气→浓硫酸(除水分)→碱性焦性没食子酸溶液(除氧气)→10 g/L 的高锰酸钾溶液(除有机物)→注射用水(除可溶性杂质及二氧化硫)→纯净氮气

碱性焦性没食子酸溶液的配制:氢氧化钠 160 g 与焦性没食子酸 10 g 溶于 300 mL 蒸馏水中。

若惰性气体纯度较高,则只需通过甘油及注射用水洗涤即可。通气时,一般 1～2 mL 的安瓿先灌药液,再通气;5～20 mL 的安瓿先通气、灌药液,再通气。

(5)在灌装前,先调节灌注器装置,按药典规定适当增加装量,以保证注射用量不少于标示量。不同规格注射剂装量的增加量如表 6-5-3 所示。

表 6-5-3　注射剂装量的增加量

标示装量/mL	增加量/mL	
	易流动液	黏稠液
0.5	0.10	0.12
1.0	0.10	0.15
2.0	0.15	0.25
5.0	0.30	0.50
10.0	0.50	0.70
20.0	0.60	0.90
50.0	1.0	1.50

在灌装药液时,切勿将药液溅到安瓿颈部,或在回针时将针头上的药液带到安瓿颈部,以免封口时产生焦头。

(6)本品的稳定性与灭菌时温度和加热时间密切相关。100 ℃灭菌30 min,主药含量减少 3％,而 100 ℃灭菌 15 min,主药含量只减少 2％,故本品采用 100 ℃灭菌 15 min。

(7)在注射剂质量检查与评定内容方面,除了检查澄明度外,在有条件时,还可按《中国药典》的规定检查下列项目:装量、含量测定、致热原、颜色、无菌。

【实验结果】

记录实验结果,完成实验报告。

【思考题】

影响药物氧化的因素有哪些? 如何防止药物氧化?

实验六　片剂的制备

【实验目的】

1.通过吲哚美辛片的制备,掌握湿法制粒压片的一般工艺。

2.熟悉压片机的使用方法以及片剂质量的检查方法。

【实验原理】

片剂是临床中应用最广泛的剂型之一,它具有剂量准确、质量稳定、服用方便、成本低等优点。制片的方法有制颗粒压片、结晶直接压片和粉末直接压片等。制颗粒的方法又分为干法和湿法,现将常用的湿法制粒压片的工艺流程简介如下:

$$主药＋辅料（填充剂或吸收剂、崩解剂）\xrightarrow{混合均匀}混合辅料\xrightarrow[或黏合剂]{加润湿剂}$$

$$软材\xrightarrow{过筛}湿颗粒\xrightarrow{干燥}干颗粒（测定含量、水分）\xrightarrow[外加崩解剂]{加润滑剂}压片$$

整个流程中各工序都会直接影响片剂的质量。主药和辅料首先必须符合规格要求,特别是主药为难溶性药物时,必须有足够的细度,以保证与辅料混匀及溶出度符合要求。主药与辅料是否充分混合均匀与操作方法也有关。若药物量小,与辅料量相差悬殊时,用等量递加稀释法(配研法)混合,一般可混合得较均匀,但其含量波动仍然较大;而用溶剂分散法,即将量小的药物先溶于适宜的溶剂中,再与其他成分混合,往往可以混合得较均匀,同时含量波动很小。

颗粒的制造是制片的关键。湿法制粒时,欲制好颗粒,首先必须根据主药的性质选好黏合剂或润滑剂,制软材时要控制黏合剂或润滑剂的用量,使之"握之成团,轻压即散",并以握后掌上不粘粉为度。过筛制得的颗粒一般要求较完整,可有一部分小颗粒。如果颗粒中含细粉过多,说明黏合剂用量太少;若呈线条状,则说明黏合剂用量太多。这两种情况制出的颗粒烘干后,往往会出现太松或太硬的情况,都不能符合压片的颗粒要求,从而不能制好片剂。

颗粒大小根据片剂大小由筛网孔径来控制,一般大片(0.3～0.5 g)选用14～16目,小片(0.3 g以下)选用18～20目过筛制粒。颗粒一般细而圆整。

干燥、整粒的过程中,已制备好的湿粒应尽快通风干燥,温度控制在60 ℃。注意颗粒不要铺得太厚,以免干燥时间过长导致药物被破坏。干燥后的颗粒常粘连结团,需再进行过筛整粒。整粒筛目孔径与制粒时相同或略小。整粒后加入润滑剂混合均匀,计算片重后压片。

主要以测定颗粒的药物含量计算片重,公式如下:

$$片重 = \frac{每片应含主药量}{干颗粒中主药百分含量测得值}$$

冲模压片直径的选择:一般片重为 0.5 g 左右的片剂选用直径 12 mm 的冲模压片,片重为 0.4 g 左右的片剂选用直径 10 mm 的冲模压片,片重为 0.3 g 左右的片剂选用直径 8 mm 的冲模压片,片重为 0.1～0.2 g 的片剂选用直径 6 mm的冲模压片,片重为 0.1 g 以下的片剂选用直径 5～5.5 mm 的冲模压片。根据药物密度的不同,再进行适当的调整。

制成的片剂需要按照药典规定的片剂质量标准进行检查。检查的项目除片粒外观应完整光洁、色泽均匀且有适当的硬度外,还必须检查质量差异和崩解时限。有的片剂药典还规定检查溶出度和含量均匀度,并明确指出凡检查溶出度的片剂不再检查崩解时限,凡检查含量均匀度的片剂不再检查质量差异。

【实验材料】

1.实验器材

压片机、搅拌器、崩解仪、硬度计、四用仪、电子天平。

2.实验试剂

吲哚美辛、乳糖、羧甲基淀粉钠、50％的乙醇、硬脂酸镁。

【实验方法】

1.吲哚美辛片剂的制备

(1)吲哚美辛片剂的处方(100 片量)如表 6-6-1 所示。

表 6-6-1　吲哚美辛片剂的处方

吲哚美辛	2.5 g
乳糖	5.3 g
羧甲基淀粉钠	0.15 g
硬脂酸镁	0.05 g
50％的乙醇	适量

(2)操作:将吲哚美辛、乳糖、羧甲基淀粉钠按等量递加稀释法混合均匀,以50%的乙醇适量作润湿剂制成软材,过 20 目筛制粒,60～80 ℃干燥,加硬脂酸镁混合,选用直径 5.5 mm 的冲模压片。

操作时应注意,本片剂药物含量小,在与辅料混合时,宜采用等量递加稀释法混合均匀。加润湿剂时,宜分次加,边加边搅拌,但速度要快,以免乙醇分散不匀,造成局部软材过松或过黏。

(3)质量检查与评定:本实验测定片重差异、硬度、崩解度和溶出度试验。

①根据《中国药典》的规定,0.3 g 以下药片的质量差异限度不超过±7.5%,0.3 g 或 0.3 g 以上者为不超过±5%;超出质量差异限度的药片不得多于 2 片,并不得有 1 片超出限度的一倍。本片按限度不超过±7.5%评定,公式如下:

$$片重差异(\pm\%)=\frac{单片重-平均片重}{平均片重}\times100\%$$

②崩解时间:取药片 6 片,分别置于吊篮的玻璃管中,每管各加 1 片;吊篮浸入盛有(37±1)℃水的 1000 mL 烧杯中,开动电机,按一定的频率和幅度往复运动(每分钟 30～32 次);从片剂置于玻璃管时开始计时,至片剂全部崩解成碎片并全部通过管底筛网为止,该时间即为该片剂的崩解时间,应符合规定崩解时限。如有 1 片崩解不全,应另取 6 片复试,均应符合规定。

③硬度试验:应用片剂四用仪进行测定。将药片垂直固定在两横杆之间,其中的活动横杆借助弹簧沿水平方向对片剂径向加压,当片剂破碎时,活动横杆的弹簧停止加压。仪器刻度标尺上所指示的压力即为硬度。测 3～6 片,取平均值。

④溶出度试验:取待测样品,按溶出度测定法操作。

2.单冲压片机的结构和使用

(1)单冲压片机:单冲压片机的结构简单,操作方便,为目前药房、药厂试制室等小规模生产和试制工作中常用的设备。单冲压片机最大的压力为 1.5 t,产率为每分钟 80～100 片,一般分为电动和手摇两用。

单冲压片机结构的主要部位为冲模(包括上冲、下冲和模圈)、冲模平台、饲料靴、加料斗、出片调节器、片重调节器和压力调节器(见图 6-6-1),这是在压片机拆装和使用过程中必须熟悉的部件。

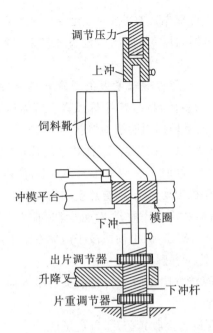

调节压力

上冲

饲料靴

冲模平台

模圈

下冲

出片调节器

升降叉

下冲杆

片重调节器

图 6-6-1　单冲压片机的主要结构

单冲压片机的组装次序为下冲→冲模平台→上冲→加料斗,即遵循"自下而上"的原则;调节次序为出片调节器→片重调节器→压力调节器;拆卸次序为加料斗→饲料靴→上冲→冲模平台→下冲,即遵循"自上而下"的原则。

具体使用步骤如下:

①先装好下冲,旋紧固定螺丝。旋转下调节器(片重调节器),使下冲处在较低部位。

②将模圈装入冲模平台,旋紧其固定螺丝,然后小心地将平台装在机座上,注意不要碰撞下冲头,以免冲头卷边。稍稍旋紧平台固定螺丝。

③装好上冲,旋紧锥形螺纹的螺丝。转动压力调节器使上冲处于压力低的部位,小心地慢慢用手转动压片机的转轮,使上冲头慢慢地下降,至模圈口上方少许处停止;仔细观察上冲头是否正好在模圈的中心部位,如不在中心部位,谨慎地松开平台固定螺丝,轻轻敲打平面,使其移动至上冲头恰在模孔的中心位置;转动转轮使上冲进入模孔,旋紧固定螺丝,再转动转轮,上冲在模孔中进出必须灵活无碰撞和硬擦现象为合格。

④装好饲料靴及料斗,再次转动转轮数次,若无异常现象,则组装正确。

⑤调整出片调节器。转动出片凸轮,使下冲上升到冲头的平面,与冲模平板平齐。

⑥调整片重调节器。可根据片重的需要,旋转片重调节器。先称取一个片重的颗粒进行初调。调整时,注意勿使出片调节器转动,调整后仍需将固定板压紧。

⑦调整压力调节器。根据片剂松紧度的要求转动上冲,向右旋转减低压力,向左旋转增加压力。调整后,将六角螺母扳紧。所需压力的大小以压出的片剂硬度合格为准,一般以手稍用力能摇动转轮为宜。

⑧加上颗粒,用手摇动转轮,试压数片,称其平均片重,调整片重调节器,使压出的片重与应压片重相等,同时再次调整压力调节器,使压出的片剂硬度符合要求。一切正常后,用电动机带动试压,检查片重和崩解时间,达到要求后正式开机。压片过程中要经常观察和检查片重等,发现异常时应立即停机进行调整。

⑨压片完毕,拆下冲模,擦净,涂牛油或浸于液体石蜡中保存。

(2)使用单冲压片机的注意事项:

①接上电源时注意旋转方向是否与转轮箭头所指方向一致,切勿倒转,否则将会损坏机件。

②压片时不可用手在机台上收集药片,以免压伤。

③机器负荷过大,卡住不能转动时,应立即停机,找出原因,如果是压力调得太大所致,应降低压力,卸去负荷,切勿使用强力转动手轮,以免损坏机器。

3.片剂四用仪的调试与使用

78X型片剂四用仪由电动机传动,通过蜗轮、螺杆变速分别传动于四个测定机构,每个测定机构的项目均由拨动开关选定(见图6-6-2)。因本仪器测定崩解时限及溶出度的两项标准已不符合现行药典规定,且溶出试验仪将在本篇实验十中详细介绍,故在此主要介绍硬度及脆碎度的测定。

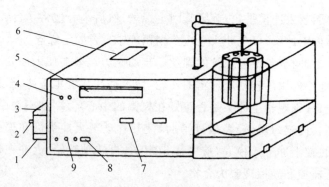

图 6-6-2 片剂四用仪外观

1.硬度碎片抽屉 2.硬度微调夹头 3.硬度盒盖 4.电源指示灯 5.硬度指示读数表
6.脆碎盒盖 7.硬度、脆碎度选择开关 8.倒顺选择开关 9.电源开关

(1)调试与使用方法：

①硬度测定：开启电源开关，检查硬度指示读数表中指针是否在零位，如不在零位，使用"倒"向开关使指针退回零位。然后打开硬度盒盖，旋转硬度微调夹头，夹住被测药片(药片竖放在微调夹头和顶头之间)。将倒顺选择开关置于"顺"的位置，将硬度、脆碎选择开关拨至"硬度"挡。此时主轴转动，经离合器传动齿轮使螺杆转动，通过压缩弹簧缓缓推动顶头向微调夹头挤压，加压指针左移，压力渐渐增加，至药片破碎自动停机。此时的刻度即为硬度值，通常用"千克"(kg)表示。随后，将倒顺选择开关拨至"倒"的位置，指针退到零位后自动停止。将硬度、脆碎选择开关拨回空挡，关闭电源。

②脆碎度测定：开启电源开关，打开脆碎盒盖，取出脆碎盒，放入已称重的药片盖好，将硬度、脆碎选择开关拨至"脆碎"挡，进行脆碎度测试，测试完毕后拨回空挡，关闭电源开关。

(2)实验注意事项：

①硬度测定前检查指针是否在零位，如不在零位应使用"倒"挡开关使指针退回零位。硬度测定完毕，指针应回到零位，以免定力弹簧疲劳、损伤，造成误差。

②电机在转动的情况下切勿随意拨动倒顺选择开关，以免烧毁电机。项目选择开关的拨动应在电机运转的情况下进行。关机后应将项目选择开关拨至空挡，倒顺选择开关应置于"倒"挡。

【实验结果】

将吲哚美辛片的质量检查结果填入表 6-6-2 中。

表 6-6-2　吲哚美辛片的质量检查结果

药物	平均片重/g	硬度/kg	崩解时限/min	崩解时限加挡板/min
吲哚美辛				

【思考题】

1.试分析吲哚美辛片处方中各辅料成分的作用。

183

2.《中国药典》规定片剂的质量检查项目有哪些？

3.使用单冲压片机时应注意哪些问题？

实验七　软膏剂的制备

【实验目的】

1.掌握不同类型软膏剂的制备方法。

2.掌握软膏剂中药物释放的测定方法，比较不同基质对药物释放的影响。

【实验原理】

软膏剂是指药物与适宜的基质制成的具有适当稠度的膏状外用制剂，它可在应用部位发挥疗效或起保护和润滑皮肤的作用，药物也可吸收进入体循环，产生全身治疗作用。

基质是软膏剂的赋形剂，它使软膏剂具有一定的剂型特性，且会影响软膏剂的质量及药物疗效的发挥，基质本身又有保护与润滑皮肤的作用。软膏基质根据其组成可分三类：油脂性基质、乳剂型基质和水溶性基质。用乳剂型基质制备的软膏剂亦称"乳膏剂"，O/W 型软膏剂又称"霜剂"。

软膏剂可根据药物与基质的性质用研合法、溶合法和乳化法制备。固体药物可用基质中的适当组分溶解，或先粉碎成细粉（按《中国药典》2020 年版通则0109）与少量基质或液体组分研成糊状，再与其他基质研匀。所制得的软膏剂应均匀、细腻，具有适当的黏稠性，易涂于皮肤或黏膜上且无刺激性。软膏剂在存放过程中应无酸败、异臭、变色、变硬、油水分离等变质现象。

【实验材料】

1.实验器材

研钵、细口瓶、烧杯、电子天平、漏斗、水浴锅、玻璃棒、胶头滴管、试管、药匙。

2.实验试剂

水杨酸、液体石蜡、蒸馏水、凡士林、白凡士林、十八醇、单硬脂酸甘油酯、羟苯乙酯、甘油、司盘 40、乳化剂 OP、羧甲基纤维素钠。

【实验方法】

1.油脂性基质的水杨酸软膏制备

(1)油脂性基质的水杨酸软膏处方如表 6-7-1 所示。

表 6-7-1 油脂性基质的水杨酸软膏处方

水杨酸	1 g
液体石蜡	适量
加凡士林至	20 g

(2)制备:取水杨酸置于研钵中,加入适量液体石蜡研成糊状,分次加入凡士林,混合研匀即得。

(3)实验注意事项:处方中的凡士林基质可根据气温,以液体石蜡调节稠度;水杨酸需先粉碎成细粉,在配制过程中避免接触金属器皿。

2.O/W 乳剂型基质的水杨酸软膏制备

(1)O/W 乳剂型基质的水杨酸软膏处方如表 6-7-2 所示。

表 6-7-2 O/W 乳剂型基质的水杨酸软膏处方

水杨酸	1.0 g
白凡士林	2.4 g
十八醇	1.6 g
单硬脂酸甘油酯	0.4 g
十二烷基硫酸钠	0.2 g
甘油	1.4 g
羟苯乙酯	0.04 g
加蒸馏水至	20 g

(2)制备:取白凡士林、十八醇和单硬脂酸甘油酯置于烧杯中,水浴加热至 70~80 ℃使其熔化;将十二烷基硫酸钠、甘油、羟苯乙酯和计算量的蒸馏水置于另一烧杯中,加热至 70~80 ℃使其溶解;在同温下将水相以细流加到油相中,边加边搅拌,至冷凝即得 O/W 乳剂型基质。取水杨酸置于软膏板上或研钵中,分次加入制得的 O/W 乳剂型基质研匀,制得 20 g 软膏。

(3)实验注意事项：

①采用乳化法制备乳剂型基质时，油相和水相混合前应保持温度约 80 ℃，然后将水相缓缓加到油相溶液中，边加边不断快速顺时针搅拌，使制得的基质细腻。若不沿一个方向搅拌，往往难以制得合适的乳剂基质。

②水相温度可略高于油相温度。

③设计乳剂基质处方时，有时加入少量辅助乳化剂可增加乳剂的稳定性，处方中单硬脂酸甘油酯即为辅助乳化剂。

④决定乳剂基质类型的主要是乳化剂的类型，但还应考虑处方中油、水两相的用量比例。例如，乳化剂是 O/W 型，但处方中水相的量比油相量少时，往往难以得到稳定的 O/W 型乳剂基质，会因转相生成 W/O 型乳剂基质，且极不稳定。

3.W/O 乳剂型基质的水杨酸软膏制备

(1)W/O 乳剂型基质的水杨酸软膏处方如表 6-7-3 所示。

表 6-7-3　W/O 乳剂型基质的水杨酸软膏处方

水杨酸	1.0 g
单硬脂酸甘油酯	2.0 g
石蜡	2.0 g
白凡士林	1.0 g
液体石蜡	10.0 g
司盘 40	0.1 g
乳化剂 OP	0.1 g
羟苯乙酯	0.02 g
蒸馏水	5.0 mL

(2)制备：取锉成细末的石蜡、单硬脂酸甘油酯、白凡士林、液体石蜡、司盘40、乳化剂 OP 和羟苯乙酯于烧杯中，水浴上加热熔化并保持 80 ℃，细流加入同温的水中，边加边搅拌至冷凝，即得 W/O 乳剂型基质。用此基质，同上法制备水杨酸软膏 20 g。

(3)实验注意事项：乳化剂 OP 的商品名为"0340 乳化剂 OP"（烷基芳基聚乙二醇醚），是非离子型表面活性剂，HLB 值为 15.0，为 O/W 型乳化剂，易溶于水，其 10 g/L 水溶液的 pH 值为 5～7，遇酸、碱、重金属、盐类和硬水均较稳定，但遇大量铁、镁、铝、铜等离子时表面活性下降。

4.水溶性基质的水杨酸软膏制备

(1)水溶性基质的水杨酸软膏处方如表 6-7-4 所示。

表 6-7-4　水溶性基质的水杨酸软膏处方

水杨酸	1.0 g
羧甲基纤维素钠	1.2 g
甘油	2.0 g
苯甲酸钠	0.1 g
蒸馏水	16.8 mL

(2)制备:取羧甲基纤维素钠置于研钵中,加入甘油研匀,然后边研边加入溶有苯甲酸钠的水溶液,待溶胀后研匀,即得水溶性基质。用此基质,同上法制备水杨酸软膏 20 g。

(3)实验注意事项:用羧甲基纤维素钠等高分子物质制备溶液时,可先将其撒在水面上,放置数小时;切忌搅动,使慢慢吸水充分膨胀后,再加热即溶解。否则其会因搅动而成团,使水分子难以进入而导致很难溶解制得的溶液。若先用甘油研磨而分散开后,再加水时则不易结成团块,会很快溶解。

【实验结果】

将制备得到的四种水杨酸软膏涂在自己的皮肤上,感受一下是否均匀细腻,记录皮肤的感觉,比较四种软膏的黏稠性与涂布性。

【思考题】

1.讨论四种软膏中各组分的作用。

2.大量制备软膏时,如何对凡士林进行预处理?

3.软膏剂制备过程中,药物的加入方法有哪些?

4.制备乳剂型软膏基质时应注意什么? 为什么要加温至 70～80 ℃?

5.用于治疗大面积烧伤的软膏剂在制备时应注意什么?

【附录】

软膏剂质量检查及质量评定方法

1.乳剂型软膏基质类型鉴别

(1)加苏丹Ⅲ油溶液 1 滴,置显微镜下观察,若连续相呈红色,则为 W/O 型乳剂。

(2)加亚甲蓝水溶液1滴,置显微镜下观察,若连续相呈蓝色,则为O/W型乳剂。

2.稳定性试验

将各基质均匀装入密闭容器中,编号后分别置烘箱(39±1)℃、室温(25±3)℃和冰箱(5±2)℃中1个月,检查其含量、稠度、失水、酸碱度、色泽、均匀性、霉变等现象。

3.基质配伍试验

将5g基质与主药按常用浓度制成软膏后,置于密闭容器中贮放一定时间,观察基质是否被破坏。

实验八　栓剂的制备

【实验目的】

1.掌握热熔法制备栓剂的工艺。

2.熟悉处方中所用两种类型的基质在栓剂制备中的特点。

3.掌握置换价的测定方法和应用。

【实验原理】

栓剂是指药物与适宜基质制成的具有一定性状和质量以供腔道给药的固体剂型,它能发挥局部作用或全身作用,目前常用的有肛门栓和阴道栓等。

栓剂的基质可分为油脂性基质(如可可豆脂、半合成脂肪酸甘油酯、氢化植物油等)和水溶性基质(如聚氧乙烯硬脂酸酯和聚乙二醇类等)。某些基质中还可加入表面活性剂使药物易于释放,并可促进药物透过生物膜被机体吸收。对于制备栓剂用的固体药物,除另有规定外,应制成全部可通过6号筛的粉末。

栓剂的制法有搓捏法、冷压法和热熔法三种。用热熔法制备栓剂时,为了让栓剂冷后易从栓模中推出,模型壁上应涂润滑剂:水溶性基质涂油性润滑剂,如液体石蜡;油溶性基质涂水性润滑剂,如软皂、甘油各1份及90%的乙醇5份的混合液。

不同的栓剂处方用同一模型制得的栓剂容积是相同的,但其质量则随基质与药物密度的不同而有差别。为了确定基质用量以保证栓剂剂量的准确,常需

预测药物的置换价 f。置换价定义为主药的质量与同体积基质质量的比值,可用下面的公式计算:

$$f = \frac{W}{G - (M - W)}$$

式中,W 为每粒栓剂中主药的含药量,G 为每粒纯基质栓剂的质量,M 为每粒含药栓剂的质量。

根据求得的置换价,每粒栓剂中应加的基质量 E 的计算公式为:

$$E = G - \frac{W}{f}$$

式中,G 为每粒纯基质栓剂的质量,W 为每粒栓剂中主药的含药量,f 为置换价。

【实验材料】

1.实验器材

栓模、蒸发皿、研钵、水浴锅、电炉、分析天平、普通天平、药匙。

2.实验试剂

吲哚美辛、可可豆脂、醋酸洗必泰、聚山梨酯 80、冰片、甘油、乙醇、明胶、蒸馏水。

【实验方法】

1.置换价的测定

以吲哚美辛为模型药物,用可可豆脂为基质,进行置换价的测定。

(1)纯基质栓的制备:称取可可豆脂 10 g 置于蒸发皿中,于水浴上加热熔化后,倾入涂有润滑剂的栓剂模型中,冷却凝固后削去溢出部分,脱模,得完整的纯基质栓数粒,称重,求出每粒栓剂的平均质量 G。

(2)含药栓的制备:称取研细的吲哚美辛粉末(100 目)3 g 置于小研钵中,另称取可可豆脂 7 g 置于蒸发皿中,于水浴上加热,至 2/3 的基质熔化时停止加热,搅拌使全熔;分次加至研钵中,与吲哚美辛粉末研匀,倾入涂有润滑剂的栓剂模型中,迅速冷却固化,削去溢出部分,脱模,得完整的含药栓数粒,称重,求出每粒栓剂的平均质量 M,则含药量 $W = M \cdot x\%$,$x\%$ 为含药百分量。

(3)置换价的计算:将上述得到的 G、M、W 代入置换价计算公式,即可求得吲哚美辛的可可豆脂的置换价。

2.吲哚美辛栓剂

(1)吲哚美辛栓剂的处方如表 6-8-1 所示。

表 6-8-1　吲哚美辛栓剂的处方

吲哚美辛(100 目)	1 g
可可豆脂	适量
共制成肛门栓	10 粒

(2)操作:称取可可豆脂置于蒸发皿内,在 60 ℃的水浴上加热熔化,加入吲哚美辛粉末,搅拌均匀,待稠度较大时倾入有润滑剂的栓模中,冷却至完全固化,削去溢出部分,脱模,质检,包装即得。

(3)实验注意事项:

①吲哚美辛易氧化变色,故混合时基质温度不宜过高。

②为了使药物与基质能充分混匀,药物与熔化的基质应按等体积递增配研法混合。

③注模时,如混合物温度太高会使稠度变小,所制栓剂易发生中空或顶端凹陷现象,故应在适当的温度下于混合物稠度较大时注模,并注至模口稍有溢出为止,且一次注完。

④注好的栓模应在适宜的温度下冷却一定时间,冷却的温度偏高或时间太短常发生黏模现象,冷却温度过低或时间过长则又易让栓剂破碎。

3.洗必泰栓剂

(1)洗必泰栓剂的处方如表 6-8-2 所示。

表 6-8-2　洗必泰栓剂的处方

醋酸洗必泰(100 目)	0.25 g
聚山梨酯 80	1.0 g
冰片	0.05 g
乙醇	2.5 g
甘油	32 g
明胶	9 g
蒸馏水	加至 50 g
制成阴道栓	10 粒

（2）操作：

①甘油明胶溶液的制备：称取处方量的明胶，置于称重后的蒸发皿中（连同使用的玻璃棒一起称重），加入相当于明胶量 1.5～2 倍的蒸馏水浸泡 0.5～1 h，使之溶胀变软；加入处方量的甘油后置于水浴中加热，使明胶溶解，继续加热并轻轻搅拌至质量为 49～51 g。

②栓剂的制备：将洗必泰与聚山梨酯 80 混匀，将冰片溶于乙醇中，在搅拌下将冰片乙醇溶液加至洗必泰混合物中，搅拌均匀。然后在搅拌下加至上述甘油明胶溶液中，搅拌，趁热灌入已涂有润滑剂的栓模内，冷却，削去模口上溢出的部分，脱模，质检，包装即得。

（3）实验注意事项：

①甘油明胶由明胶、甘油和水三者按一定比例组成。甘油明胶多用作阴道栓剂基质，具有弹性，在体温时不熔融，而是缓慢溶于体液中释出药物，故作用缓和、持久。其溶解速率与明胶、甘油和水三者的比例有关，甘油和水的含量高时容易溶解。

②醋酸洗必泰在水中微溶，在乙醇中溶解。处方中，聚山梨酯 80 可以使醋酸洗必泰均匀分散于甘油明胶基质中。

③明胶需先用水浸泡使之充分溶胀变软，再加热时才容易溶解，否则无限溶胀时间延长，且含有一些未溶解的明胶小块或硬粒。在加热溶解明胶及随后蒸发水分的过程中，均须轻轻搅拌，以免胶液中产生不易消除的气泡，使成品含有气泡，影响质量。

④基质中蒸发水分需较长的时间，但必须控制含水量使蒸发至处方量。水量过多则栓剂太软，水量太少则栓剂又太硬。

4.栓剂的质量检查

栓剂的质量检查包括外观与色泽和质量差异两个方面。栓剂的质量差异限度可按下法测定：取栓剂 10 粒，精密称定总质量，求得平均粒重后，再分别精密称定各粒的质量。每粒质量与平均粒重相比较，超出质量差异限度的栓剂不得多于 1 粒，并不得超出限度 1 倍。

栓剂的平均质量与质量差异限度规定为：1.0 g 以下或 1.0 g 为 $\pm10\%$，1.0 g 以上至 3.0 g 为 $\pm7.5\%$，3.0 g 以上为 $\pm5\%$。

（3）融变时限：采用融变仪测定。

【实验结果】

1.记录吲哚美辛的可可豆脂置换价测定数据与计算结果。

2.将栓剂的各项质量检查结果记录于表 6-8-3 中。

表 6-8-3　栓剂质量检查结果

名称	外观	质量/g	质量差异限度	融变时限/min
吲哚美辛栓				
醋酸洗必泰栓				

【思考题】

1.热熔法制备吲哚美辛栓时应注意什么？

2.洗必泰栓剂为何选用甘油明胶基质？制备该栓剂时应注意什么问题？

3.如何进行置换价的测定？

4.栓剂的质量检查项目有哪些？

实验九　膜剂的制备

【实验目的】

1.掌握小剂量制备膜剂的方法和实验注意事项。

2.熟悉常用成膜材料的性质特点。

【实验原理】

膜剂是指将药物溶解或均匀分散在成膜材料中制成的薄膜状剂型，可供内服（如口服、口含、舌下）、外用（如皮肤、黏膜）、腔道用（如阴道、子宫腔）、植入或眼用等。

膜剂成型主要取决于成膜材料。常用的成膜材料有天然高分子物质（如明胶、阿拉伯胶、琼脂、海藻酸及其盐、纤维素衍生物等）和合成高分子物质[常用的有丙烯类、乙烯类高分子聚合物，如聚乙烯醇（PVA）及聚乙烯醇缩乙醛、聚乙烯吡咯烷酮（PVP）、乙烯-醋酸乙烯共聚物（EVA）及丙烯酸树脂类]，其中最常用的成膜材料为聚乙烯醇。该材料系白色或淡黄色粉末或颗粒，微有特殊臭味。国内应用的多为 PVA 05-88 和 PVA 17-88 两种规格，平均聚合度分别为 500 和 1700。后者聚合度大则分子量大，因而在水中溶解度较小而黏度较大。

该两种规格的醇解度均为 88%，此时水溶性最好，在温水中能很快溶解，4% 的水溶液 pH 值约为 6。

膜剂除主药和成膜材料外，还需加入增塑剂（如甘油、丙二醇等）、着色剂、填充剂（如糊精、淀粉等）、表面活性剂、脱膜剂（如液体石蜡、甘油等）等辅料。

膜剂的制备方法有多种。工业大生产可使用涂膜机，采用流涎法来制备。本实验少量制备膜剂可采用刮板法，即选用大小适宜、表面平整的玻璃板，洗净，擦干，撒上少许滑石粉（或涂上少许液体石蜡等其他脱膜剂）并用清洁纱布擦去。然后将浆液倒上，用有一定间距的刮刀（或玻璃棒）将其刮平后置于一定温度的烘箱中干燥即可。除用脱膜剂以外，尚可用聚乙烯薄膜为"垫材"，其脱膜效果更佳，具体操作方法如下：玻璃板以 75% 的乙醇涂擦一遍，趁湿铺上一张两边宽于玻璃板的聚乙烯薄膜（即一般食品袋之薄膜）并驱出残留气泡，使薄膜紧密平展地贴于玻璃板上，再把两边宽出部分贴在玻璃板反面，使薄膜固定，即可用于制备药膜。此法不但易揭膜，且可把聚乙烯薄膜作为药膜的衬材一起剪裁，于临用时揭膜。

膜剂制备时常见的问题、产生原因与解决方法如表 6-9-1 所示。

表 6-9-1　膜剂制备时常见的问题、产生原因与解决方法

常见的问题	产生原因	解决方法
药膜不易剥离	(1)干燥温度太高 (2)玻璃板等未洗净、未涂润滑剂	(1)降低干燥温度 (2)玻璃板上涂脱膜剂或处方中加少量脱膜剂(润滑油)
药膜表面有不均匀气泡	开始干燥温度太高	(1)开始干燥温度应在溶剂沸点以下 (2)通风
药膜走油	(1)油的含量太高 (2)成膜材料选择不当	(1)降低含油量 (2)用填充料吸收后再制膜
药粉从药膜上"脱落"	固体成分含量太高	(1)减少粉末含量 (2)增加增塑剂用量
药膜太脆或太软	(1)增塑剂太少或太多 (2)药物与成膜材料发生化学反应	(1)增减增塑剂用量 (2)更换成膜材料
药膜中有粗大颗粒	(1)未经过滤 (2)溶解的药物从浆液中析出结晶	(1)制膜前浆液应过滤 (2)采用研磨法

续表

常见的问题	产生原因	解决方法
药膜中药物含量不均匀	(1)浆液久置、药物沉淀 (2)不溶性成分粒子太大	(1)不宜久置,浆液混匀后排除气泡即应制膜 (2)研细

【实验材料】

1.实验器材

研钵、烧杯、电子天平、水浴锅、玻璃棒、胶头滴管、试管、药匙、玻璃板、栓剂模具、封膜机。

2.实验试剂

甲硝唑、PVA、甘油、蒸馏水、羧甲基纤维素钠(CMC-Na)、甘油、吐温 80、硝酸钾、糖精钠。

【实验方法】

1.甲硝唑口腔溃疡膜剂

(1)甲硝唑口腔溃疡膜剂的处方如表 6-9-2 所示。

表 6-9-2　甲硝唑口腔溃疡膜剂的处方

甲硝唑	0.3 g
PVA 17-88	5 g
甘油	0.3 g
蒸馏水	50 mL

(2)制备:取 PVA、甘油、蒸馏水,搅拌浸泡溶胀后于 90 ℃的水浴上加热使溶,趁热用 80 目筛网过滤,滤液放冷后加甲硝唑,搅拌使溶解,放置一定时间除气泡,然后倒在玻璃板上用刮板法制膜,厚度约为 0.3 mm,于 80 ℃干燥后切成 1 cm² 的小片备用,每片含甲硝唑约 1.6 mg,药膜烫封在聚乙烯薄膜或铝箔中。

(3)实验注意事项:

①PVA 在浸泡溶胀时应加盖,以免水分蒸发而难以充分溶胀。溶解后应趁热过滤,除去杂质,放冷后不易过滤。

②药物与胶浆混匀后应静置除去气泡,涂膜时不宜搅拌,以免形成气泡。除气泡后应及时制膜,久置后药物易沉淀,使含量不均匀。

③玻璃板应光洁,可预先涂少量液体石蜡,再预热至 45 ℃,以利脱膜。

2.硝酸钾牙用膜剂

(1)硝酸钾牙用膜剂的处方如表 6-9-3 所示。

表 6-9-3　硝酸钾牙用膜剂的处方

硝酸钾	1.5 g
吐温 80	0.2 g
CMC-Na	3.0 g
甘油	0.3 g
糖精钠	0.1 g
蒸馏水	适量

(2)制备:取 CMC-Na 加蒸馏水 60 mL 浸泡,放置过夜,次日于水浴上加热。另取甘油与吐温 80 混匀,加糖精钠、硝酸钾和蒸馏水 5 mL,加热溶解后,在搅拌下倒入胶浆内,保温去泡,制膜,于 80 ℃下烘干 15 min。

(3)实验注意事项:

①硝酸钾、糖精钠应完全溶解于水中后再与胶浆混匀。

②制膜后应立即烘干,以免硝酸钾等析出结晶,造成药膜中有粗大结晶及药物含量不均匀。

3.膜剂的质量检查

(1)外观检查:膜剂外观应完整光洁,厚度一致,色泽均匀,无明显气泡。

(2)质量差异检查:除另有规定外,可取膜片 20 片,精密称定总质量,计算平均膜重后,再分别精密称定每片膜的质量。每片膜的质量与平均膜重相比较,超出质量差异限度如表 6-9-4 所示。

表 6-9-4　膜剂质量差异限度

平均膜重	质量差异限度
≤0.02 g	±15%
0.02～0.2 g	±10%
>0.2 g	±7.5%

【实验结果】

将实验结果记录于表 6-9-5 中。

表 6-9-5　膜剂质量检查结果

名称	外观	平均膜重	质量差异
甲硝唑口腔溃疡膜剂			
硝酸钾牙用膜剂			

【思考题】

1.少量制备膜剂时,常用哪些成膜方法？其操作要点及注意事项有哪些？

2.处方中的甘油起什么作用？此外膜剂中还有哪些种类的辅料？

3.膜剂制备过程中,如何防止气泡的产生？

4.膜剂质量检查项目有哪些？

实验十　固体分散体的制备及验证

【实验目的】

1.掌握共沉淀法及熔融法制备固体分散体的工艺。

2.熟悉固体分散体的鉴定方法。

3.掌握溶出度测定的方法及溶出速率曲线的绘制。

【实验原理】

固体分散体(solid dispersion)是指药物以分子、胶态、微晶等状态均匀分散在某一固态载体物质中所形成的分散体系。将药物制成固体分散体所采用的制剂技术称为"固体分散技术"。将药物制成固体分散体具有如下作用:增加难溶性药物的溶解度和溶出速率,控制药物的释放,利用载体的包蔽作用掩盖药物的不良嗅味和降低药物的刺激性,使液体药物固体化等。

固体分散体所用载体材料可分为水溶性载体材料、难溶性载体材料、肠溶性载体材料三大类。水溶性载体材料有聚乙二醇类(PEG)、聚维酮类(PVP)、表面活性剂类、有机酸类、糖类与醇类、纤维素衍生物类,难溶性载体材料有纤维素衍生物类、聚丙烯酸树脂类、脂质类,肠溶性载体材料有纤维素衍生物类、聚丙烯酸树脂类。

固体分散体的类型有固体溶液、简单低共熔混合物、共沉淀物(也称"共蒸发物")等。常用固体分散技术有溶剂法、熔融法、溶剂-熔融法、研磨法、液相中溶剂扩散法、双螺旋挤压法等。

药物与载体是否形成了固体分散体,一般用红外光谱法、热分析法、粉末 X 射线衍射法、溶解度及溶出度测定法、核磁共振谱法等方法验证。本实验通过测定溶出度进行验证。

【实验材料】

1.实验器材

研钵、细口瓶、烧杯、电子天平、玻璃棒、胶头滴管、试管、药匙、蒸发皿、水浴锅、溶出仪。

2.实验试剂

布洛芬、PVP、蒸馏水、碳酸镁、药用炭、碘化钾、碘、硼砂、碳酸氢钠、液体酚、甘油、伊红、氢氧化钠、豆油、软皂、胃蛋白酶、稀盐酸。

【实验方法】

1.布洛芬-PVP 固体分散体(共沉淀物)的制备

(1)布洛芬-PVP 固体分散体(共沉淀物)的处方如表 6-10-1 所示。

表 6-10-1　布洛芬-PVP 固体分散体(共沉淀物)的处方

布洛芬	0.5 g
PVP k_{30}	2.5 g

(2)具体操作:

①布洛芬-PVP 共沉淀物的制备:称取 PVP k_{30} 2.5 g,置于蒸发皿内,加无水乙醇-二氯甲烷(1∶1)的混合溶剂 10 mL,在 50～60 ℃的水浴上加热溶解;再加入布洛芬 0.5 g 搅匀使溶解,在搅拌下蒸去溶剂;取下蒸发皿,置于干燥器内干燥,用研钵研碎,过 80 目筛即得。

②布洛芬-PVP 物理混合物的制备:按共沉淀物中布洛芬和 PVP 的比例,称取适量的布洛芬和 PVP,混匀即得。

(3)实验注意事项:

①制备布洛芬-PVP 共沉淀物时,溶剂的蒸发速率是影响共沉淀物均匀性的重要因素,搅拌下快速蒸发均匀性好。

②蒸去溶剂后,倾入不锈钢板或玻璃板上,迅速冷凝固化有利于提高共沉

淀物的溶出速率。

2.布洛芬-PVP 共沉淀物溶出速率的测定

(1)具体操作:

①溶出介质(pH＝6.8 的磷酸盐缓冲液)的配置:称取 $Na_2HPO_4 \cdot 12H_2O$ 11.9 g,加蒸馏水定容至 500 mL,再称取 $NaH_2PO_4 \cdot 2H_2O$ 5.2 g,加蒸馏水定容至 500 mL,两液混合即得。

②标准曲线的绘制:精密称取干燥至恒重的布洛芬约 20 mg,置于 100 mL 的容量瓶中,加无水乙醇溶解,定容,摇匀。吸取溶液 0.1 mL、0.2 mL、0.3 mL、0.4 mL、0.5 mL、0.6 mL,分别置于 10 mL 的容量瓶中,加溶出介质定容,以溶出介质为空白,在 222 nm 波长处测定吸光度,以吸光度对浓度作图,得标准曲线回归方程。

③实验样品:布洛芬片、布洛芬-PVP 共沉淀物及物理混合物(含布洛芬均为200 mg)。

④溶出速率的测定:按照溶出度测定方法(参见《中国药典》2020 年版 0913 溶出度与释放度测定法),调节溶出仪水浴温度为(37 ± 0.5)℃,恒温。准确量取 900 mL 溶出介质(pH＝6.8 的磷酸盐缓冲液),倒入测定仪的溶出杯中,预热并保持(37 ± 0.5)℃。另外用烧杯盛装 200 mL 溶出介质于恒温水浴中保温,作补充介质用。调节搅拌桨转速为 100 r/min。取实验样品,分别置于溶出杯内,立即开始计时。分别于 1 min、3 min、5 min、10 min、15 min、20 min、30 min 用注射器取样 5 mL,同时补加溶出介质 5 mL;用 0.8 μm 的微孔滤膜滤过,弃去初滤液;取续滤液 1 mL,置于 25 mL 的容量瓶中,加溶出介质定容,摇匀;以溶出介质为空白,在 222 nm 波长处测定吸光度,按标准曲线回归方程计算不同时间各样品的累积释放百分率,并对时间作图,绘制溶出曲线。

(2)实验注意事项:

①溶出速率的测定取样时,注意取样器伸入液面的位置。样品用微孔滤膜滤过时,速度应尽可能地快,最好在 30 s 内完成。

②测定累积溶出百分率时,按布洛芬的实际投入量来计算,同时注意进行校正。

【实验结果】

1.写出标准曲线回归方程和相关系数。

2.将试验样品溶出速率测定时的稀释倍数及吸光度 A 填入表 6-10-2中。

表 6-10-2　布洛芬试验样品溶出速率测定记录及累积溶出百分量

样品	取样时间 /min	稀释倍数	A	$c/(\mu g \cdot mL^{-1})$	$c'/(\mu g \cdot mL^{-1})$	累积溶 出量/%
布洛芬片	1					
	3					
	5					
	10					
	15					
	20					
	30					
布洛芬-PVP 共沉淀物	1					
	3					
	5					
	10					
	15					
	20					
	30					
布洛芬-PVP 物理混合物	1					
	3					
	5					
	10					
	15					
	20					
	30					

浓度较正：$c_n' = c_n + (V_0/V)\sum\limits_{i=1}^{n-1} c_i$

式中，c_n' 为校正浓度，V_0 为每次取样体积，c_n 为实测浓度，V 为介质总体积，c_i 为第 i 次测定的浓度。

$$累积溶出量(\%) = \frac{c'(\mu g/mL) \times 稀释倍数 \times 10^{-3}}{样品中布洛芬含量(mg)}$$

3.绘制累积溶出量曲线

以布洛芬累积溶出量(％)为纵坐标,以取样时间为横坐标,绘制试验样品的累积溶出曲线,讨论并说明固体分散体是否形成。

【思考题】

1.请对溶出曲线进行解释。

2.固体分散体除可以采用溶剂法制备外,还可以采用什么方法制备? 各种方法有什么优缺点?

3.固体分散体在药剂学的应用中有何特点及存在的问题?

4.本试验还有哪些方面需要改进? 你是否可以设计其他的相关试验?

5.采用溶剂法制备固体分散体(共沉淀物)时,载体材料是否需要预先进行筛分处理?

【附录】溶出试验仪的调试与使用

1.溶出试验仪的结构组成

目前,我国已有多种溶出试验仪产品,其中 ZRS-6 型智能溶出试验仪设计先进 ,符合《中国药典》的规定。该溶出试验仪的结构外形如图 6-10-1 所示。对于固体制剂溶出度的测定,《中国药典》规定有转篮法、桨法和小杯法,且有仪器专用配件,如图 6-10-2 所示。下面以 ZRS-6 型智能溶出试验仪为例,简单介绍该仪器的调试与使用。

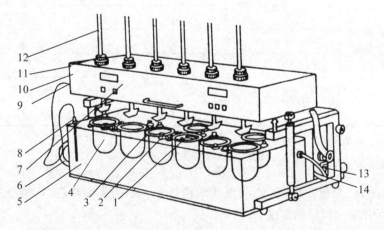

图 6-10-1　ZRS-6 型智能溶出试验仪的结构

1.杯盖　2.压块　3.偏心轮　4.溶出杯　5.水浴箱　6.出水管　7.面板　8.温度传感器
9.温度传感器插头　10.主机箱　11.离合器　12.桨杆　13.电源开关　14.进水管

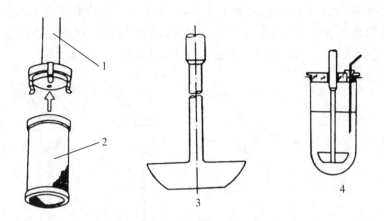

图 6-10-2 转篮、搅拌桨、小杯法装置
1.转篮杯 2.网篮 3.搅拌桨 4.小杯法装置

2.溶出仪的使用方法

(1)给水浴箱注入蒸馏水至水线标志。

(2)将电源插头接在有地线的 220 V 电源插座中,按下仪器底右侧的电源开关,指示灯亮,水泵启动,水浴槽中的水开始循环流动。

(3)主机箱左侧是温度控制部分,设有选择键和加热键,温度选择共分 32.0 ℃、37.0 ℃、37.5 ℃、38.0 ℃四挡。按加热键,加热指示红灯亮,水开始加热。按住选择键,温选绿灯依次循环闪亮,到达设定的温度时,松开选择键,绿灯所对应的温度就是所需温度,水温将被控制在该点±0.2 ℃的范围内。当温度到达设定温度时,红色指示灯灭,表示加热系统停止加热。当温度低于设定温度时,红色指示灯亮,表示加热系统开始加热。

(4)主机箱右侧是转速控制部分,设有启动键、减速键、加速键。按下电源开关后,正常情况下转速显示窗应显示"P"。按下启动键,各桨杆或转篮杆以 100 r/min的速度旋转;按减速键,转速逐渐降低;反之,按加速键,转速逐渐增加,转速可在 25～200 r/min 之间选择。松开启动键,转动停止,再按启动键可恢复原转速,如图 6-10-3 所示。

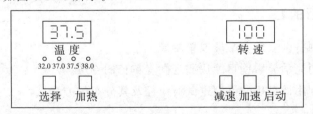

图 6-10-3 ZRS-6 型智能溶出试验仪的面板

(5)取样针头和调整垫是为了方便达到药典规定的取样面而设置的,如500 mL溶出介质使用薄垫长弯针头,600 mL使用厚热长弯针头,900 mL使用薄热短弯针头,1000 mL使用厚垫短弯针头,如图6-10-4所示。

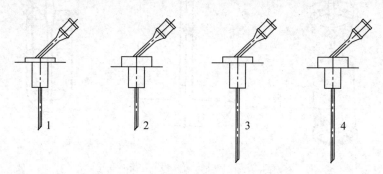

图6-10-4　针头与调整垫使用示意图

(1为900 mL,2为1000 mL,3为500 mL,4为600 mL)

(6)当需要更换水浴箱中的水时,可在出水嘴上更换上附件箱中的放水管,便可放水。

3.实验注意事项

(1)每次开机前,应将水浴箱中的水加至水线,开机后水应循环,如水不循环,通常是胶管中空气阻塞造成的,只要将空气排掉即可。

(2)样液用微孔滤膜过滤,应注意滤膜安装是否严密正确,若滤膜安装不严密或有破损,则会直接影响测定数据的正确性。

(3)溶出杯内介质的温度是通过外面的水浴箱控制的,水浴箱内应加入蒸馏水,不宜用自来水,以免长期使用腐蚀温控零件。最好用仪器本身的加热器升温,若直接注入热水时,注意温度不宜过高,以免使塑料部件变形。

实验十一　微囊的制备

【实验目的】

1.掌握制备微囊的复凝聚或单凝聚工艺。

2.掌握用光学显微镜目测法测定微囊粒径的方法。

3.了解利用计算机软件测定微囊粒径及其分布的方法。

【实验原理】

1.微囊的定义、特点与囊材

微囊（microcapsules）是指以天然的或合成的高分子材料（囊材）作为囊膜（membrane wall），将固态或液态药物（囊心物）包裹而成的药库型微型胶囊，其粒径通常为 $1\sim250~\mu m$。

药物制成微囊后有如下特点：①掩盖药物的不良气味或口味；②提高药物（如活细胞、基因片段、酶等）的稳定性；③防止药物在胃内失活或减少对胃的刺激；④使液态药物固态化，便于应用与贮存；⑤减少复方药物的配伍变化；⑥可制备控释及缓释制剂；⑦使药物浓集于靶区，提高疗效，降低毒性不良反应等。

常用的囊材可分为以下三大类：

(1)天然高分子材料：如明胶、阿拉伯胶、海藻酸盐、壳聚糖等。

(2)半合成高分子材料：如羧甲基纤维素盐、纤维醋法酯、乙基纤维素、甲基纤维素、羟丙甲纤维素等；

(3)合成高分子材料：如聚乳酸、丙交酯-乙交酯共聚物、聚乳酸-聚乙二醇嵌段共聚物、ε-己内酯-丙交酯嵌段共聚物等。

2.单凝聚工艺制备微囊的原理

以明胶作囊材为例，先将药物分散在明胶材料溶液中，然后加入凝聚剂（可以是强亲水性电解质硫酸钠水溶液，或强亲水性的非电解质如乙醇）。由于明胶分子水合膜的水分子与凝聚剂结合，使明胶的溶解度降低，分子间形成氢键，最后从溶液中析出而凝聚形成凝聚囊。这种凝聚是可逆的，一旦解除凝聚的条件（如加水稀释），就可发生解凝聚，使凝聚囊很快消失。这种可逆性在制备过程中可加以利用，经过几次凝聚与解凝聚，直到凝聚囊形成令人满意的形状为止（可用显微镜观察）。最后加入交联剂甲醛或戊二醛，甲醛与明胶发生胺醛缩合反应，戊二醛则与明胶发生希夫（Schiff）反应，使明胶分子交联形成网状结构而固化，得到不凝结、不粘连、不可逆的球形或类球形微囊。

3.复凝聚工艺制备微囊的原理

以明胶与阿拉伯胶为例，先将溶液的 pH 值调至明胶的等电点以下，使之带正电（pH 值为 4.0~4.5 时明胶带的正电荷多），而此时阿拉伯胶仍带负电，由于电荷互相吸引交联形成正、负离子的络合物，使溶解度降低而凝聚成囊。加水稀释，甲醛交联固化，洗去甲醛即得球形或类球形微囊。

【实验材料】

1.实验器材

研钵、水浴锅、烧杯、电子天平、显微镜、玻璃棒、胶头滴管、试管、药匙。

2.实验试剂

明胶、液体石蜡、蒸馏水、醋酸、$Na_2SO_4 \cdot 10H_2O$ 晶体、吲哚美辛、阿拉伯胶、5%的醋酸、25%的戊二醛。

【实验方法】

1.液体石蜡微囊制备(单凝聚工艺)

(1)液体石蜡微囊制备(单凝聚工艺)的处方如表 6-11-1 所示。

表 6-11-1 液体石蜡微囊制备(单凝聚工艺)的处方

液体石蜡	2 g
明胶	2 g
10%的醋酸溶液	适量
60%的硫酸钠溶液	适量
36%的甲醛溶液	3 mL
蒸馏水	适量

(2)制备:

①明胶水溶液的制备:称取明胶 2 g,加水 10 mL,浸泡膨胀后,微热助其溶解,50 ℃保温即得,备用。

②液体石蜡乳状液的制备:称取液体石蜡 2 g,加入明胶水溶液,置于研钵中研磨成初乳,加水稀释至 60 mL,用 10%的醋酸调节 pH 值至 4 即得,备用。

③60%的硫酸钠溶液的配制:称取 $Na_2SO_4 \cdot 10H_2O$ 晶体 15 g,加水25 mL混匀,于 50 ℃溶解并保温即得,备用。

④硫酸钠稀释液的配制:根据成囊后系统中所含的硫酸钠浓度(如为 a%),再增加 1.5 个百分点成为($a+1.5$)%,配成该浓度后于室温下放置即得,备用。

⑤微囊的制备:将液体石蜡乳状液置于烧杯中,于恒温水浴下维持 50~55 ℃,量取一定量的 60%的硫酸钠溶液,缓慢滴入搅拌的乳状液中,至显微镜观察已凝聚成囊为度,并计算出系统中的硫酸钠百分浓度,从而得到硫酸钠稀释液。将体积为成囊系统 3 倍的稀释液倒入成囊系统中,使凝聚囊分散,静置

使凝聚囊沉降完全;倾去上清液,用硫酸钠稀释液洗 2～3 次后,将凝聚囊混悬于 300 mL 硫酸钠稀释液中,加 36％的甲醛 3 mL,搅拌 15 min;加 20％的氢氧化钠溶液调节 pH 值至 8～9,继续搅拌 1 h,静置待微囊沉降完全;倾去上清液,抽滤,多次用纯水抽洗,至无甲醛味且用 Schiff 试剂检查洗出液至不显色为止,抽干即得。

(3)质量检查:在光学显微镜下考察制得的微囊的性状,测定制得的微囊粒径及其分布。

(4)实验注意事项:

①所用的水均为纯水,以免离子干扰凝聚。

②液体石蜡乳状液中的明胶既是囊材又是乳化剂,因此可以用组织捣碎机乳化 1～2 min 代替研钵,以克服其乳化力不强的缺点。

③60％的硫酸钠溶液温度低时会析出晶体,配好后应加盖于 50 ℃保温备用。

④硫酸钠稀释液的浓度至关重要,应在凝聚成囊并不断搅拌的情况下,立即计算出稀释液的浓度。例如,成囊已经用去 60％的硫酸钠溶液 21 mL,而原液体石蜡乳状液体积为 60 mL,则凝聚系统中硫酸钠的浓度为(60％×21 mL)/81 mL＝15.6％,则 15.6％＋1.5％即 17.1％就是稀释液的浓度。浓度过高或过低时,可使凝聚囊粘连成团或溶解。

⑤用稀释液反复洗涤凝聚囊的目的是洗去未凝聚的明胶,否则在交联固化时会形成胶状物。

2.吲哚美辛微囊的制备

(1)吲哚美辛微囊的处方如表 6-11-2 所示。

表 6-11-2　吲哚美辛微囊的处方

吲哚美辛	1 g
明胶	1 g
阿拉伯胶	1 g
5％的醋酸溶液	适量
25％的戊二醛溶液	3 mL

(2)制备:

①明胶溶液的配制:处方量明胶用适量水浸泡溶胀至溶解(必要时加热),加水至 30 mL,搅匀,备用。

②阿拉伯胶溶液的配制：于小烧杯中加适量水，将处方量阿拉伯胶粉末撒于液面上，待粉末润湿下沉后，搅拌溶解，加水至 30 mL，搅匀，备用。

③吲哚美辛微囊的制备：称取处方量的吲哚美辛置于研钵中，用步骤①和步骤②的混合液进行加液研磨，直至在显微镜下观察无大的晶体后，加入剩余的混合液混匀，倒入烧杯内；于 50 ℃的水浴中恒温搅拌，滴加醋酸溶液至 pH 值约为 4，于显微镜下观察成囊后，加 30 ℃的水 120 mL 稀释凝聚囊；将烧杯取出，水浴，搅拌至 10 ℃以下（冰浴）；加入戊二醛继续搅拌 2 h，静置待微囊沉降完全，倾去上清液，将微囊过滤；用水洗至无醛味，并用 Schiff 试剂检查至不显色，抽干即得。

（3）质量检查：在光学显微镜下考察制得微囊的性状、粒径及其分布。

【实验结果】

1.微囊的性状：观察微囊的外观、颜色、形状，并绘制光学显微镜下微囊的形态图。

2.粒径及其分布：应提供粒径的平均值及其分布的数据或图形。测定粒径有多种方法，如光学显微镜法、电感应法、光感应法或激光衍射法等。测定不少于 200 个的粒径（《中国药典》要求测 500 个，由于实验时间限制，只测 200 个），由计算机软件或下式求得算术平均粒径 d_{av}：

$$d_{av} = \frac{\sum nd}{\sum n} = \frac{n_1 d_1 + n_2 d_2 + \cdots + n_n d_n}{n_1 + n_2 + \cdots + n_n}$$

式中，$n_1, n_2, \cdots, n_n$ 为具有粒径 $d_1, d_2, \cdots, d_n$ 的粒子数。

粒径分布数据常用各粒径范围内的粒子数或百分率表示，有时也可用跨距表示，跨距愈小分布愈窄，即粒子大小愈均匀。跨距的计算公式如下：

$$跨距 = \frac{D_{90} - D_{10}}{D_{50}}$$

式中，D_{90}、D_{50}、D_{10} 分别指粒径累积分布图中 90%、50%、10% 处所对应的粒径，如图 6-11-1 所示的微囊跨距 $=(40-20)/32=0.625$。

以粒径为横坐标，以频率（粒子个数除以粒子总数所得的百分率）为纵坐标，可绘制出粒径分布曲线。以各粒径范围的频率对各粒径范围的平均值可作粒径分布直方图，如图 6-11-2 所示。

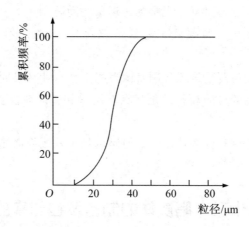

图 6-11-1　粒径累积分布

粒径分布也常用多分散指数(polydispersity index,PDI)表示,其公式为:

$$PDI = \frac{SD}{d}$$

式中,d 为平均粒径,SD 为粒径的标准差。PDI 通常为 $0.1 \sim 0.5$,其值愈小表示粒径大小愈均匀,在 0.1 以下者则是非常均匀。

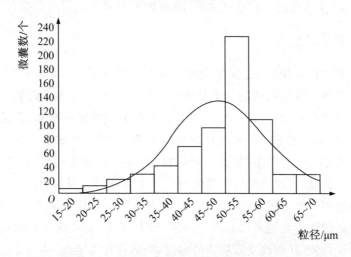

图 6-11-2　粒径分布曲线与粒径分布直方图

【思考题】

1.简述难溶性固态药物与液态药物在制备微囊过程中各自的特点。

2.简述乳状液和微囊在显微镜下的形态差别。

3.简述在微囊制备过程中观察到的现象与问题。

4.用单凝聚工艺与复凝聚工艺制备微囊时,药物必须具备什么条件？为什么？

5.单凝聚工艺与复凝聚工艺制备微囊的工艺有什么异同？

6.使用交联剂的目的和条件是什么？用 Schiff 试剂检查时,显色的反应是什么？

7.药物微囊化后有什么特点？如何测定是不是缓释微囊？

实验十二　脂质体的制备及包封率的测定

【实验目的】

1.掌握薄膜分散法和逆相蒸发法制备脂质体的工艺。

2.掌握用阳离子交换树脂法测定脂质体包封率的方法。

3.熟悉脂质体的形成原理与作用特点。

4.了解"主动载药"与"被动载药"的概念。

【实验原理】

脂质体是由磷脂与(或不与)附加剂为骨架膜材制成的,具有双分子层结构的封闭囊状体。常见的磷脂分子结构中有两条较长的疏水烃链和一个亲水基团。将适量的磷脂加至水或缓冲溶液中,磷脂分子将定向排列,其亲水基团面向两侧的水相,疏水的烃链彼此相对缔合为双分子层,构成脂质体。用于制备脂质体的磷脂有天然磷脂(如大豆卵磷脂、蛋黄卵磷脂等)和合成磷脂(如二棕榈酰磷脂酰胆碱、二硬脂酰磷脂酰胆碱等),常用的附加剂为胆固醇。胆固醇与磷脂混合使用可制得稳定的脂质体,其作用是调节双分子层的流动性,降低脂质体膜的通透性。其他附加剂有十八胺、磷脂酸等,这些附加剂能改变脂质体表面的电荷性质,从而改变脂质体的包封率、体内外稳定性、体内分布等其他相关参数。

脂质体可分为三类:小单室(层)脂质体,粒径为 20～50 nm,经超声波处理的脂质体绝大部分为小单室脂质体;多室(层)脂质体,粒径为 400～3500 nm,显微镜下可观察到犹如洋葱断面或人手指纹的多层结构;大单室脂质体,粒径为 200～1000 nm,用乙醚注入法制备的脂质体多为这一类。

脂质体的制备方法有多种,可根据药物的性质或需要进行选择。

(1)薄膜分散法:这是一种经典的制备方法,其可形成多室脂质体,经超声处理后得到小单室脂质体。此法的优点是操作简便,脂质体结构典型,但包封率较低。

(2)注入法:注入法有乙醚注入法和乙醇注入法等。乙醚注入法是将磷脂等溶于乙醚中,在搅拌下慢慢滴于55～65 ℃含药或不含药的水性介质中,蒸去乙醚,继续搅拌1～2 h,即可形成脂质体。乙醇注入法是将磷脂等膜材料溶于乙醇中,在搅拌下慢慢滴入55～65 ℃含药或不含药的水性介质中,蒸去乙醇;继续搅拌1～2 h,即可形成脂质体。

(3)逆相蒸发法:逆相蒸发法是将磷脂等脂溶性成分溶于有机溶剂,如氯仿、二氯甲烷中,再按一定比例与含药的缓冲液混合、乳化,然后减压蒸去有机溶剂即可形成脂质体。该法适合于水溶性药物、大分子活性物质(如胰岛素等)的脂质体制备,可提高包封率。

(4)冷冻干燥法:该法适于在水中不稳定药物脂质体的制备。

(5)熔融法:采用此法制备的多室脂质体物理稳定性好,可加热灭菌。

在制备含药脂质体时,根据药物装载的机理不同,可分为"主动载药"与"被动载药"两大类。所谓"主动载药",即通过脂质体内外水相的不同离子或化合物梯度进行载药,主要有K^+-Na^+梯度和H^+梯度(即 pH 值梯度)等。传统上采用最多的方法是"被动载药"法,所谓"被动载药",即首先将药物溶于水相或有机相(脂溶性药物)中,然后按所选择的脂质体制备方法制备含药脂质体。其共同特点是在装载过程中脂质体的内外水相或双分子层膜上的药物浓度基本一致,决定其包封率的因素为药物与磷脂膜的作用力、膜材的组成、脂质体内的水相体积、脂质体数目及药脂比(药物与磷脂膜材比)等。对于脂溶性且与磷脂膜亲和力高的药物,"被动载药"法较为适用;而对于两亲性药物,其油水分配系数受介质的 pH 值和离子强度的影响较大,包封条件的较小改变就有可能使包封率有较大的变化,此时可采用"主动载药"法。

评价脂质体质量的指标有粒径、粒度分布和包封率等,其中脂质体的包封率是衡量脂质体内在质量的一个重要指标。常见的包封率测定方法有分子筛法、超速离心法、超滤法等。本实验采用阳离子交换树脂法测定包封率。阳离子交换树脂法是利用离子交换作用,将带正电的未包进脂质体内的药物(即游离药物)除去,如本实验中的游离小檗碱。包封于脂质体内的药物(如小檗碱)由于脂质体带负电荷,不能被阳离子交换树脂吸附,从而达到分离目的,用以测定包封率。

【实验材料】

1.实验器材

研钵、烧杯、电子天平、玻璃棒、胶头滴管、试管、药匙、光学显微镜、分光光度计、水浴锅、西林瓶。

2.实验试剂

注射用豆磷脂、磷酸氢二钠、磷酸二氢钠、蒸馏水、磷脂、胆固醇、乙醚、碳酸氢钠、枸橼酸、枸橼酸钠、盐酸小檗碱。

【实验方法】

1.空白脂质体的制备

(1)空白脂质体的处方如表 6-12-1 所示。

表 6-12-1 空白脂质体的处方

注射用豆磷脂	0.3 g
胆固醇	0.1 g
乙醚	15 mL
0.067 mol/L 的磷酸盐缓冲液	10 mL
制成	10 mL 脂质体

(2)制备:

①磷酸盐缓冲液(PBS)的配制:称取磷酸氢二钠($Na_2HPO_4 \cdot 12H_2O$)0.37 g 与磷酸二氢钠($NaH_2PO_4 \cdot 2H_2O$)2.0 g,加蒸馏水适量,溶解并稀释至 1000 mL(pH 值约为 5.7),摇匀。

②称取磷脂 0.3 g,胆固醇 0.1 g 于烧杯中,加乙醚 15 mL,在磁力搅拌器上搅拌溶解,加入磷酸盐缓冲液 10 mL,继续搅拌,乳化,直至乙醚挥发尽,成为乳状液,即得空白脂质体。

③取样,在光学显微镜(油镜)下观察脂质体的形态,记录最多和最大的脂质体的粒径。随后,将用 10 mL 的注射器吸取所得的脂质体挤压使通过 0.8 μm、0.45 μm、0.22 μm 微孔的滤膜各两遍,进行整粒。再于油镜下观察脂质体的形态,画出所见脂质体的结构,记录最多和最大的脂质体的粒径。

(3)实验注意事项:在整个实验过程中禁止用火,实验室保持通风;磷脂和胆固醇的乙醚溶液应澄清,否则需滤去杂质。

2.盐酸小檗碱脂质体的制备(被动载药法)

(1)盐酸小檗碱脂质体的处方如表 6-12-2 所示。

表 6-12-2　盐酸小檗碱脂质体的处方

注射用豆磷脂	0.3 g
胆固醇	0.1 g
乙醚	15 mL
盐酸小檗碱溶液(1 mg/mL)	10 mL
制成	10 mL 脂质体

(2)制备(被动载药法):

①盐酸小檗碱溶液的配制:称取适量的盐酸小檗碱,用磷酸盐缓冲液配成 1 mg/mL 和 3 mg/mL 两种浓度的溶液。

②除将磷酸盐缓冲液换成盐酸小檗碱溶液(1 mg/mL)外,其余同"空白脂质体的制备",即得用被动载药法制备的小檗碱脂质体。

(3)实验注意事项同"空白脂质体的制备"。

3.盐酸小檗碱脂质体的制备(主动载药法)

(1)空白脂质体的处方如表 6-12-3 所示。

表 6-12-3　空白脂质体的处方

注射用豆磷脂	0.3 g
胆固醇	0.1 g
乙醚	15 mL
枸橼酸缓冲液	10 mL
制成	10 mL 脂质体

(2)制备(主动载药法):

①枸橼酸缓冲液的配置:称取枸橼酸 10.5 g 和枸橼酸钠 7.0 g,置于 1000 mL 的容量瓶中,加水溶解并稀释至 1000 mL(pH 值约为 3.8),混匀即得。

②$NaHCO_3$溶液的配置:称取 $NaHCO_3$ 50.0 g,置于 1000 mL 的容量瓶中,加水溶解并稀释至 1000 mL(pH 值约为 8.0),混匀即得。

③空白脂质体的制备:除将磷酸盐缓冲液换成枸橼酸缓冲液外,其余同"空白脂质体的制备"。

④主动载药:准确量取空白脂质体 2.0 mL,药液(3 mg/mL)1.0 mL, NaHCO₃溶液 0.5 mL,在振摇下依次加入 10 mL 的西林瓶中,混匀,盖上盖;在 70 ℃的水浴中保温 20 min,随后立即用冷水降温至室温即得。

(3)实验注意事项:

①"主动载药"过程中,加药顺序一定不能颠倒,加三种液体时随加随摇,确保混合均匀,保证体系中各部位的梯度一致。

②水浴保温时,应注意随时轻摇,只需保证体系均匀即可,不必剧烈摇动。

③用冷水降温的过程中应注意轻摇。

4.盐酸小檗碱脂质体包封率的测定

(1)阳离子交换树脂分离柱的制备:称取已处理好的阳离子交换树脂适量,装于底部已垫有少量玻璃棉(或多孔垫片)的 5 mL 注射器筒中,加入经 PBS 水化过的阳离子交换树脂,自然滴尽 PBS 即得。

(2)柱分离度的考察:

①盐酸小檗碱与空白脂质体混合液的制备:精密量取 3 mg/mL 的盐酸小檗碱溶液 0.5 mL 置于小试管中,加入 1.0 mL 空白脂质体,混匀即得。

②空白溶剂的配制:取 95％的乙醇 30 mL,置于 50 mL 的容量瓶中,加 PBS 至刻度,摇匀即得(必要时过滤)。

③对照溶液的制备:取步骤①中制得的混合液 0.1 mL,置于 10 mL 的容量瓶中,加入 95％的乙醇 6.0 mL,振摇使之溶解;再加 PBS 至刻度,摇匀,过滤;弃去初滤液,取续滤液 4.0 mL 入 10 mL 的容量瓶中,加步骤②中的空白溶剂至刻度,摇匀即得。

④样品溶液的制备:取步骤①中制得的混合液 0.1 mL 至分离柱顶部,待柱顶部的液体消失后,放置 5 min,轻轻加入 PBS(注意不能将柱顶部的离子交换树脂冲散)进行洗脱(需 2～3 mL PBS),同时收集洗脱液于 10 mL 的容量瓶中;加入 95％的乙醇 6.0 mL,振摇使之溶解,再加 PBS 至刻度,摇匀,过滤;弃去初滤液,取续滤液为样品溶液。

⑤吸光度的测定:以空白溶剂为对照,在 345 nm 波长处分别测定样品溶液与对照品溶液的吸光度,计算柱分离度(分离度要求大于 0.95),公式如下:

$$柱分离度 = 1 - \frac{A_样}{A_对 - 2.5}$$

式中,$A_样$ 为样品溶液的吸光度,$A_对$ 为对照品溶液的吸光度,2.5 为对照品溶液的稀释倍数。

(3)包封率的测定:精密量取盐酸小檗碱脂质体 0.1 mL 两份,一份置于

10 mL的容量瓶中,按"柱分离度考察"项下的步骤③进行操作;另一份置于分离柱顶部,按"柱分离度考察"项下的步骤④进行操作;所得溶液于 345 nm 波长处测定吸光度,按下式计算包封率:

$$包封率(\%)=\frac{A_1}{A_t}\times100\%$$

式中,A_1 为通过分离柱后收集脂质体中盐酸小檗碱的吸光度;A_t 为未过柱盐酸小檗碱脂质体中药物的吸光度;$A_t=A_样\times2.5$,2.5 为未过柱脂质体液体的稀释倍数。

【实验结果】

1.绘制显微镜下脂质体的形态图。

2.记录显微镜下观察到的脂质体的形态与粒径,填入表 6-12-4 中。

表 6-12-4　显微镜下观察到的脂质体的形态与粒径

脂质体类别	形态	最大粒径/μm	最多粒径/μm	备注
空白脂质体				
被动载药脂质体				
主动载药脂质体				

3.计算柱分离度与包封率。

【思考题】

1.本实验需要两次制备空白脂质体,其目的分别是什么?

2.本实验中,空白脂质体的制备属于脂质体制备的哪种方法?

3.从显微镜下的形态上看,脂质体、乳剂、微囊之间有何差别?

4.基于以脂质体作为药物载体的特点,请简述影响脂质体形成的因素。

5.如何提高脂质体对药物的包封率?

6.如何选择包封率的测定方法?本文所用的方法与分子筛法和超速离心法相比,有何优缺点?

7.请试着设计一个有关脂质体的实验方案。本实验方案还有哪些方面有待改进?

实验十三　流浸膏的制备

【实验目的】

1.掌握渗漉法的工艺步骤、操作要点，理解渗漉法的特点。

2.能根据影响浸出的因素，结合实验室条件，在浸出制剂的制备中采取有效措施，提高浸出效能。

【实验原理】

浸出原理及影响浸出的因素控制。

【实验材料】

1.实验器材

渗漉筒、旋转蒸发仪、天平、烧杯、称量纸。

2.实验试剂

桔梗、乙醇、蒸馏水。

【实验方法】

1.处方

桔梗(粗粉)60 g,55%的乙醇适量,共制成 60 mL 的溶液。

2.制法

按渗漉法制备,称取桔梗粗粉 60g,加 42 mL 的 55%的乙醇(预先配制)使之均匀润湿、膨胀后,分次均匀填装于渗漉筒内,加 55%的乙醇浸渍 48 h。以 1~3 mL/min 的速度缓慢渗漉,先收集 51 mL 初漉液,入容器中保存;继续渗漉,待可溶性成分完全流出,收集续漉液,滤过,60 ℃以下低温蒸发至成稠膏状;加入初漉液,混合后,加 55%的乙醇便成 60 mL 体系,混匀,静置数天,滤过即得。

3.注意事项

(1)桔梗的有效成分为皂苷,若在酸性水溶液中煮沸,则生成桔梗皂苷元及半乳糖。故桔梗不宜采用低浓度乙醇作溶剂,以避免苷类水解,且浓缩时温度不宜过高。若必须用稀醇浸出时,应加入氨溶液调整至微碱性,以延缓苷的水解。

（2）药材粉碎度必须适宜。若药材粉碎度过细，则容易堵塞孔隙，妨碍溶剂通过，同时可能导致较多量的树胶、鞣质、植物蛋白等黏稠物质的浸出，对主药成分的浸出不利；若药材粉碎度过粗，则溶剂流动太快，药效成分浸出不完全，会影响浸出效率。对组织相对致密的桔梗，可以选用中等粉或粗粉。

（3）粉末间隙存在一定的空气，加溶剂时应注意将出口处打开，否则气泡上溢会破坏粉柱的松紧度，使浸出不完全。在整个渗漉过程中，自加入溶剂后至渗漉结束之前，应始终保持溶剂高于药面，以防止药粉层干涸开裂。

（4）装渗漉筒前，应先用溶剂将药粉湿润。装筒时应注意分次投入，逐层压平，做到松紧均匀。投料完毕后，用滤纸或纱布覆盖，加少许干净碎石以防止药材松动。

（5）本品乙醇含量应为 $40\%\sim50\%$，久置产生沉淀时，在乙醇含量符合规定的情况下，可滤除沉淀。

【实验结果】

对照《中国药典》的标准，检测该流浸膏的质量。

【思考题】

1.比较浸渍法和渗漉法的特点和适应性，操作中各应注意哪些问题？

2.桔梗流浸膏的制备过程中，为何将初漉液收入另一个容器中保存？续漉液低温浓缩的原因是什么？

实验十四　酊剂的制备

【实验目的】

1.掌握浸渍法的操作要点，能根据影响浸出的因素，结合实验室条件，在浸出制剂的制备中采取有效措施，提高浸出效能。

2.熟悉酊剂的特点。

【实验原理】

浸渍法的操作原理及影响浸出的因素控制。

【实验材料】

1.实验器材

纱布、天平、烧杯、称药纸、广口磨口瓶。

2.实验试剂

橙皮、乙醇、单糖浆、苯甲酸钠、蒸馏水。

【实验方法】

1.橙皮酊的制备处方

橙皮(最粗粉)20 g,60％的乙醇适量,共制成 100 mL 的溶液。

2.制法

按浸渍法制备,称取干燥橙皮(最粗粉)20 g 置于广口磨口瓶中,加 60％的乙醇 100 mL(预先配制),密盖,浸渍 3～5 日。倾取上层清液,用纱布过滤,压榨残渣,压榨液与滤液合并,加 60％的乙醇至全量,静置 24 h,滤过即得。

3.注意事项

(1)新鲜橙皮与干燥橙皮的挥发油含量相差较大,故规定用干橙皮投料。浸出溶剂乙醇的浓度不宜过高,以防橙皮中树脂、黏胶质浸出过多。

(2)橙皮应粉碎成粗颗粒后再加入 60％的乙醇浸泡,以利于橙皮中的挥发油及黄酮类成分浸出。

(3)浸渍过程中应注意密盖并经常振摇,以防溶剂和成分挥发,同时提高浸出效能。

(4)药渣经压榨后,因细胞破裂,不溶性成分进入浸出液中,故最好放置一昼夜或更长时间后滤过,以除去沉淀,使成品澄清。

(5)本品乙醇含量应为 48％～58％,久置产生沉淀时,在乙醇含量符合规定的情况下可滤除沉淀。

【实验结果】

对照《中国药典》的标准,检测该酊剂的质量。

【思考题】

1.橙皮酊除用浸渍法制备外,还可用哪些方法来增加浸出效率?

2.酊剂需要加入防腐剂吗? 为什么?

实验十五 氯霉素滴眼剂的制备

【实验目的】

1.熟悉净化工作台的使用。

2.掌握一般滴眼剂的制备方法。

【实验原理】

无菌制剂的操作流程及注意事项。

【实验材料】

1.实验器材

塑料眼药瓶、微孔滤膜、层流洁净工作台、天平、称药纸。

2.实验试剂

氯霉素、硼酸、硼砂、羟苯乙酯、注射用水、2％的甲酚、苯扎溴铵（1→1000）、75％的乙醇、0.5％的甲酚皂溶液。

【实验方法】

1.处方

氯霉素滴眼剂的处方如表 6-15-1 所示。

表 6-15-1 氯霉素滴眼剂的处方

氯霉素	0.25 g
硼酸	1.9 g
硼砂	0.03 g
羟苯乙酯	0.03 g
加注射用水至	100 mL

2.制法

（1）塑料眼药瓶可用 75％的乙醇吸入消毒,再用过滤的灭菌注射用水洗至无醇味,沥干备用。若包装完好,经抽样作无菌检查合格者也可直接使用。如果是玻璃瓶,则对橡胶塞、橡胶帽的处理参考注射剂。

(2)无菌室的台面、地面先用水擦拭,然后用 2% 的甲酚擦拭,并用紫外线照射 1 h。无菌操作柜用苯扎溴铵(1→1000)消毒,也可用 75% 的乙醇抹净,用甲醛棉球整体灭菌 1～2 h 备用。操作者的手需先用肥皂洗净后,再用苯扎溴铵溶液或 0.5% 的甲酚皂溶液浸泡 1 min。

(3)称取硼酸、硼砂置于洗净的容器中,加热注射用水约 90 mL,搅拌使完全溶解,至 60 ℃时,加入氯霉素和羟苯乙酯使溶解,加注射用水至 100 mL。测定 pH 值符合要求后,用微孔滤膜过滤器过滤;滤液用 250 mL 的输液瓶收集,灌装,100 ℃灭菌 30 min。

(4)无菌分装:在层流洁净工作台内操作,将灭菌的药液分装于已灭菌的滴眼瓶中,封口即得。

3.注意事项

(1)氯霉素易水解,但其水溶液在弱酸性时较稳定,本品选用硼酸缓冲液来调整 pH 值。

(2)氯霉素滴眼剂在贮藏过程中,效价常逐渐降低,故配制溶液时可适当提高投料量,使在有效贮藏期间效价能保持在规定含量以内。

【实验结果】

对照《中国药典》的标准,检测该滴眼剂的质量。

【思考题】

1.处方中的硼砂和硼酸起什么作用? 试计算此处方是否与泪液等渗。
2.滴眼剂选用抑菌剂时,应考虑哪些原则?

实验十六　颗粒剂的制备

【实验目的】

1.掌握湿法制备颗粒的工艺过程。
2.熟悉中药提取、精制的一般过程和少量制备颗粒剂的方法。

【实验原理】

湿法制粒的操作流程及注意事项。

【实验材料】

1.实验器材

不锈钢锅、电热板、白瓷盘、烘箱、天平、药筛（16目）、密度计。

2.实验试剂

板蓝根、乙醇、蔗糖粉、糊精。

【实验方法】

1.制法

板蓝根颗粒的制备处方仅需板蓝根 1400 g。制法是取板蓝根，加水煎煮两次，第一次 2 h，第二次 1 h；煎液滤过，合并滤液，浓缩至相对密度为 1.20（50 ℃），加乙醇使含醇量达 60%，静置使沉淀；取上清液，回收乙醇并浓缩至适量，加入适量的蔗糖粉和糊精，制成颗粒，干燥，制成 1000 g 即得。

2.注意事项

（1）浓缩药液时应不断搅拌，药液过稠或快要浓缩成稠膏时应将火力减弱，并不断搅拌，以免稠膏底部因受热不均而变糊。

（2）清膏与蔗糖粉、糊精混合制软材时，清膏的温度在 40 ℃ 左右为宜，温度过高会使蔗糖粉熔化，软材黏性太强，使颗粒坚硬；温度过低则难以混合均匀。

（3）制备软材时，可根据膏的黏稠程度和辅料加入后的情况，加适量乙醇调整软材的疏密度。

3.药效

板蓝根具有清热解毒、凉血利咽的作用，可用于治疗病毒性感冒、咽喉肿痛。

【实验结果】

对照《中国药典》规定的标准，检测该颗粒剂的质量。

【思考题】

1.制备板蓝根颗粒时应注意哪些问题？

2.颗粒剂的质量检查项目有哪些？

实验十七　中药丸剂的制备

【实验目的】

1.掌握塑制法制备蜜丸剂的工艺过程及操作要点。

2.熟悉丸剂的特点及应用情况。

3.了解丸剂的一般质量要求。

4.能正确、及时地记录实验现象及数据。

【实验原理】

塑制法制备蜜丸剂的工艺过程及注意事项。

【实验材料】

1.实验器材

搓丸板、烧杯、玻璃棒、药匙、电子天平、筛子、研钵、水浴锅、烧杯、称量纸。

2.实验试剂

山楂、六神曲(麸炒)、炒麦芽、蔗糖、蜂蜜、纯化水、麻油。

【实验方法】

1.大山楂丸的制备处方如表 6-17-1 所示。

表 6-17-1　大山楂丸的制备处方

山楂	100 g
六神曲(麸炒)	15 g
炒麦芽	15 g
蔗糖	60 g
蜂蜜	60 g
纯化水	27 mL

2.制法

取山楂、六神曲、麦芽粉碎,过筛,混合均匀;另取蔗糖加纯化水加热溶解,加入蜂蜜一同加热,炼蜜至相对密度为 1.38;70～80 ℃时加入混合好的药材粉末,混合揉至颜色均匀;在搓丸板上刷润滑剂,将混合好的软材搓成丸条,再分割揉球成丸。

3.注意事项

(1)药材粉末应通过 100 目筛。

(2)炼蜜的相对密度为 1.38,在 70 ℃时测定。

(3)药粉与糖、蜜要充分混合,直至形成软硬适宜、里外一致、无可见性的粉末状、不黏手、不黏附器壁的丸块。

(4)搓丸可在洁净的实验桌面上进行,以保鲜膜包裹丸条。

(5)将大蜜丸丸条分割成(9±0.36)g 的小段,用搓丸板或手揉球成丸。

4.药效

大山楂丸具有开胃消食的功效,用于治疗食积内停所致的食欲减退、消化不良、脘腹胀闷。

【思考题】

1.为使丸剂便于成型,制备丸剂时常加入哪些辅料?

2.炼蜜的目的有哪些?

第三篇

医学检验综合实训

第七章　微生物学检验

实验一　显微镜的使用

【实验目的】

1.学习并掌握普通光学显微镜（低倍镜、高倍镜和油镜）的工作原理及操作方法。

2.了解普通光学显微镜的构造、功能及使用方法。

3.了解使用显微镜的注意事项和维护显微镜的方法。

4.培养学生严谨认真的实验态度。

【实验原理】

显微镜是利用光学原理，把人眼不能分辨的微小物体放大成像，以供观察者提取微细结构信息的光学仪器。

普通光学显微镜的基本构造如图7-1-1所示，其在结构上主要分为光学和机械两部分：其中光学部分有目镜、物镜、照明装置（聚光镜、虹彩光圈、反光镜等），能够使检视物放大，生成物像；机械部分有镜座、镜臂、镜筒、转换器、载物台、粗准焦螺旋、细准焦螺旋等部件，起着支持、调节、固定等作用。根据物镜与被检物体之间介质的不同，可将物镜分为以下两种：

（1）干燥系物镜：干燥系物镜以空气为介质，包括低倍物镜（16 mm，4×、10×）和高倍物镜（4 mm，40×）。

（2）油浸系物镜：油浸系物镜简称"油镜"，常标有"oil"字样，有的还刻有一圈红线或黑线标记。油镜的放大倍数是最大的。

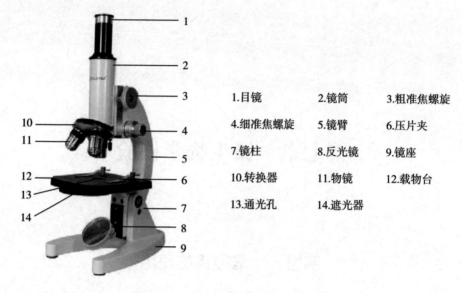

1.目镜	2.镜筒	3.粗准焦螺旋
4.细准焦螺旋	5.镜臂	6.压片夹
7.镜柱	8.反光镜	9.镜座
10.转换器	11.物镜	12.载物台
13.通光孔	14.遮光器	

图 7-1-1　普通光学显微镜的基本构造

　　使用干燥系物镜时,光线由反光镜通过玻片与镜头之间的空气。由于空气与玻片的密度不同,使光路发生弯曲,产生散射,降低了视野的照明度。使用油镜时,需在玻片上滴加香柏油,这是因为油镜的放大倍数较高而透镜很小,光线通过不同密度的介质物体(玻片→空气→透镜)时,部分光线会发生折射而散失,进入镜筒的光线少,导致视野较暗,物体观察不清。如在透镜与玻片之间滴加和玻璃折射率($n=1.52$)相仿的香柏油($n=1.515$),则光线几乎不发生折射,从而增加了视野的进光量,使视野亮度增强,进而使物像更加清晰(见图 7-1-2)。

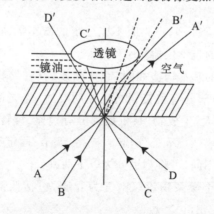

图 7-1-2　干燥系物镜(AA'、BB')与油镜(CC'、DD')的光路

显微镜的分辨率表示的是显微镜辨析两点之间距离的能力,可用下面的公式表示:

$$D = \frac{\lambda}{2n} \cdot \sin\frac{\alpha}{2}$$

式中,D 为物镜所能分辨出的物体两点间的最短距离;λ 为可见光的波长,平均值为 0.55 nm;n 为物镜和被检标本间介质的折射率;α 为镜口角,即入射角。由公式可得知,分母 n 越大,D 值越小,分辨率越高,看到的物像就越清晰。

【实验材料】

显微镜、标本片、香柏油、擦镜纸、二甲苯等。

【实验方法】

1.取镜

显微镜是光学精密仪器,使用时应特别小心。从镜箱中或柜中取出显微镜时,应一手握镜臂,另一手托镜座,放在实验台边缘 7 cm 偏左处,不能放在边缘上。

2.端正坐姿

镜检时,两眼同时睁开,单目显微镜一般用左眼观察,用右眼帮助绘图或做记录。双目显微镜用双眼观察。

3.调光

先用低倍镜对光,将低倍镜旋到镜筒下方,使其与目镜成一直线,旋转粗准焦螺旋,使镜头与载物台的距离最近或在 0.5 cm 左右。电光源显微镜应打开照明光源或转动反光镜调整外来光线,使整个视野都有均匀的照明。

4.装片

将要观察的标本放在载物台上,待检部位应位于物镜正下方。

5.低倍镜观察

观察必须从低倍镜开始。旋转粗准焦螺旋上升载物台,在侧面观察,使物镜接近盖玻片,防止物镜压在标本盖玻片上而受到损伤。然后从目镜中观察视野,旋动粗准焦螺旋,使载物台徐徐下降,直至出现物像,再用细准焦螺旋调至物像清晰为止。

6.高倍镜观察

使用推动器移动标本,将观察目标置于视野中心,转动转换器,用高倍镜观察。转换物镜时,也要从侧面观察,避免镜头与玻片相碰。调节光圈和聚光镜使光线亮度适中,然后用细准焦螺旋反复调节,直至获得清晰的物像。转动转换器,将镜检部位移至视野中央,注意不要用手指扳动物镜镜头。

7.油镜观察

旋转粗准焦螺旋下降载物台,将油镜转到镜筒正下方。在载玻片目标物上滴加1滴香柏油。从侧面注视,上升载物台,使油镜前端刚好浸入香柏油,注意不要压破玻片或损伤油镜镜头。然后一边观察,一边用粗准焦螺旋缓缓下降载物台(注意只允许下降载物台,不能向上调节),当视野中出现模糊物像时,旋转细准焦螺旋,直至出现清晰的物像。如果油镜已经离开油面或观察不到物像时,需要重复上面的操作。

8.擦镜

观察完毕后,下降载物台,取下标本片。及时用擦镜纸将镜头上的香柏油擦去。擦拭时,先用干净的擦镜纸擦去镜头上的油滴,然后再用二甲苯润湿一张新的擦镜纸,沿同一个方向擦拭镜头1~2次,最后再用干净的擦镜纸擦去二甲苯残渍(切忌用手指或其他纸张擦拭镜头,以免损伤镜头)。用柔软的绸布或绒布擦拭显微镜的机械部分,将各部位还原,将物镜低倍镜镜头正对载物台,载物台降至最低,反光镜垂直于镜座,最后罩上镜套,将显微镜放回镜箱中或柜中。用过的标本片在涂面上滴1滴二甲苯,用吸水纸擦去油污至洁净后,放入标本盒中。

【注意事项】

1.显微镜是贵重仪器,操作时要严格按操作方法进行,依“低倍镜→高倍镜→油镜”的次序观察标本片,并绘出其形态图。操作时动作要轻柔,以免损伤镜头。

(1)显微镜的保养要点:

①显微镜不能在阳光下曝晒和靠近热源放置,以免透镜破裂或脱落。

②显微镜勿与腐蚀性、挥发性化学试剂放在一起。

③显微镜应注意防潮,镜箱内的防潮硅胶布带要定期烘烤干燥,以避免失效。

④显微镜不可随意拆卸,机械部分应及时加注润滑油,以减少摩擦。

⑤显微镜要安置于洁净的室内,注意防尘。再次使用前后,应用绸布或绒布擦去机械部分和反光镜上的灰尘。镜头则须用擦镜纸擦拭,做到不污染任何油渍、污迹和灰尘。

⑥每次使用完毕,各部件应还原呈存放状态,即下降聚光镜,开大光圈,反

光镜垂直于镜座,下降载物台至最低。

（2）显微镜的保护要点：

①显微镜是精密仪器,使用时要注意爱护,取送搬移时,要一手握紧镜臂,一手托住镜座,轻拿轻放,以免碰撞,并严格按规程操作。

②物镜和目镜只能用擦镜纸擦拭,不能用手、手绢或其他纸擦;每次使用完油镜,立即用擦镜纸将油镜上的油擦干净;如油已干或镜头模糊不清,可用擦镜纸蘸少许二甲苯擦拭,并用另一张擦镜纸擦净残留的二甲苯。

③不能用错物镜,观察切片时不能放反,使用高倍镜时应先用低倍镜观察后再转换高倍镜观察。

④细准焦螺旋是显微镜最精细而脆弱的部分,只能做轻微的来回转动。显微镜各部位应保持清洁,避免日光直接照射和强酸、强碱等化学物质的接触,以免损坏。

⑤显微镜不用时,必须将低倍物镜正对载物台,降下聚光器,并将载物台降至最低,罩上镜套,置于干燥处,以防受潮。

⑥如有损坏玻片、仪器等现象,必须及时报告教师。

2.生物绘图中绘出的图要清楚,能够正确表示形态构造的特点。绘图注意事项如下：

（1）绘图要用黑色硬铅笔,不要用软铅笔或有色铅笔,一般以2H铅笔为宜。

（2）图的大小及在纸上分布的位置要适当。一般画在靠近纸张中央稍偏左方,并向右方引出注明各部名称的线条,各引出线条要整齐平列,各部名称写在线条右边。

实验二　常见细菌的形态学检查与鉴别

【实验目的】

1.掌握显微镜下细菌基本形态及染色性的观察与判断。

2.熟悉常见的细菌形态学检查方法。

3.学会观察细菌的形态学特征,帮助对细菌进行分类与鉴别。

【实验原理】

1.革兰氏染色的原理

(1)等电点学说:革兰氏阳性菌的等电点(pI 为 2～3)比革兰氏阴性菌(pI 为 4～5)低,因此在同一 pH 值条件下,革兰氏阳性菌带的负电荷数比革兰氏阴性菌要多,与带正电荷的碱性染料(结晶紫)结合得更牢固,不易脱色。

(2)化学学说:革兰氏阳性菌含有大量的核糖核酸镁盐,与进入胞浆内的结晶紫和碘可牢固结合形成大分子复合物,不易被 95％的酒精脱色;而革兰氏阴性菌含核糖核酸镁盐较少,容易被 95％的酒精脱色。

(3)通透性学说:革兰氏阳性菌的细胞壁结构较致密,肽聚糖层较厚,含脂质少,脱色时酒精不易进入,而且 95％的酒精可使细胞壁脱水,导致细胞壁间隙缩小,通透性降低,阻碍结晶紫和碘复合物渗出;而革兰氏阴性菌的细胞壁结构较疏松,肽聚糖层较薄,含脂质多,易被酒精溶解,导致细胞壁通透性增高,细胞内的结晶紫与碘复合物易被溶出而脱色。

2.特殊染色原理

细菌的细胞壁、核质、胞浆颗粒和细菌的特殊结构如芽胞、荚膜、鞭毛等必须用相应的特殊染色法才能染上颜色。

【实验材料】

1.菌种
葡萄球菌、大肠杆菌。

2.试剂
革兰氏染色液、细胞壁染色液、芽胞染色液、鞭毛染色液、生理盐水等。

3.仪器
载玻片、接种环、酒精灯、显微镜、香柏油、记号笔、擦镜纸、脱油剂等。

【实验方法】

1.细菌染色的一般程序

细菌染色法分为单染法和复染法。单染法是用一种染料去染,所有的细菌都被染成一种颜色;复染法是用多种染料去染,不同的细菌可被染成不同的颜色。

大部分细菌染色的基本程序都相同,即"涂片→干燥→固定→染色"。根据实验目的,可选择不同的染色方法。在实际工作中,应用最广泛的是革兰氏染色法。

2.细菌的革兰氏染色

(1)制片(涂片→干燥→固定):

①涂片:取清洁载玻片一张,用记号笔在玻片上画一个大小适中的闭合圆圈,在圆圈中滴1滴生理盐水;再使用灭菌后的接种环从固体培养基上挑取单菌落,将其与生理盐水混合均匀,涂成直径约1 cm的菌膜。涂片要薄而均匀,注意取菌时要保持无菌操作,然后将接种环灭菌后放回架上。

②干燥:涂片最好在室温下自然干燥,或者使用酒精灯烘烤。注意距离火焰稍远一些,以免出现载玻片炸裂、伤害实验者的情况。

③固定:手捏干燥后的涂片一端,涂菌面朝上,较快地通过酒精灯火焰外层2～3次。通过时稍作停留,注意温度不可太高,以玻片加温面触及皮肤不烫手背为度。待放置冷却后进行染色。

(2)染色:染色可分为初染、媒染、脱色、复染四步,具体如图7-2-1所示。

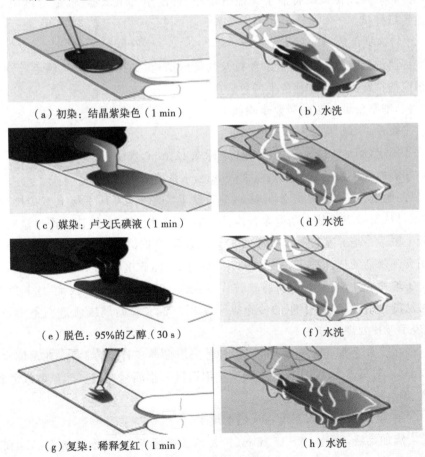

（a）初染：结晶紫染色（1 min）　　　　（b）水洗

（c）媒染：卢戈氏碘液（1 min）　　　　（d）水洗

（e）脱色：95%的乙醇（30 s）　　　　（f）水洗

（g）复染：稀释复红（1 min）　　　　（h）水洗

图 7-2-1　染色步骤

①初染:在已固定的涂片上滴加结晶紫染液,以全面覆盖涂膜为度,染色1 min,倾去染液,用细流水徐缓冲洗。

②媒染:滴加媒染剂卢戈式碘液,染色约1 min后,用细流水冲洗,并将玻片上的积水轻轻甩净。

③脱色:滴加95%的酒精溶液数滴,前后轻轻摇动玻片约30 s,均匀脱色;然后斜持玻片,使脱掉的染料随酒精流去,立即用细流水冲去酒精,并将玻片上的积水轻轻甩净。

④复染:滴加0.5%的稀释复红染液复染1 min后,用细流水冲洗,甩去积水,用吸水纸轻轻吸干水。

(3)镜检:先使用低倍镜找到物像所在的地方,然后降低载物台,在物像上滴1滴香柏油,缓慢转动细准焦螺旋,使载物台慢慢向上移动,进行观察。油镜使用完毕后须用擦镜纸将油镜头擦拭干净,再使用二甲苯擦拭,最后再用干净的擦镜纸擦拭。

3.特殊染色法

细菌的细胞壁、核质、胞浆颗粒及其特殊结构(如芽胞、荚膜、鞭毛等)必须用相应的特殊染色法才能染上颜色。

(1)细胞壁染色法的简要步骤如下:

①涂片、干燥:同革兰氏染色法。

②固定:滴加100 g/L的鞣酸固定标本15 min,水洗。

③滴加5 g/L的龙胆紫染色3~5min,水洗,待干后镜检。

(2)鞭毛染色法(改良 Ryu 法):进行鞭毛染色时,可从平板上直接挑取菌落,也可从斜面培养基上刮取菌苔涂片。需要注意的是,必须让动作尽量轻,以免鞭毛脱落。培养基应为营养条件较好的琼脂平板(如血平板、营养琼脂),不可用含抑制剂的选择性培养基(如 SS 培养基、中国蓝培养基、MAC 培养基等)。

①玻片的处理:要求用新的载玻片,用前在95%的酒精中浸泡24 h以上,用时从酒精中取出,用干净的纱布擦干使用。若水滴向周围流散而不形成水珠,表示玻片处理良好。

②在玻片上加1滴蒸馏水,用接种针蘸取菌落少许,将细菌点在蒸馏水滴的顶部(一般只需点一下,仅允许极少量细菌进入水滴),使其自然流散成薄膜。注意,不可搅动,以免鞭毛脱落。

③室温下自然干燥,不可在火焰上烘干。

④滴加染液,染色10~15 min后,将玻片微倾斜,将蒸馏水缓慢滴加在玻片顶端无菌膜处洗去染液,注意洗净染液表面的金属光泽液膜。

⑤玻片自然干燥后镜检,观察时应从细菌较少的地方寻找鞭毛。

(3)芽胞染色法的简要步骤如下:

①涂片、干燥、固定:同革兰氏染色法。

②染色:染色分为初染、脱色、复染三步。

初染:在菌膜上滴加石炭酸复红染液,用微火加热使染液冒蒸汽 5 min,注意不能煮沸或烧干;加热过程中应随时添加染液,冷却后水洗。

脱色:用 95% 的酒精脱色 1~2 min,水洗。

复染:用碱性亚甲蓝染色 1 min,水洗,待干后镜检。

结果:菌体呈蓝色,芽胞被染成红色。

(4)荚膜染色法可分为黑斯氏法和密尔氏法。

①黑斯氏法:涂片,自然干燥,加热固定后滴加结晶紫染液,在火焰上微微加热至染液冒蒸汽为止。用硫酸铜溶液将玻片上的染液洗去(注意,切勿水洗),用吸水纸吸干后镜检。

结果:菌体及背景均被染成紫色,荚膜被染成淡紫色或无色。

②密尔氏法:提前数日于小鼠腹腔内注射肺炎链球菌 0.2 mL,小鼠死亡后取腹腔液印片,自然干燥,加热固定后滴加石炭酸复红染液,微火加热染色 1 min,水洗,加媒染剂染 0.5 min,水洗,再加碱性亚甲蓝染色 1 min,水洗,待干后镜检。

(5)异染颗粒染色:细菌经涂片、干燥、固定,加甲液染色 3~5 min,水洗后加乙液染色 1 min,水洗,待干后镜检。

4.不染色标本检查法

应用不染色标本检查法时,细菌未经过染色呈无色透明状,在显微镜下为有折光性的小点,难以观察其具体的形态和结构特征。因此,不染色标本检查法主要用于观察细菌的动力,常用的方法有以下几种:

(1)压滴法:用接种环分别取菌液 2~3 环,置于洁净载玻片中央。用小镊子夹取一片盖玻片,先使盖玻片的一边接触菌液,然后缓缓放下,覆盖于菌液上,避免菌液中产生气泡。先用低倍镜找到观察部位,再换高倍镜观察细菌的运动。

(2)悬滴法:取一洁净凹玻片,在凹窝四周涂少许凡士林。取一环菌液于盖玻片中央,将凹玻片凹窝对准盖玻片上的菌液,迅速翻转载玻片,用小镊子轻压盖玻片,使之与凹玻片粘紧封闭,置于显微镜下观察。

(3)暗视野显微镜法:将前述经压滴法制成的标本片置于暗视野显微镜下观察,可见有鞭毛的细菌运动活泼,在黑色的背景下闪闪发亮,有明显的位置移动。

观察要点:有鞭毛的细菌运动活泼,可向不同方向迅速运动,位置移动明显;无鞭毛的细菌不能做真正的运动,但可受水分子的撞击而呈分子运动(布朗运动),即在一定范围内做来回颤动,位置移动不大,需要注意与细菌的鞭毛运动相鉴别。

【实验结果】

1.革兰氏染色结果:革兰氏阳性菌被染成紫色,革兰氏阴性菌被染成红色。

2.细胞壁染色结果:有细胞壁的细菌仅菌体周边被染成紫色,菌体内部无色;无细胞壁的细菌(如 L 型细菌)整个菌体都被染成紫色。

3.鞭毛染色结果:鞭毛被染成红色。

4.荚膜染色结果:菌体被染成鲜红色,荚膜被染成蓝色。

5.异染颗粒染色结果:菌体被染成蓝绿色,异染颗粒被染成蓝黑色。

【思考题】

1.分析一下,影响革兰氏染色试验结果的各个环节中,最关键的环节是什么?

2.如果细胞壁破损,细菌的染色结果会由革兰氏阳性菌被误染成革兰氏阴性菌,该如何解释这种现象?

3.革兰氏染色试验中出现假阳性的原因是什么?

实验三　常见细菌的培养鉴定

【实验目的】

1.掌握常见细菌在各种培养基中的生长现象,由此帮助对细菌进行鉴别。

2.熟悉常见细菌的培养方法及培养特性。

3.掌握无菌操作技术,建立无菌观念,明确无菌操作的技术要点。

【实验原理】

（一）培养基

培养基是根据微生物生长繁殖时对营养物质的需要配制而成的,其基本成分含有碳源、氮源、无机盐、生长因子和水等。根据待检标本的性质和培养目的,可以将培养基分为以下五种:基础培养基、营养培养基、鉴别培养基、选择培养基、厌氧培养基。

基础培养基含有细菌生长繁殖所需要的基本营养物质;营养培养基是在基础培养基中加入糖、血清、酵母浸膏、生长因子等,适宜营养要求高的细菌生长;鉴别培养基含有特定的作用底物;选择培养基是加入了一定物质以抑制杂菌生长,利于所需菌的生长,如 SS 培养基;厌氧培养基是用于专性厌氧菌生长的培养基,如庖肉培养基。

根据培养基物理状态的不同,可将其分为三种:固体培养基、半固体培养基、液体培养基。固体培养基又可分为固体平板培养基和固体斜面培养基。固体平板培养基用于细菌的划线分离、菌落计数和分离纯化,固体斜面培养基用于纯培养增菌、保存菌种。半固体培养基可用于观察细菌的动力、保存菌种。

各类细菌对营养物质的要求差别很大,包括水、碳源、氮源、无机盐和生长因子等,人工培养细菌需提供的基本条件为:①充足的营养物质;②适宜的温度;③合适的酸碱度;④必要的气体环境。

(二)灭菌与消毒

灭菌是用物理或化学的方法来杀死或除去物品上或环境中的所有微生物;消毒是用物理或化学的方法杀死病原微生物,但不一定能杀死细菌芽胞的方法。消毒实际上算是部分灭菌。

在微生物实验、生产和科研工作中,需要进行纯培养,不能有任何杂菌,因此对所用的器材、培养基要进行严格的灭菌,对工作场所要进行消毒,以保证工作的顺利进行。消毒与灭菌的方法有很多,一般可分为加热、过滤、照射(紫外线杀菌)和使用化学药品等方法。下面介绍加热法和紫外线杀菌法。

1.加热法

加热法又分为干热灭菌法和湿热灭菌法两类。

(1)干热灭菌法:干热灭菌法是指在干燥环境(如火焰或干热空气)下进行灭菌的技术,一般有火焰灭菌法和干热空气灭菌法。本法适用于干燥粉末、凡士林、油脂的灭菌,也适用于玻璃器皿(如试管、平皿、吸管、注射器等)和金属器具(如测定效价的钢管、针头、镊子、剪刀等)的灭菌。

(2)湿热灭菌法:湿热灭菌法是指在灭菌器内利用高压蒸汽或其他热力学灭菌手段杀灭细菌,该法灭菌能力甚强,为热力学灭菌中最有效及用途最广的方法。药品、药品的溶液、玻璃器械、培养基、无菌衣、敷料以及其他遇高温与湿热不发生变化或损坏的物质,均可用本法灭菌。这里主要介绍高压蒸汽灭菌法和间歇蒸汽灭菌法。高压蒸汽灭菌法(autoclaving)可杀灭包括芽胞在内的所有微生物,是灭菌效果最好、应用最广的灭菌方法,具体操作是将需灭菌的物品放在高压锅(autoclave)内,加热时蒸汽不外溢,高压锅内的温度随着蒸汽压的增加而升高。在103.4 kPa(1.05 kg/cm²)的蒸汽压下,温度达到121.3 ℃,维持15~20 min。高压蒸汽灭菌法适用于普通培养基、生理盐水、手术器械、玻璃容器及注射器、敷料等物品的灭菌。间歇蒸汽灭菌法(fractional sterilization)是利用反复多次的流通蒸汽加热,杀灭所有微生物(包括芽胞),具体操作同流通蒸汽灭菌法,但要重复3次以上,每次间歇是将要灭菌的物体放到37 ℃的温箱过夜,目的是使芽胞发育成繁殖体。若被灭菌物不耐100 ℃高温,可将温度降至75~80 ℃,加热延长为30~60 min,并增加次数。间歇蒸汽灭菌法适用于不耐高热的含糖或牛奶的培养基。

2.紫外线杀菌法

紫外线杀菌法的原理是紫外线波长在240~280 nm时对细菌和病毒中DNA(脱氧核糖核酸)或RNA(核糖核酸)的分子结构最具破坏力,可造成生长性细胞死亡和(或)再生性细胞死亡,从而达到杀菌消毒的效果。尤其是在波长为253.7 nm时,紫外线的杀菌作用最强。

以上均需进行严格的无菌操作,避免杂菌进入培养基,防止实验菌种污染环境。

（三）细菌的分离

鉴定传染性细菌或真菌需要对致病微生物进行分离和纯培养。细菌分离法也叫"细菌分离接种技术",即应用接种环将细菌在固体培养基平板上接种,将混杂细菌逐一分散成单个,经培养后各自形成单个菌落,将单个菌落移种增殖后可得到纯种细菌。

【实验材料】

1.菌种
葡萄球菌、链球菌、大肠杆菌、枯草芽胞杆菌等。

2.培养基
固体培养基、半固体培养基、液体培养基。

3.仪器
温箱、酒精灯、接种环、接种针、"L"形玻璃棒、打火机、记号笔等。

【实验方法】

(一)细菌的接种工具

1.接种环和接种针

接种环(针)的结构包括环(针)、金属柄、绝缘柄三部分。其中,环(针)部分最佳的材料为白金丝,因其受热和散热速度快,硬度适宜,不易生锈且经久耐用,但因为价格昂贵,故限制了其应用。目前实验室常用的是经济实用的 $300\sim$ 500 W 电热镍铬丝。一般要求接种环长 5~8 cm,直径 2~4 mm,定量接种环的容量为 0.001 mL。

接种环(针)在使用之前需检查镍铬丝是否呈直线,若有弯曲,需用吸管或接种环的另一端将其压直;若环不圆,可将镍铬丝前端放在吸管尖部缠绕一圈,再将镍铬丝突出的部分朝内压紧。

接种环用于固体培养基和液体培养基的接种,接种针用于半固体培养基的接种。

2.“L”形玻璃棒

“L”形玻璃棒由直径 2~3 mm 的玻璃棒弯曲成“L”形制得。在使用之前,需用厚纸包扎后进行高压蒸汽灭菌,或蘸取无水酒精后在火焰上烧灼灭菌。“L”形玻璃棒主要用于液体标本的涂布接种。

(二)细菌的接种方法

1.液体培养基接种法

液体培养基接种法主要用于细菌的增菌培养或进行细菌的生化反应,其基本操作为(见图 7-3-1):

(1)先将接种环在火焰上烧灼灭菌,待冷却后挑取少许细菌。

(2)左手拿试管,右手持接种环,用右手其余手指将试管塞打开,试管口通过火焰烧灼灭菌。

(3)将接种环在贴近液面的管壁上上下碾磨数次,使细菌均匀分布于培养基中。

(4)将试管口灭菌后加塞,接种环烧灼灭菌后放回原处。

(5)在试管上做好标记,置于 35 ℃的温箱内培养 18~24 h 后观察结果。

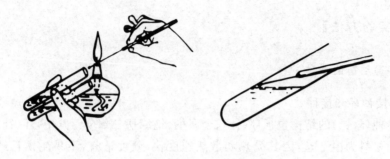

图 7-3-1 液体培养基的接种

2.半固体培养基接种法

半固体培养基接种法可用于保存菌种、观察细菌的动力或进行细菌的生化反应,其基本操作为(见图 7-3-2):

(1)先将接种针在火焰上烧灼灭菌,待冷却后挑取少许菌落。

(2)左手拿试管,右手持接种针,将试管塞打开后,试管口通过火焰灭菌,将接种针从培养基的中心向下垂直穿刺接种至试管底上方约 5 mm 处(勿穿至管底),然后由原穿刺线退出。

(3)将试管口灭菌后加塞,接种针烧灼灭菌后放回原处。

(4)在试管上做好标记,置于 35 ℃的温箱内培养 18~24 h 后观察结果。

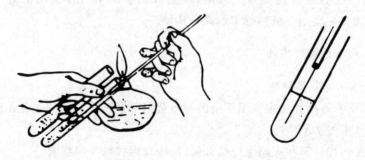

图 7-3-2 液体培养基的接种

3.平板划线接种法

平板划线接种法可将标本中的多种细菌分散成单个菌落,有利于细菌的分离纯化和进一步鉴定,其方法包括:

(1)连续划线法:

①先将接种环在火焰上烧灼灭菌,待冷却后挑取少许菌落。

②左手斜持平板,用手掌托着平板底部,五指固定平板边缘,在酒精灯旁边

以拇指、食指和中指将平板盖撑开 30°～45°角,将已挑取细菌的接种环先在平板一侧边缘均匀涂布,然后运用腕力将接种环在平板上自上而下来回划线,划线要密,但不能重叠;要充分利用平板的面积,不能划破琼脂表面;并注意无菌操作,避免空气中的细菌污染培养基。

③划线完毕,将平板扣入平板盖,接种环烧灼灭菌后放回原处。

④在平板底上做好标记,置于 35 ℃的温箱内培养 18～24 h 后观察结果。

(2)分区划线法(见图 7-3-3):

①先将接种环在火焰上烧灼灭菌,待冷却后挑取少许菌落。

②同上法将平板盖打开 30°～45°角,将已挑取细菌的接种环在平板一端(第一区)来回划线,再在第二、第三、第四区依次划线,每区的划线须有数条线与上一区交叉接触;每划完一区,是否需要烧灼接种环应依标本中的菌量多少而定;每区的线条间应保持一定距离,线条要密而不重复。

③划线完毕,将平板扣入平板盖,接种环烧灼灭菌后放回原处。

④在平板底上做好标记,置于 35 ℃的温箱内培养 18～24 h 后观察结果。

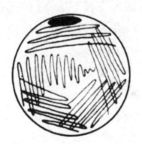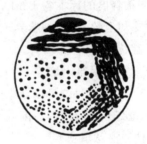

图 7-3-3　分区划线法

4.斜面培养基接种法

斜面培养基接种法主要用于细菌的纯培养,以进一步鉴定细菌或保存菌种。其基本操作为:

(1)将接种环或接种针在火焰上烧灼灭菌,待冷却后以无菌操作方法挑取少许菌落。

(2)左手拿试管,打开试管塞后,试管口通过火焰灭菌,再将取有细菌的接种环由斜面底部向上划一直线,再由下至上在斜面上作曲线状划线。

(3)试管口灭菌后加塞,接种环烧灼灭菌后放回原处。

(4)在试管上做好标记,置于 35 ℃的温箱内培养 18～24 h 后观察结果。

5.涂布接种法

涂布接种法主要用于活菌计数和药敏试验,其基本操作为:

(1)活菌计数:取一定稀释度的菌液 0.1 mL 滴在平板上,用无菌"L"形玻璃棒将液滴涂布均匀,盖上平板盖,置于 35 ℃ 的温箱内培养 18～24 h 后计数菌落,则每毫升菌液所含活菌数=菌落数×10×稀释倍数。

(2)直接涂布法:直接涂布法多用于纸片法和管碟法药敏试验,方法是先配制一定浓度的菌液,用无菌棉签蘸取菌液后,在管壁上将多余的液体挤去,在 MH 琼脂平板上按三个方向均匀涂布 3 次,最后沿平板边缘涂一周。盖上平板盖,置于室温下放置 5 min,使平板表面稍干,然后用无菌镊子将药敏纸片贴在培养基表面,或向竖在平板表面的牛津小杯内加入不同浓度的药物,置于 35 ℃ 的温箱内培养 18～24 h 后观察结果,测定抑菌圈的直径,按判断标准判定结果。

6.倾注培养法

倾注培养法常用于标本或样品中活菌的计数,其基本操作为:

(1)将标本用无菌生理盐水稀释成不同的浓度。

(2)取不同稀释度的标本各 1 mL,分别注入直径 90 mm 的无菌平皿,再迅速加入融化并冷却至约 50 ℃ 的营养琼脂 15 mL,轻轻转动平板使之充分混匀,待琼脂凝固后翻转平板。

(3)置于 35 ℃ 的温箱内培养 18～24 h,计数菌落形成单位(colony forming unit,CFU),按下式算出每毫升菌液中的活菌数:

$$每毫升菌液中的活菌数=全平板 CFU×稀释倍数$$

7.细菌接种的注意事项

(1)细菌接种过程中需注意无菌操作,避免污染,因此每一步操作均需严格按要求进行。操作时不宜说话或将口鼻靠近培养基表面,以免呼吸道排出的细菌污染培养基。

(2)所有操作均需在酒精灯火焰附近进行,平皿盖、试管塞、瓶塞均应拿在手上打开(具体见前述),禁止将盖或塞事先取下放在桌面上。

(3)取菌种前灼烧接种针(环)时要将镍铬丝烧红,烧红的接种针(环)稍事冷却后再取菌种,以免烧死菌种。

(4)取菌时注意菌落不要取得太多,应蘸取而不宜刮取,否则平板划线时很难分离出单个菌落。

(5)平板划线时注意要掌握好划线的力度和角度,用力不能过重,接种环和培养基表面呈 30°～40° 角,划线要密而不重复,充分利用培养基表面,并注意不能划破平板。半固体培养基接种时注意穿刺线要直,并沿原穿刺线退出。

(6)接种完毕后,需在培养基上做好标记再放入温箱孵育。废弃的有菌材料(如玻片、有菌的平板、试管、吸管等)均需灭菌后再清洗。发生有菌材料污染时,应及时进行消毒处理。

(三)细菌的培养方法

1.需氧培养法

需氧培养法适用于需氧菌和兼性厌氧菌的培养,方法是将接种后的培养基(试管放在试管架上,平板底上盖下)置于 35 ℃的温箱内,培养 18～24 h。大多数细菌生长速度快,在孵育 18～24 h 后即可观察到生长现象,但若标本中的菌量少或接种的是生长速度慢的细菌(如结核分枝杆菌),则需培养 3～7 天甚至4～8 周后才能观察到生长现象。

2.二氧化碳培养法

二氧化碳培养法主要分为以下三种:

(1)二氧化碳孵育箱法:二氧化碳孵育箱能自动调节箱内二氧化碳的浓度和温度,使用较为方便。

(2)烛缸法:取一有盖磨口标本缸或玻璃干燥器,在盖及磨口处涂上凡士林。将接种后的培养基放入缸中,并在缸内放一支点燃的蜡烛,加盖密封。随着缸内蜡烛燃烧产生的二氧化碳不断增加,蜡烛会逐渐自行熄灭,此时缸内的二氧化碳浓度为 5%～10%,然后将放有接种培养基的标本缸或玻璃干燥器置于 35 ℃的温箱内,培养 18～24 h 后观察结果。

(3)化学法(碳酸氢钠-盐酸法):按每升容积碳酸氢钠 0.4 g 与 1 mol/L 的盐酸 0.35 mL 的比例,分别将这两种试剂置于容器内,将容器放在标本缸中,密封后倾斜容器,使两种试剂混合接触产生二氧化碳。该法适用于奈瑟氏菌和布鲁氏菌等苛养菌的培养。

3.微需氧培养法

微需氧培养法是先用真空泵将容器内的空气排尽,再注入 5%的氧气、10%的二氧化碳和 85%的氮气的混合气体,然后置于 35 ℃的温箱内,孵育一段时间后观察结果。该法适用于空肠弯曲菌、幽门螺杆菌等微需氧菌的分离培养。

4.厌氧培养法

厌氧培养法可分为厌氧罐培养法、厌氧袋法、需氧菌共生法、庖肉培养基法和厌氧手套箱培养法。

(1)厌氧罐培养法:厌氧罐培养法是用理化方法使容器内形成无氧环境,用于专性厌氧菌的培养。常用的厌氧罐培养法有抽气换气法和气体发生袋法。

①抽气换气法:使用抽气换气法时,先将已接种的培养基放入真空干燥缸或厌氧罐中,再放入催化剂钯粒和指示剂亚甲蓝。然后,先用真空泵将缸内抽成 99.99 kPa(750 mmHg)的负压,再充入无氧氮气,反复三次;最后充入 80%的氮气、10%的氢气和 10%的二氧化碳的混合气体,若缸内呈无氧状态,则指示剂亚甲蓝为无色。每次观察标本后需重新抽气换气,用过的钯粒经 160 ℃干烤2 h 后可重复使用。

②气体发生袋法(Gas-pak 法):该法需使用两种容器——厌氧罐和气体发生袋。厌氧罐由透明聚碳酸酯或不锈钢制成,盖内有金属网状容器,其内装有厌氧指示剂亚甲蓝和用铝箔包裹的催化剂钯粒。气体发生袋是一种铝箔袋,其内装有硼氢化钠-氯化钴合剂、碳酸氢钠-柠檬酸合剂各一丸和一张滤纸条;使用时需剪去特定部位,注入 10 mL 水,水沿滤纸渗入到两种试剂中,发生下面的化学反应,产生氢气和二氧化碳:

$$C_6H_8O_7 + 3NaHCO_3 \longrightarrow Na_3(C_6H_5O_7) + 3H_2O + 3CO_2 \uparrow$$

$$NaBH_4 + 2H_2O \longrightarrow NaBO_2 + 4H_2 \uparrow$$

加完水后,立即将气体发生袋放入罐内,密封罐盖,使气体释放到罐中。

(2)厌氧袋法:厌氧袋是用无毒、透明、不透气的复合塑料薄膜制成的袋子,袋中装有催化剂钯粒和两支安瓿瓶,分别装有氢气和二氧化碳发生器(化学药品,成分同上)及指示剂亚甲蓝。使用时,将接种细菌的平板放入袋中,密封袋口,先将袋中装有化学药品的安瓿折断,几分钟后再折断装有亚甲蓝的安瓿;若亚甲蓝为无色,则表示袋内已处于无氧状态,置于 35 ℃的温箱内培养。

(3)需氧菌共生法:将已知的专性需氧菌(如枯草芽胞杆菌)和待检厌氧菌分别接种到两个大小相同的平板上,将两者合拢,缝隙用透明胶密封,置于35 ℃的温箱内培养。需氧菌在生长过程中消耗氧气,待氧气耗尽后,厌氧菌即开始生长。

(4)庖肉培养基法:将庖肉培养基上面的石蜡融化,用毛细管吸取标本后接种于培养基上,待石蜡凝固后,置于 35 ℃的温箱内培养。用于培养基中的肉渣可吸收氧气,石蜡凝固后可起到隔绝空气的作用,从而使培养基内呈无氧状态。

(5)厌氧手套箱培养法:厌氧手套箱是目前国际上公认的培养厌氧菌的最佳仪器之一,这是一种密闭的大型金属箱,箱的前面有一个透明面板,板上装有两个手套,可通过手套在箱内进行操作。箱侧有一交换室,具有内外两个门,内门通箱内先关闭。使用时,将物品放入箱内后,先打开外门,放入交换室,再关上外门,进行抽气、换气(氢气、二氧化碳、氮气)操作使之达到厌氧状态,然后将手伸入手套,把交换室内门打开,将物品移入箱内,关上内门。箱内保持厌氧状态的原理是,利用充气中的氢气在钯的催化下,和箱中残余的氧气化合形成水。厌氧手套箱可调节温度,本身是温箱或将温箱附在其内。该法适用于开展厌氧菌的大量培养研究。

(四)细菌生长现象的观察

1.液体培养基中的生长现象

液体培养基中的生长现象包括浑浊生长(如葡萄球菌)、沉淀生长(如链球菌)、菌膜生长(如枯草杆菌)等,观察时要注意观察培养基的透明度,管底和液面上是否有细菌生长等。

2.半固体培养基中的生长现象

(1)无鞭毛的细菌:仅沿穿刺线生长,穿刺线清晰,周围培养基透明(如葡萄球菌)。

(2)有鞭毛的细菌:沿穿刺线向四周扩散生长,穿刺线边缘呈羽毛状,周围培养基变浑浊(如大肠杆菌)。

观察时要注意观察穿刺线是否清晰,周围的培养基是否混浊等。

3.固体培养基中的生长现象

(1)菌落:菌落是由一个细菌生长繁殖而形成的一个肉眼可见的细菌集团。因来源相同,故同一个菌落的细菌为纯种细菌。不同细菌形成的菌落形态学特征不同,因此可以通过菌落来鉴别细菌。

(2)菌苔:菌苔由多个菌落融合而成,可能含有杂菌。

菌落性状的描述:大小、形状、颜色、凸扁、表面光滑度、湿润度、光泽、透明度、边缘、黏度、溶血性(在血平板上)、气味等。

【实验结果】

绘制不同培养基中细菌的生长状态。

【思考题】

1.为什么有的细菌在接种后,经过一段时间的培养,培养基上却没有细菌的生长?

2.培养基配制好后,为什么要立即灭菌？如何检查灭菌后的培养基是无菌的?

3.酒精的最佳杀菌浓度是多少?

实验四　细菌的药敏试验

【实验目的】

1.掌握纸片扩散法(K-B法)药敏试验的原理和方法。

2.掌握抗生素抑菌实验的虚拟操作。

3.熟悉药敏试验方法在临床实践中的重要意义。

4.培养合理使用抗生素的安全意识。

【实验原理】

将含有定量抗菌药物的纸片贴在已接种待测细菌的琼脂平板表面,纸片上的药物随即溶于琼脂中,并沿纸片周围由高浓度向低浓度扩散,形成逐渐减少的梯度浓度。在纸片周围,一定浓度的药物抑制了细菌的生长,从而形成了透明的抑菌环,抑菌环的大小则反映了待测菌对该种药物的敏感程度。

K-B法是由柯比-鲍尔(Kirby-Bauer)建立的,为美国临床和实验室标准协会(NCCLS)所推荐,目前是世界上公认的标准纸片扩散法(定性法)。

【实验材料】

1.培养基:一般需氧菌和兼性厌氧菌采用水解酪蛋白(M-H)琼脂培养基。对于营养要求高的细菌,则需在 M-H 琼脂培养基中加入其他营养成分。

2.抗菌药物纸片:抗菌药物纸片为直径 6.0～6.35 mm 的滤纸片,上面含有一定量的某种抗菌药物。抗菌药物纸片市面上有售,但生产厂家须获得国家食品药品监督管理总局(SFDA)批准。不同种类的待测菌药敏试验应选择不同的抗菌药物,药敏纸片的选择见表 7-4-1。

表 7-4-1　药敏纸片的选择

待测菌	抗菌药物
金黄色葡萄球菌 ATCC 25923	P、VA、FOX、DA、CIP、GN、SXT
大肠杆菌 ATCC 25922	AMP、CZ、GN、AMS、CRO、CIP、IMP

续表

待测菌	抗菌药物
铜绿假单胞菌 ATCC 27853	CAZ、GN、PRL、AK、ATM、CIP、IMP

注:阿米卡星(AK)、庆大霉素(GN)、青霉素(P)、头孢西丁(FOX)、氨苄西林/舒巴坦(AMS)、哌拉西林(PRL)、头孢唑林(CZ)、头孢曲松(CRO)、头孢他啶(CAZ)、氨曲南(ATM)、亚胺培南(IMP)、环丙沙星(CIP)、万古霉素(VA)、克林霉素(DA)、复方新诺明(SXT)。

3.待测细菌:金黄色葡萄球菌 6～8 min 的肉汤培养物。

4.其他实验材料:无菌生理盐水、无菌棉签、无菌试管、酒精灯、镊子、生物安全柜、培养箱等。

【实验方法】

1.培养基的准备:将无菌 M-H 琼脂加热融化,趁热倾注入直径 90 mm 的无菌平皿中。琼脂厚为 4 mm(23～25 mL 培养基),待琼脂凝固后放 4 ℃环境保存,在 5 日内用完。使用前,应在 37 ℃培养箱放置 30 min 使琼脂表面干燥。

2.试验菌液的准备:将待测细菌接种于普通琼脂平板,35 ℃培养 16～18 h;然后从平板上挑取数个菌落,于 2～3 mL 无菌生理盐水中混匀后,与 0.5 麦氏比浊管比浊,调整浊度与标准比浊管相同,其细菌浓度相当于 10^8 CFU/mL。

3.细菌接种:用无菌棉拭子蘸取已调整的菌液,在管壁上稍加挤压之后,手持棉拭子于 M-H 琼脂表面均匀划线接种,共划 3 次,每次将平板旋转 60°角;最后沿平板内缘涂抹一周,盖上平板,室温下放置 3～5 min,待琼脂表面的水分稍干。

4.贴药物纸片:用无菌镊子夹取药物纸片,平贴在种好细菌的琼脂表面,每个平板可贴 4～6 种药物纸片。纸片放置要均匀,各纸片中心距离不小于 24 mm,纸片距平板边缘的距离应不小于 15 mm。纸片一旦接触琼脂表面,就不能再移动。

5.培养:贴好药物纸片的平板应于室温下放置 15 min,然后翻转平板,放在 35 ℃下培养 18～24 h 后观察结果。

6.测量:将平板置于黑背景的明亮处,用卡尺从背面精确测量包括纸片直径在内的抑菌环直径,测得的结果以毫米(mm)为单位进行记录,最后参照 NCCLS 的标准(见表 7-4-2)进行结果判断,并以敏感(sensitivity)、中度敏感(moderate sensitivity)和耐药(resistant)等程度报告之。

表 7-4-2 NCCLS 的标准

抗菌药物	纸片含药量	抑菌圈直径/mm		
		大肠杆菌 ATCC 25922	金黄色葡萄球菌 ATCC 25923	铜绿假单胞菌 ATCC 27853
AK	30 μg	19～26	20～26	—
GN	10 μg	19～26	19～27	16～21
P	10 U	—	26～37	—
FOX	1 μg	—	18～24	—
AMP	10 μg	16～22	27～35	—
PRL	100 μg	19～24	29～37	—
CZ	30 μg	24～30	—	25～33
CRO	30 μg	21～27	29～35	—
CAZ	30 μg	20～26	27～35	—
ATM	30 μg	25～32	16～20	22～29
AMS	10/10 μg	28～36	—	23～29
IMP	10 μg	26～32	—	20～28
CIP	5 μg	30～40	22～30	25～33
VA	30 μg	—	17～21	—
DA	2 μg	—	24～30	—
SXT	1.25/23.75 μg	23～29	24～32	—

【实验结果】

1.细菌对药物敏感时,在该纸药片周围无细菌生长(无菌生长区为抑菌环)。

2.细菌对药物不敏感时,纸药片周围有菌生长。

3.抑菌环直径 6～10 mm 为低度敏感,10～15 mm 为中度敏感,15 mm 以上为高度敏感,如表 7-4-3 所示。

表 7-4-3　不同细菌的药敏试验结果

抗菌药物	纸片含药量	抑菌环直径/mm			相应的能够抑制被测菌生长的最低药物浓度/(μg·mL^{-1})	
		耐药	中介度	敏感	耐药	敏感
青霉素	10 U	≤28	—	≥29	≥0.2	≤0.1
链霉素	30 μg	≤1	12～14	≥15	≥15	≤6
氯霉素	30 μg	≤12	13～17	≥18	≥25	≤12.58
庆大霉素	10 μg	≤12	13～14	≥18	≥8	≤4
红霉素	15 μg	≤13	14～17	≥18	≥8	≤2
四环素	30 μg	≤14	15～18	≥19	≥16	≤4
磺　胺	1.25/27.75 μg	≤10	11～15	≥16	≥8/152	≤2/38

【注意事项】

1.培养基的成分、酸碱度以及平板的厚度等对试验结果都可以造成影响。购买培养基时,应考虑其质量,对每批 M-H 琼脂平板均需用标准菌株检测,合格后方可使用。制备平板时,需注意其厚度并保证厚薄均匀。

2.贴放药物纸片时要均匀,并且要充分接触琼脂。药物纸片应始终保存在封闭、冷冻、干燥的环境中,否则会影响其活性。长期存放需置于-20 ℃的冰箱中,日常使用或没用完的纸片应及时放入 4 ℃冰箱保存,用时需提前 1～2 h 取出放室温平衡。纸片应在有效期内使用。

3.菌液浓度也可影响实验结果:浓度大、菌量多时,抑菌环偏小;浓度低、菌量少时,抑菌环则偏大。此外,菌液配好后应在 15 min 内用完。

4.培养温度以 35 ℃为宜,平板的堆放不超过 2 块,防止受热不均。

5.实验过程中严格按要求操作,严格保证无菌操作。

6.对抑菌环的测量要仔细、精确。

7.质量控制:以新鲜传代的金黄色葡萄球菌 ATCC 25923 为标准菌株,在相同条件下,用与常规试验相同的方法测定对同种抗菌药物的敏感性,标准菌株的抑菌环应在预期的范围内。如果超出了预期的范围,则不能向临床发报告,应及时查出原因,予以纠正。标准菌株应每周用 M-H 琼脂传代,4 ℃冷藏保存。

【思考题】

1.学习药敏试验的意义是什么?

2.纸片法药物敏感试验是体外试验,这种方法与机体内的耐药状态完全相同吗? 为什么?

实验五　葡萄球菌的检验(综合性实验)

【实验目的】

1.掌握葡萄球菌的检验程序及检验方法。

2.熟悉葡萄球菌的鉴定与鉴别要点。

3.利用对临床标本中葡萄球菌的鉴定,培养学生综合分析问题及解决问题的能力。

【实验原理】

葡萄球菌为革兰氏阳性球菌,呈葡萄串状排列,在液体培养基中可呈单、双或短链状排列。在固体培养基上,不同的菌株可产生不同的脂溶性色素,如金黄色、白色、柠檬色等。金黄色葡萄球菌在血琼脂平板上可产生 β-溶血现象。

葡萄球菌主要通过形态染色特征、触酶试验、血浆凝固酶试验、新生霉素敏感试验、甘露醇发酵试验等进行鉴定与鉴别。

【实验材料】

1.菌种:金黄色葡萄球菌、表皮葡萄球菌、腐生葡萄球菌。

2.培养基:血琼脂平板、高盐甘露醇平板、高盐卵黄平板、普通琼脂平板、普通肉汤、M-H 平板、O/F 葡萄糖培养基、甘露醇发酵管等生化微量管、含甲苯胺蓝-DNA 琼脂的已打好孔的玻板。

3.试剂:3%的双氧水(新鲜配制)、革兰氏染液、新鲜血浆、生理盐水、0.5 麦氏标准比浊管、无菌液状石蜡、Slidex Staph Plus 乳胶凝集试剂盒、新生霉素药敏纸片等。

4.其他:载玻片、毫米尺或游标卡尺、小镊子、光学显微镜、接种环、酒精灯、无菌棉拭子、小试管(13 mm ☞100 mm)、培养箱等。

【实验方法】

葡萄球菌属的检验程序如图 7-5-1 所示。

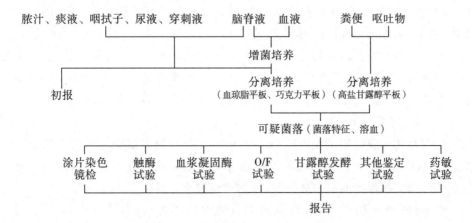

图 7-5-1　葡萄球菌属的检验程序

1.分离培养

将金黄色葡萄球菌、表皮葡萄球菌、腐生葡萄球菌以分区划线法分别接种于血琼脂平板、高盐甘露醇平板、高盐卵黄平板、普通琼脂平板上,置于 35 ℃的培养箱中,培养 18～24 h 后观察细菌菌落特征。

2.革兰氏染色镜检

挑取平板上的单个菌落少许,进行革兰氏染色镜检。

3.生化与药敏鉴定

(1)触酶试验:挑取平板上的菌落,置于洁净的玻片上,滴加新鲜配制的 3％的双氧水 1～2 滴,静置,在 1 min 内观察结果。

(2)O/F 试验:分别将金黄色葡萄球菌、表皮葡萄球菌、腐生葡萄球菌各接种到两支 O/F 葡萄糖生化管中,其中一支加入灭菌液状石蜡。全部置于35 ℃的培养箱中,培养 18～24 h 后观察结果。

(3)甘露醇发酵试验:分别将金黄色葡萄球菌、表皮葡萄球菌、腐生葡萄球菌接种于甘露醇微量发酵管中,置于 35 ℃的培养箱中,培养 18～24 h 后观察结果。

(4)凝固酶试验:

①玻片法(测定结合型凝固酶):滴加 1 滴生理盐水于洁净的玻片上,用接种环挑取待检菌一环于生理盐水中,制成浓的菌悬液,无自凝现象。然后加一

环家兔血浆(以 EDTA 抗凝兔血浆为最好)混合,10 s 内观察结果。

②试管法(测定游离型凝固酶):用生理盐水将兔血浆或新鲜人 O 型血浆 4 倍稀释后,取 0.5 mL。然后挑取 3～5 个菌落于稀释的血浆中混匀,置于 37 ℃的环境下水浴 3～4 h 后读取结果(若结果不明显可继续观察至 24 h)。试验时应同时采用阳性和阴性对照。

(5)新生霉素药敏试验:分别制备金黄色葡萄球菌、表皮葡萄球菌、腐生葡萄球菌菌液,并校正浊度为 0.5 麦氏比浊管;将菌液均匀涂布于 M-H 平板,贴上每片含 5 μg 新生霉素的纸片,35 ℃培养 16～20 h 后观察结果。

(6)其他鉴定试验(可选):

①商品化乳胶凝集试验(Slidex Staph Plus 乳胶凝集试验):在白色纸板上滴加 Slidex Staph Plus 蓝色乳胶 1 滴,然后用接种环或配有的塑料棒挑取待鉴定葡萄球菌的新鲜培养物与之混匀,立刻观察结果。

②耐热 DNA 酶试验:将待检菌入普通肉汤培养液,置于 100 ℃下水浴 15 min,滴加在含有甲苯胺蓝-DNA 琼脂玻片上已打好的直径为 3 mm 的小孔内,置于 35 ℃培养 1～3 h 后观察结果。

【实验结果】

1.记录三种葡萄球菌在不同培养基上的生长现象,填入表 7-5-1 中。

表 7-5-1　三种葡萄球菌在不同培养基上的生长现象

细菌	血琼脂平板	高盐甘露醇平板	高盐卵黄平板	普通琼脂平板	肉汤
金黄色葡萄球菌					
表皮葡萄球菌					
腐生葡萄球菌					

2.记录三种葡萄球菌的革兰氏染色镜检结果,填入表 7-5-2 中。

表 7-5-2　三种葡萄球菌的革兰氏染色镜检结果

细菌	染色性	形态	排列
金黄色葡萄球菌			
表皮葡萄球菌			
腐生葡萄球菌			

3.记录三种葡萄球菌的生化反应结果,填入表 7-5-3 中。

表 7-5-3　三种葡萄球菌的生化反应结果

细菌	触酶试验	O/F 试验	甘露醇发酵	凝固酶	
				玻片法	试管法
金黄色葡萄球菌					
表皮葡萄球菌					
腐生葡萄球菌					

4.记录三种葡萄球菌的药敏试验结果,填入表 7-5-4 中。

表 7-5-4　三种葡萄球菌的药敏试验结果(新生霉素)

细菌	抑菌圈直径/mm	药敏试验结果(S 或 R)
金黄色葡萄球菌		
表皮葡萄球菌		
腐生葡萄球菌		

【注意事项】

1.金黄色葡萄球菌是病原微生物,鉴定操作应在生物安全柜中进行。

2.触酶试验所用的双氧水应临用时配制;勿在平板(尤其是血平板)上进行触酶试验,以免出现假阳性;每次试验时,应以阳性和阴性菌株进行对照。

3.凝固酶试验玻片法结果应在 10 s 内观察;试验菌悬液浓度宜大;试验时不可用高盐培养基上的菌落,否则可能会出现细菌自凝现象,造成假阳性。

4.血浆凝固酶试验试管法观察结果时,应轻轻倾斜试管,不要振动或摇动试管,以防凝块被破坏。培养前 4 h,每 30 min 观察一次,阴性者继续培养至24 h。因有些金黄色葡萄球菌产生的凝固酶量少,培养 24 h 后才能观察到凝固酶活性。

5.玻片法可用于快速筛选,而试管法更为准确,所以玻片法阴性或迟缓凝固时需用试管法证实。

【思考题】

1.葡萄球菌的致病物质有哪些?引起的疾病是什么?

2.临床上常见的耐药菌株有哪些?

实验六　链球菌的检验(综合性实验)

【实验目的】

1.掌握链球菌属的形态及培养特性,掌握链球菌属的鉴别方法。

2.熟悉链球菌的鉴定依据。

3.应用于临床各类标本中链球菌的分离与鉴定,培养学生综合分析问题的能力。

【实验原理】

链球菌鉴定与鉴别的常用试验包括以下几种:

(1)A 群链球菌鉴定:杆菌肽敏感试验。

(2)B 群链球菌鉴定:CAMP 试验。

(3)D 群链球菌鉴定:胆汁七叶苷试验。

(4)肺炎链球菌与甲型链球菌的鉴别:奥普托欣(Optochin)敏感试验、胆汁溶菌试验、菊糖分解试验等。

(5)链球菌快速分群试验:用 A、B、D 群抗原的免疫血清分别致敏的乳胶颗粒,与具有相应群特异性抗原的链球菌发生间接乳胶凝集反应,可在 10 min 内对链球菌的抗原性进行分群鉴定。

【实验材料】

1.菌种:A 群链球菌、B 群链球菌、D 群链球菌、肺炎链球菌、甲型溶血性链球菌等。

2.培养基:血琼脂平板、血清肉汤、胆汁七叶苷生化培养基、6.5%的氯化钠肉汤、血液 M-H 平板等。

3.试剂:新鲜血浆,3%的过氧化氢溶液,10%的去氧胆酸钠溶液,革兰氏染色试剂,A 群、B 群、D 群链球菌乳胶凝集试验试剂,杆菌肽药敏纸片、Optochin 药敏纸片。

4.器材:接种环、载玻片、黑色玻璃板、镊子、游标卡尺、酒精灯、光学显微镜、生物安全柜、培养箱等。

【实验方法】

链球菌属的检验程序如图 7-6-1 所示。

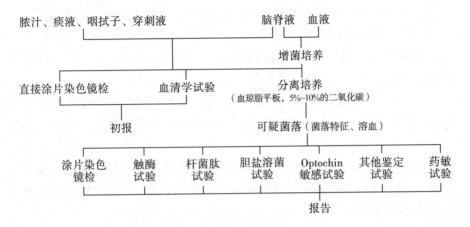

图 7-6-1　链球菌属的检验程序

1.链球菌培养

(1)分离培养:分别将 A 群、B 群、D 群链球菌,肺炎链球菌,甲型溶血性链球菌分区划线接种于血琼脂平板,置于含 5%～10% 的二氧化碳的环境中,在 35 ℃的培养箱中培养 18～24 h 后观察。

(2)血清肉汤培养:分别将 A 群、B 群、D 群链球菌,肺炎链球菌,甲型溶血性链球菌接种于血清肉汤中,置于含 5%～10% 的二氧化碳的环境中,在35 ℃的培养箱中培养 18～24 h 后观察。

2.涂片染色镜检

分别取 A 群、B 群、D 群链球菌,肺炎链球菌及甲型溶血性链球菌的培养物进行涂片、革兰氏染色、镜检。

3.生化与药敏鉴定

(1)触酶试验:挑取链球菌的培养物进行触酶试验。

(2)七叶苷分解试验:分别将 A 群、B 群、D 群链球菌接种于胆汁七叶苷生化培养基中,在 35 ℃的培养箱中培养 18～24 h 后观察。

(3)菊糖试验:将肺炎链球菌和甲型溶血性链球菌接种于菊糖培养基,在 35 ℃的培养箱中培养 18～24 h 后观察。

(4)CAMP 试验:在血琼脂平板上,用金黄色葡萄球菌划种一条直线,再分别将 A 群和 B 群链球菌在距金黄色葡萄球菌接种线 3 mm 处,呈直角接种一短线。用同样的方法接种阴性和阳性对照菌,在 35 ℃的培养箱中培养 18～24 h 后观察。

(5)胆盐溶菌试验:

①平板法:直接将 10%的去氧胆酸钠溶液滴在菌落上,在 35 ℃的培养箱中培养 30 min 后观察结果。

②试管法:直接将 10%的去氧胆酸钠溶液滴在血清肉汤培养物中,在35 ℃的培养箱中培养 15～30 min 后观察结果。

(6)杆菌肽敏感试验:将 A 群、B 群、D 群链球菌分别密集划线于血液 M-H 平板上,粘贴 0.04 U 杆菌肽药敏纸片,在 35 ℃的培养箱中培养 18～24 h 后观察结果。

(7)Optochin 敏感试验:将肺炎链球菌和甲型溶血性链球菌分别密集划线于血液 M-H 平板上,粘贴 5 μg Optochin 药敏纸片,在 35 ℃的培养箱中培养 18～24 h 后观察结果。

4.乳胶凝集试验

用 A、B 等各群抗原的免疫血清分别致敏的乳胶颗粒,与链球菌进行间接乳胶凝集反应,于 10 min 内观察结果。

【实验结果】

1.记录链球菌的生长现象,填入表 7-6-1 中。

表 7-6-1　链球菌的生长现象

细菌	血琼脂平板	血清肉汤
A 群链球菌		
B 群链球菌		
D 群链球菌		
肺炎链球菌		
甲型溶血性链球菌		

2.记录链球菌的革兰氏染色结果,填入表 7-6-2 中。

表 7-6-2　链球菌的革兰氏染色结果

细菌	形态	排列	染色性
A 群链球菌			

续表

细菌	形态	排列	染色性
B 群链球菌			
D 群链球菌			
肺炎链球菌			
甲型溶血性链球菌			

3.记录链球菌的生化反应结果,填入表 7-6-3 中。

表 7-6-3　链球菌的生化反应结果

细菌	触酶试验	七叶苷试验	菊糖试验	CAMP 试验	胆盐溶菌试验
A 群链球菌					
B 群链球菌					
D 群链球菌					
肺炎链球菌					
甲型溶血性链球菌					

4.记录链球菌的血清分群结果,填入表 7-6-4 中。

表 7-6-4　链球菌的血清分群结果

细菌	血琼脂平板
A 群链球菌	
B 群链球菌	
D 群链球菌	

5.记录链球菌的药敏鉴定结果,填入表 7-6-5 中。

表 7-6-5　链球菌的药敏鉴定结果

细菌	杆菌肽敏感试验		Optochin 敏感试验	
	抑菌圈直径/mm	结果	抑菌圈直径/mm	结果
A 群链球菌				
B 群链球菌				

续表

细菌	杆菌肽敏感试验		Optochin 敏感试验	
	抑菌圈直径/mm	结果	抑菌圈直径/mm	结果
D 群链球菌				
肺炎链球菌				
甲型溶血性链球菌				

【注意事项】

1.进行胆盐溶菌试验(平板法)时,应仔细观察消失的菌落是溶菌还是被试剂冲走移位。

2.链球菌快速分群乳胶凝集试验在进行结果判断时,应在 2～10 min 内观察结果,发生乳胶凝集即为阳性。

【思考题】

1.分析 A 群、B 群、D 群链球菌及肺炎链球菌等的形态和菌落特点。

2.常见的链球菌感染性疾病有哪些? 分别由何种病原微生物引起?

实验七 铜绿假单胞菌的检验(综合性实验)

【实验目的】

1.掌握铜绿假单胞菌的形态染色、培养特性和菌落特征。

2.熟悉铜绿假单胞菌的主要生化反应。

3.临床上应用的对各类标本中铜绿假单胞菌进行检验的方法。

4.培养无菌观念,预防医院感染的发生。

【实验原理】

铜绿假单胞菌广泛分布于医院环境中,是人体多个部位的正常菌群之一,其感染多见于烧伤、创伤或手术切口等,也见于长期化疗或使用免疫抑制剂的患者。在医院感染中,由其引起的感染约占 10%,但在特殊病房(如烧伤和肿瘤病房)中、各种导管和内镜的治疗与检查室内,该菌的感染率可高达 30%。

铜绿假单胞菌为革兰氏阴性杆菌,无芽胞,无荚膜,单端有 1～3 根鞭毛,运动活泼。该菌在普通琼脂平板上可产生绿脓素和荧光素等色素;在血液琼脂平板上的菌落为灰绿色,扁平湿润,边缘不规则,表面有金属光泽,有生姜味,常可见透明溶血环;在麦康克(MAC)培养平板和 SS 平板上形成细小、无光泽、半透明的菌落。

铜绿假单胞菌可以根据菌落特征、色素、特殊气味、菌体形态、氧化酶、氧化发酵(O/F)、靛基质、明胶液化、硝酸盐还原、精氨酸双水解酶产生、脲酶产生、枸橼酸盐利用等进行鉴定。

【实验材料】

1.菌种:铜绿假单胞菌。

2.培养基:营养琼脂平板、血液琼脂平板、SS 平板、麦康克培养平板、O/F 发酵管、硝酸盐培养基、精氨酸双水解培养基、枸橼酸盐培养基、赖氨酸脱羧酶培养基等。

3.试剂:氧化酶试剂、革兰氏染色液、鞭毛染色液、生理盐水等。

4.器材:光学显微镜、培养箱、载玻片、盖玻片、接种针、接种环、酒精灯、香柏油等。

【实验方法】

1.分离培养及菌落性状观察

取铜绿假单胞菌,分别划线接种于营养琼脂平板、血琼脂平板、SS 琼脂平板、麦康克培养平板,35 ℃培养 18～24 h,观察平板上菌落的特征及产生的色素等。

2.形态结构观察

(1)革兰氏染色镜检:取平板上的铜绿假单胞菌菌落涂片,革兰氏染色镜检。

(2)动力检查:取铜绿假单胞菌接种于液体培养基中,35 ℃培养 18～24 h,用压滴法观察细菌动力。

(3)鞭毛染色观察:取铜绿假单胞菌的液体培养物涂片进行鞭毛染色,镜下观察细菌鞭毛。

3.生化反应

(1)氧化酶试验:用滤纸条蘸取被检菌落,进行氧化酶试验。

(2)氧化发酵(O/F)试验:取待检菌,接种在两支 O/F 发酵管中。其中一管加灭菌液状石蜡以隔绝空气,验证待测菌的发酵特征;另一管不加液状石蜡,验证待测菌的氧化特征。接种完毕后,置于 35 ℃ 的环境下培养 18～24 h 后观察结果。

（3）其他生化反应:取铜绿假单胞菌进行靛基质、尿酶产生、枸橼酸盐利用、精氨酸双水解酶产生等试验。

【实验结果】

1.记录铜绿假单胞菌革兰氏染色、鞭毛染色及压滴法检查结果,填入表 7-7-1 中。

表 7-7-1　铜绿假单胞菌的检查结果

检查	结果
革兰氏染色	
鞭毛染色	
压滴法	

2.记录铜绿假单胞菌的生长现象,填入表 7-7-2 中。

表 7-7-2　铜绿假单胞菌的生长现象

	营养琼脂平板	血琼脂平板	SS 琼脂平板	麦康克培养平板
铜绿假单胞菌				

3.记录铜绿假单胞菌的生化反应结果,填入表 7-7-3 中。

表 7-7-3　铜绿假单胞菌的生化反应结果

生化试验	氧化酶	O/F	吲哚	尿素酶	枸橼酸盐	精氨酸双水解酶
铜绿假单胞菌						

【注意事项】

1.临床分离的菌株中,部分不产生色素,尤其是从痰液中分离的菌落为黏液型铜绿假单胞菌,常不产生色素,但在室温下接种数代后常可恢复典型的菌落特征和产色素能力。

2.对于不产生色素的铜绿假单胞菌,可通过硝酸盐还原试验产生氮气,42 ℃生长情况以及在含 2.0 g/L 的硫酸镉琼脂上的生长情况进行鉴定。

【思考题】

铜绿假单胞菌在培养时有何特点?

实验八　肠道杆菌的检验(综合性实验)

【实验目的】

1.熟悉常见的肠道杆菌形态及生化反应。
2.掌握细菌的培养及鉴定流程。
3.养成良好的饮食和生活卫生习惯。

一、肠道杆菌的形态观察(示教片)

(一)形态观察

1.材料:大肠杆菌、志贺菌、伤寒沙门菌、变形杆菌革兰氏染色标本片。
2.方法:镜检观察标本片中细菌的形态、排列方式、染色特性等。注意,所观察的细菌均为革兰氏阴性短杆菌,在形态、染色上不容易区别,应注意观察其不同之处。

(二)特殊结构观察

1.材料:变形杆菌的鞭毛染色标本片。
2.方法:镜检观察鞭毛的位置、数量、形态及染色特性。

二、肠道杆菌培养物及主要生化反应的观察(示教片)

(一)肠道杆菌培养物观察

1.材料:大肠杆菌、志贺菌、伤寒沙门菌、变形杆菌生长在 EMB 平板和 SS 平板上的培养物,如表 7-8-1 所示。

表 7-8-1　四种肠道杆菌的主要生物学特征

菌名	EMB 平板	SS 平板	双糖铁（KIA）			动力、吲哚及脲酶（MIU）		
			斜面	底层	H₂S	动力	靛基质	尿素
大肠杆菌	菌落较大，呈紫黑色，有金属光泽	菌落较大，呈不透明粉红色	$\oplus$	$\oplus$	－	＋	＋	＋
志贺菌	菌落小，半透明或无色	菌落较小，无色半透明或呈淡黄色	K	＋	－	－	＋/－	－
变形杆菌	菌落圆形，较扁平，无色半透明	菌落圆形，中心呈黑色，较扁平，无色半透明	K	$\oplus$	＋＋＋ ＋/＋	＋	－	＋
伤寒杆菌	菌落较小，半透明或无色	菌落较小，无色半透明或呈淡黄色	K	＋	＋/－	＋	－	－

注：＋表示阳性或分解产酸；⊕表示分解产酸、产气；－表示不分解或阴性；K 表示碱性；＋＋＋＋/＋表示产生硫化氢（H_2S）的量由＋＋＋＋至＋不等；＋/－表示多数菌株阳性，少数菌株阴性。

2.方法：注意观察菌落的形状、大小、边缘、透明度、颜色及特殊光泽。

（二）肠道杆菌主要生化反应观察

1.材料：大肠杆菌、志贺菌、伤寒沙门菌、变形杆菌生长在 KIA、MIU、IMViC、糖发酵管等培养基中形成的菌落。

2.方法：注意观察四种肠道杆菌在 KIA、MIU、IMViC、糖发酵管等培养基中的生化反应特性（见表 7-8-1）。

三、血清学试验

（一）玻片凝集试验（定性）

【实验目的】

熟悉玻片凝集试验的原理与结果判断。

【实验原理】

玻片凝集试验的原理与试管凝集试验相同，一般均用于诊断未知抗原，如用已知的免疫血清诊断未知的细菌和血型鉴定等。由于该试验操作方法简便,并具有较高的敏感性和一定的特异性,故迄今为止仍为各实验室所采用。玻片凝集的反应时间短(应在2~5 min出现凝集),因而对免疫血清的浓度应相应提高(如该免疫血清试管凝集效价在 1∶1280 以上时,应按照 1∶20 的比例稀释以作为玻片凝集的抗体最适稀释度)。本试验方法只能用作定性试验。

【实验材料】

1.材料:载玻片、记号笔、接种环、牙签等。

2.试剂:沙门菌属多价血清。

【实验方法】

1.取洁净载玻片一张,用记号笔划分为两格,做好标记。用接种环以无菌操作方法于第一格内加沙门菌属多价血清1~2 环,第二格内加生理盐水 1~2环。

2.用接种环取少许可疑病原菌菌落与血清、生理盐水,用牙签分别混合均匀,使其呈乳状液。注意,取菌量不宜过多,使细菌悬液呈轻度乳浊即可。

3.轻轻摇动载玻片,经 1~2 min 后观察结果,并记录实验报告。

【实验结果】

在数分钟内出现肉眼可见的颗粒状凝集物即为阳性,无颗粒者为阴性。

【注意事项】

1.严格按无菌技术进行操作。

2.注意在使用牙签混合菌落与血清、生理盐水时,一定要更换牙签,避免发生交叉凝集反应。

(二)肥达反应(微量法)

【实验目的】

1.掌握肥达反应的实验原理和主要操作步骤。

2.熟悉肥达反应的结果判断及临床意义。

【实验原理】

肥达反应是一种试管凝集反应,其基本原理是用已知的伤寒杆菌 O 抗原、H 抗原和甲型、乙型副伤寒杆菌 H 抗原,与患者的血清进行定量凝集试验,以测定患者血清中有无相应抗体存在,作为诊断伤寒、副伤寒的参考。

微量法是近几年来逐渐推广应用的一种方法。历史上,最早的试管凝集试验就是用来诊断伤寒病死亡患者的抗原抗体反应。

【实验材料】

1.样本:待检患者血清。

2.诊断菌液:包括伤寒杆菌 O 及 H 菌液、甲型副伤寒杆菌(PA)H 菌液、乙型副伤寒杆菌(PB)H 菌液。用前稀释浓度至 1×10^8 CFU/mL,每 10 mL 菌液中加入苯酚复红染液 10 μL 或亚甲蓝染液 50 μL,以便于观察。

3.材料:生理盐水、试管、吸管、试管架等。

【实验方法】

1.标记:在塑料板(每排 7 孔,共 4 排)的每排第 1 孔边缘标注抗原名称,如 TH、TO、PA、PB。

2.稀释血清:取试管 1 支,加入被检血清 0.4 mL 和生理盐水 1.2 mL 混匀,用 1 mL 吸管吸取经 1:4 稀释后的血清 0.8 mL,在每排的第 1 孔内各加入 0.2 mL;用另一支吸管吸取生理盐水 0.8 mL,加入剩余血清中进行倍比稀释;混匀后取 0.8 mL 加入每排第 2 孔,各 0.2 mL;如此操作至第 6 孔。注意,此时各管血清的稀释度依次为 1:4、1:8 至 1:128。

3.抗原对照:在每排第 7 孔内分别加入生理盐水 0.2 mL,作为抗原对照。

4.加入抗原:从标有"H 抗原"这一排的对照孔开始,依次往前加伤寒沙门菌 H 抗原(TH),每孔 0.2 mL;同法在 O 抗原排 7 孔内加入伤寒沙门菌 H 抗原(PA),最后的 H 排加入乙型副伤寒沙门菌 H 抗原(PB)。注意,此时每孔血清又稀释了一倍。

5.将塑料板置于微型振荡器上,充分振荡 1 min,使诊断菌液与血清充分混匀,加盖置于 37 ℃的水浴箱内过夜后观察结果,确定凝集效价。

【实验结果】

1.抗原对照

抗原对照孔若为红色或蓝色菌体沉积于孔底,集中成一个圆点,表明无凝集现象,为阴性反应(一)。

2.凝集强度判定

(1)"＋＋＋＋":最强,上液澄清,有红色或蓝色细颗粒,全部细菌凝集沉于整个孔底,有卷边现象。

(2)"＋＋＋":强,液体稍浑浊,绝大多数细菌凝集,均匀平铺于孔底。

(3)"＋＋":液体较浑浊,约半数细菌凝集,沉于孔底。

(4)"＋":液体浑浊,少数细菌凝集,沉于孔底。

(5)"一":不凝,同抗原对照孔。

3.效价的确定

以出现明显凝集现象达"＋＋"的血清最高稀释度为该血清的凝集效价。注意,此法为微量法,确定血清效价后应扩大 10 倍以达到试管法的标准。

【正常参考值与临床意义】

1.诊断伤寒的效价(参考值)

(1)正常抗体水平参考值:TH＜1∶160,TO＜1∶80,PA＜1∶80,PB＜1∶80;待测血清中抗体的效价高于正常值有诊断意义。

(2)取双份血清进行肥达反应:采取感染早、中期(间隔 1～2 周)两次血清进行检测,可见抗菌体 O 抗原与抗鞭毛 H 抗原的抗体效价逐渐增高,诊断阳性率为 70％～90％。肥达反应阴性不能排除伤寒。

2.血清效价与临床意义

(1)O 效价升高,H 效价正常:伤寒病发病早期或其他沙门菌感染的交叉反应。

(2)O 效价正常,H 效价升高:不久前患过伤寒、接种伤寒疫苗后或非特异性反应。

(3)O 效价升高,H 效价升高:伤寒的可能性大。

(4)若单次效价升高,则判断的可靠性差,需进行动态观察;若双份血清效价升高高于 4 倍更具诊断意义。

【注意事项】

1.微量法实验要求每种溶液的吸取、稀释过程与加样量务必准确,尤其是依次稀释、连续进行的操作过程,更要尽量减少操作误差。

2.观察结果时,应先看对照管(第8管),对照管应无凝集现象。

3.注意比较第1排和第2排凝集现象的区别:O菌液凝集物为致密颗粒状,不易摇起;H菌液凝集物为疏松棉絮状,轻轻摇动易浮起。

【思考题】

有研究认为,沙门菌造成的食源性疾病暴发与生食鸡蛋或其制品有关,为什么?

四、粪便标本肠道致病菌的检测

【实验目的】

1.学会从粪便标本中分离、培养和鉴定病原体。

2.了解医学微生物学主要的研究方法和手段。

3.掌握基本技能和基本原理,牢固树立无菌观念。

【实验器材】

试管架、酒精灯、污物盘、显微镜、锥形瓶、培养皿等实验必备器材。

【实验方法】

检测粪便标本中肠道致病菌的方法和程序如图7-8-1所示。

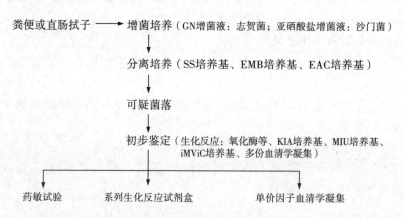

图 7-8-1 粪便标本肠道致病菌的检测程序

【实验结果】

观察记录粪便标本涂片镜检结果。

【注意事项】

1.选择适当的增菌培养基。

2.标本中杂菌较多,注意做好对不同细菌的生化反应记录。

【思考题】

如果大肠杆菌、伤寒沙门菌、痢疾杆菌混杂在肉汤培养基中,该怎么把它们分离出来,使其各自成为纯培养物?

实验九　痰液标本的细菌学检验(综合性实验)

【实验目的】

1.掌握痰液标本的细菌学检验程序、检验方法及结果报告。

2.掌握痰液标本中常见致病菌的检验方法及鉴定要点。

3.强化痰液标本的细菌学检验程序及相关微生物学检验操作技能。

4.培养学生关心患者的责任心。

【实验原理】

人类的上呼吸道有正常菌群栖居,而下呼吸道尤其在肺泡中正常情况下几乎是无菌的。正常人无痰或仅有少量泡沫样痰及黏液痰,患气管/支气管炎、肺炎、肺脓肿、肺水肿和非空洞性病变等呼吸系统疾病时,痰量可增多,痰液可呈脓性改变。

患下呼吸道感染性疾病时,组织表面和内部以及生成的分泌物中会存在病原菌。下呼吸道的分泌物经由上呼吸道排出时,易受上呼吸道正常菌群的污染。

引起下呼吸道感染性疾病的病原体种类繁多,而且呼吸道感染性疾病属于临床常见病和多发病,因此相关病原体的检验对临床诊断和治疗呼吸道感染性疾病具有重要的指导意义。

【实验材料】

1.标本:痰液标本。

2.培养基:血平板、巧克力平板、麦康克/中国蓝/伊红-亚甲蓝琼脂平板、微量生化管、M-H平板等。

3.试剂:革兰氏染色液、齐-尼抗酸染色液、无菌生理盐水、0.5麦氏标准比浊管、香柏油、乙醚、各种生化试剂、药物敏感纸片等。

4.器材:载玻片、盖玻片、无菌试管、游标卡尺、小镊子、光学显微镜、接种环、接种针、酒精灯、超净工作台、35 ℃培养箱、二氧化碳培养箱等。

【实验方法】

痰液标本的细菌学检查程序如图 7-9-1 所示。

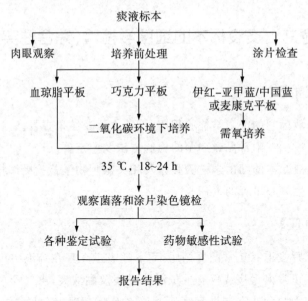

图 7-9-1 痰液标本的细菌学检查程序

1.直接涂片检查

显微镜直接镜检,判定有无病原菌存在,确定是否适合做细菌培养。

2.痰液标本培养前的处理

(1)痰的洗净:由于痰中有正常菌群,故会影响病原菌的检出,经洗净可减少其中正常菌群的影响。方法是将痰液加入含有 15～20 mL 灭菌生理盐水的试管中,剧烈振荡 5～10 s,用接种环将沉淀于管底的脓痰小片挑起,置于另一试管中,以同样的方法进行操作,最后将剩余的脓痰接种于培养基上。

(2)痰均质化:向痰液内加等量的 1% 的胰酶溶液(pH=7.6),37 ℃下放置 90 min,即可使痰液均质化。

3.细菌的分离培养

由于痰液中的病原菌种类繁多,除基本分离培养外,尚需特殊培养基和适当的培养环境。分离方法一般有:

(1)血平板:适于分离各类细菌,特别是 β-溶血性链球菌、葡萄球菌、肺炎链球菌等。

(2)巧克力平板:适于在含二氧化碳的环境下分离脑膜炎奈瑟菌、嗜血杆菌等。

(3)TTC 沙氏培养基:适于分离念珠菌及其他酵母菌。

(4)血平板:适于在厌氧环境下分离厌氧菌。

(5)麦康克/中国蓝/伊红-亚甲蓝琼脂平板:适于分离革兰氏阴性杆菌。

(6)罗氏培养基或米氏 7H10 培养基:适于培养结核杆菌。将标本接种于培养基后,置于 35 ℃下培养 18~24 h,观察生长现象。

4.细菌鉴定及药物敏感试验

取菌落涂片,行细菌染色后镜检,根据形态学检查结果,选用合适的生物化学试验及血清学试验对细菌进行鉴定,同时做抗菌药物敏感试验。

5.分析结果及发送报告

综合分析检验结果,填写微生物检验报告单。

【实验结果】

观察、记录痰液标本的检查结果:

1.记录涂片染色结果,填入表 7-9-1 中。

表 7-9-1　涂片染色结果

痰液标本涂片染色镜检结果	绘出显微镜下细菌形态图

2.记录菌落特征与形态检查结果,填入表 7-9-2 中。

表 7-9-2　菌落特征与形态检查结果

培养及种类	菌落特征	菌落涂片染色结果
血平板		
巧克力平板		
麦康克/中国蓝/伊红-亚甲蓝琼脂平板		

3.记录细菌鉴定结果,填入表 7-9-3 中。

表 7-9-3　细菌鉴定结果

生物化学试验		血清学试验(必要时)	
生化试验名称	试验结果	试验名称	试验结果

4.记录药敏试验结果,填入表 7-9-4 中。

表 7-9-4　药敏试验结果

药物名称	抑菌环直径/mm	血清学试验(必要时)		
		敏感(S)	中介(I)	耐药(R)

【注意事项】

1.采集痰标本时,要尽量避免正常菌群的污染。标本要及时送检,防止干燥。

2.分离、培养、检出致病菌时,除报告该菌外,同时还要报告正常菌群的情况,以平板上所有生长菌落所占相对比例来推断,可分为大量、中等量、少量和个别。

3.未检出致病菌时,应报告"正常菌群"。

4.严格无菌操作,注意生物安全,特别注意在实训过程中的自我保护,防止感染。

【思考题】

1.痰液标本中,细菌的种类有哪些? 其形态、染色及培养有何特点?

2.痰液标本的细菌染色采用了哪些染色方法?

实验十　尿液标本的细菌学检验

【实验目的】

1.掌握尿液标本细菌学检验的程序、检验方法及结果报告,掌握尿液标本活细菌的计数方法。

2.熟悉尿液标本中常见致病菌的检验方法及鉴定要点。

3.强化尿液标本的细菌学检验程序及微生物学检验基本操作技能,培养综合分析问题及解决问题的能力。

【实验原理】

正常人膀胱中的尿液是无菌的,当尿液经尿道排出时,因受到尿道正常菌群的污染而含有细菌。对尿液标本中的活菌进行计数,可帮助医生判断有无泌尿系统感染。

【实验材料】

1.培养基:血琼脂平板、巧克力琼脂平板、KIA、MIU、甘露醇发酵管。

2.实验试剂:3％的过氧化氢、氧化酶试剂、革兰氏染色液、每片含 5 μg 新生霉素的药敏纸片。

3.其他:沙门氏菌属诊断血清,新鲜人或兔血浆。

【实验方法】

(一)标本采集

正常人体膀胱中的尿液是无菌的,当尿液经尿道排出体外时,会受到尿道中细菌的污染而混有细菌。常用的采集方法有以下几种:

1.导尿法:用导尿管导尿,收集 10～20 mL 尿液,盛于无菌容器中送检。导尿法是一种较好的无菌采集法,但不宜重复多用,因易造成逆行感染,患者也不易接受。

2.中段尿采集法:中段尿采集法是临床上最常用的采集方法。女性患者外阴部及尿道口先以肥皂水清洗,然后用1∶1000的高锰酸钾水溶液冲洗,用灭菌纱布擦干,用手指将阴唇分开排尿,弃去前段尿,取中段尿 10～20 mL 于无菌容器内送检;男性患者应翻转包皮,用1∶1000的新洁尔灭消毒尿道口,用无菌生理盐水冲洗,用无菌纱布擦干后开始排尿,弃去前段尿,取中段尿 10～20 mL 于无菌容器内送检。

如疑为尿道炎时,可将最初 3～5 mL 尿液收集在无菌容器内送检,即使该尿中细菌含量少,若反复检出同一细菌,也应考虑为病原菌。

3.肾盂尿收集法:此法用以确定菌尿是否来自肾盂或输尿管,由泌尿科医师在膀胱镜下分别采集左、右两侧输尿管的尿液。

4.膀胱穿刺法:在膀胱充盈的状态下,在患者耻骨联合上用碘酒、酒精消毒后,以无菌注射器穿刺抽取尿液。此法主要用于厌氧菌培养,穿刺后应将针头立即插入橡皮塞内送检。当儿童或婴儿采集中段尿困难或培养结果与患者病情有矛盾时,可考虑用此法采集尿液。

(二)检验程序

尿液检验的一般程序如图 7-10-1 所示。

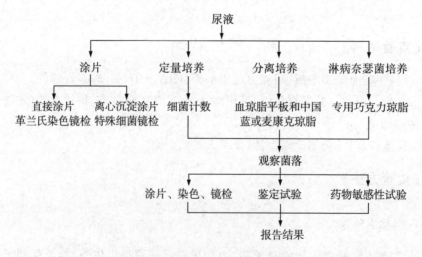

图 7-10-1　尿液检验的一般程序

1.尿液菌落计数(尿液定量培养)

(1)定量接种法:用无菌定量加液器取尿液 5 μL,滴加于血琼脂平板上呈一条直线,然后用接种环沿直线左右划线,从上而下一次完成,不可来回划线和分区划线;或用定量接种环取尿液,在血平板上连续划线接种;35 ℃培养过夜,计数生长菌落,再计算出每毫升尿液中的细菌数。

(2)倾注平板法:取新鲜尿液标本 0.1 mL,加无菌生理盐水 9.9 mL 稀释混匀后,取 1 mL 放入 9 cm 无菌平皿内;加入已融化并冷却至 50 ℃的普通琼脂培养基,立即混匀;待凝固成形后,置于 35 ℃培养 24~48 h,计数平板上的菌落数,乘以 100 即等于每毫升尿液中的细菌数。

(3)直接计数法:将尿液标本混匀后,取 1 滴尿液于载玻片上,盖上盖玻片;用相差显微镜观察每个视野中的细菌数,可大致估计尿液中的细菌数。

2.普通需氧培养

尿液标本经 3000 r/min 离心 30 min 后,取沉淀接种于血平板和麦康克平板上,35 ℃培养 18~24 h,观察有无菌落生长。根据菌落的形态特征及涂片革兰氏染色镜检结果,选择相应的方法进一步鉴定。

3.淋病奈瑟菌的培养

尿液标本经离心后,取沉淀物接种于 35 ℃预温的 MTM 或巧克力平板(加有万古霉素 3 μg/mL,多黏菌素 7.5 μg/mL,制霉菌素 12.5 μg/mL)上,置于 35 ℃含 5%~10%的 CO_2 的环境中培养 24~48 h,观察结果。在接种的同时取沉淀涂片,革兰氏染色镜检。

4.厌氧菌培养

必须用膀胱穿刺尿液进行培养,离心后取沉淀物接种于 BA 和厌氧血平板上,分别进行需氧和厌氧培养。

5.真菌涂片

取尿液离心沉淀物放于洁净载玻片上,加盖玻片,轻轻加压,用高倍镜检查。如沉渣太多,可滴加 10%的氢氧化钾溶液,使之溶解后再镜检。同时可制成薄片,干后经火焰固定,革兰氏染色,油镜检查。

6.其他检查

其他检查还包括对衣原体、支原体、螺旋体的检查等。

【实验结果】

完成尿液标本涂片染色,记录镜检结果。

【思考题】

分析尿液检验各项结果的临床意义。

实验十一　流感病毒的血凝与血凝抑制试验(综合性实验)

【实验目的】

掌握病毒血凝试验和血凝抑制试验的原理及基本操作技术。

(一)血凝试验

【实验原理】

流感病毒颗粒表面有血凝素(hemagglutinin,HA),能与鸡、豚鼠等动物红细胞表面的血凝素受体结合,从而发生红细胞凝集现象。把一定浓度的鸡红细胞加到待检的鸡胚尿液或羊水中,如出现血细胞凝聚现象,即表示有病毒存在,这种试验称为"血红细胞凝集试验",简称"血凝试验"。

【实验材料】

1.已接种流感病毒的鸡胚。
2.生理盐水、0.5%的鸡红细胞悬液、吸管、血凝反应板、小镊子等。

【实验方法】

1.经过冰冻的鸡胚用碘酊、乙醇消毒气室部卵壳,用镊子击破消毒过的卵壳,轻轻揭去卵壳并撕去壳膜,在无大血管处穿破绒毛尿囊膜,以无菌吸管吸取尿囊液;如以羊膜腔接种法分离病毒时,则应小心地刺破羊膜,用吸管吸取羊水,放入无菌试管内,待检测。

2.取洁净血凝反应板一块,标记1~10号孔,按表7-11-1所示向各孔加入生理盐水,第1孔为0.45 mL,其他各孔均为0.25 mL。

表 7-11-1　流感病毒血凝试验加样情况　　　　单位:mL

孔号	1	2	3	4	5	6	7	8	9	10
生理盐水	0.45	0.25	0.25	0.25	0.25	0.25	0.25	0.25	0.25	0.25
病毒液	0.05	0.25	0.25	0.25	0.25	0.25	0.25	0.25	0.25	弃0.25
稀释度	1:10	1:20	1:40	1:80	1:160	1:320	1:640	1:1280	1:2560	—
0.5%的鸡红细胞	0.25	0.25	0.25	0.25	0.25	0.25	0.25	0.25	0.25	0.25
结果举例	++++	++++	+++	+++	++	+	+	+	—	—

3.取收获的尿囊液或羊水液 0.05 mL 加入第 1 孔内,按 1:10 的比例稀释,用吸管吹吸,吸出 0.2 mL(1:10)稀释液加入第 2 孔,混匀,从第 2 孔内吸取 0.25 mL 加入第 3 孔,混匀……,依次做倍比稀释至第 9 孔,混匀后从第 9 孔中取出 0.25 mL 弃掉。这样,各孔的液体量均为 0.25 mL,从第 1 孔到第 9 孔的病毒稀释度分别为 1:10、1:20、1:40……1:2560,第 10 孔不加病毒液,作为生理盐水空白对照。

4.稀释完毕,每孔加入 0.5%的鸡红细胞悬液 0.25 mL,轻轻摇匀后置于室温下 45 min。

【实验结果】

1.观察结果时要轻拿轻放,首先观察阴性对照管,红细胞应无凝集。

2.观察实验孔,各孔出现的红细胞凝集程度以"＋＋＋＋""＋＋＋""＋＋""＋""－"表示:

(1)"＋＋＋＋"表示全部(100%)红细胞凝集,凝集的红细胞均匀地平铺在孔底,边缘不整齐。

(2)"＋＋＋"表示大部分(75%)红细胞凝集,平铺在孔底,但尚有少数红细胞不凝集,而是沉在孔底中心形成一个小红点。

(3)"＋＋"表示约有半数(50%)红细胞凝集,在孔底铺成薄膜,面积较小,不凝集的红细胞在孔底中心聚成小圆点。

(4)"＋"表示只有少数(25%)红细胞凝集,多数不凝集的红细胞在孔底中心聚成小圆盘状,少数凝集的红细胞散在于小圆盘周围。

(5)"－"表示红细胞不凝集,沉于孔底,呈一边缘整齐的致密圆盘状。

凝集效价：能使红细胞呈"＋＋"凝集的病毒最高稀释度为凝集效价，表示每 0.25 mL 中含有 1 个血凝单位(U)。如上述试验中第 5 孔为"＋＋"，则该病毒悬液效价为 1：160，即病毒稀释到 1：160 时，每 0.25 mL 中含 1 个血凝单位。如果血凝试验阳性，则应做血凝抑制试验以进一步证实，并可确定该流感病毒的型与亚型。

(二)血凝抑制试验

【实验原理】

向流感病毒悬液中加入特异性抗体后，再加入鸡或豚鼠的红细胞，病毒会失去凝集红细胞的能力，此试验称为"血凝抑制试验"。血凝抑制试验中，若用已知病毒的抗血清，则可鉴定该病毒的型与亚型。

【实验材料】

1.流感病毒培养后的鸡胚尿囊液（已测定凝集效价，配制成浓度为 4 U/0.25 mL 的液体）。

2.流感患者恢复期的血清（已鉴定型别和抗体效价）、0.5％的鸡红细胞悬液、生理盐水、吸管、血凝反应板等。

【实验方法】

1.洁净血凝反应板，取 10 孔做好标记，第 9 孔为病毒抗原对照孔，第 10 孔为血清对照孔。

2.如表 7-11-2 所示，各孔加入生理盐水，第 1 孔为 0.45 mL，其他各孔均为 0.25 mL。

3.取患者血清 0.05 mL 加入第 1 孔内，按 1：10 的比例稀释，用吸管吹吸 3 次，混匀后将 0.25 mL(1：10)稀释液移至第 10 孔作为血清对照，同时再从第 1 孔吸取 0.25 mL 移至第 2 孔⋯⋯依次进行倍比稀释至第 8 孔，然后从第 1 孔和第 8 孔吸取 0.25 mL 至消毒缸内，使孔内血清量与其他孔一致。

4.按如表 7-11-2 所示的次序，第 1～9 孔分别加入流感病毒 0.25 mL。

5.第 1～10 孔每孔加入 0.5％的鸡红细胞悬液各 0.25 mL。

6.轻轻摇匀，置于室温下 45 min 后观察结果。

表 7-11-2　　流感病毒血凝抑制试验加样情况　　　　　　　　单位：mL

孔号	1	2	3	4	5	6	7	8	9	10
生理盐水 血清	0.45 0.05	0.25 0.25	0.25 0.25	0.25 0.25	0.25 0.25	0.25 0.25	0.25 0.25	0.25 0.25	0.25 0.25	0.25 0.25
稀释度	1：10	1：20	1：40	1：80	1：160	1：320	1：640	1：1280	病毒 对照	病毒 对照
流感病毒	0.25	0.25	0.25	0.25	0.25	0.25	0.25	0.25	0.25	0.25
0.5％的 鸡红细胞	0.25	0.25	0.25	0.25	0.25	0.25	0.25	0.25	0.25	—
结果举例	＋＋ ＋＋	＋＋ ＋＋	＋＋＋	＋＋＋	＋＋	＋	＋	＋	—	—

【实验结果】

1.判定各管血细胞凝集的情况,方法与流感病毒血凝试验相同。

2.对照孔第 10 孔应不凝集,第 9 孔应完全凝集,依次观察各实验孔,以能完全抑制红细胞凝集(即不凝集)的血清最高稀释度为血凝抑制效价。如完全抑制到第 4 管,则效价为 1：80。

【注意事项】

1.胚材料收获前,要将鸡胚置于 4 ℃的冰箱中 6 h 或过夜,使鸡胚冻死而致血液凝固,以免收获时流血影响病毒滴度。

2.获取鸡胚尿囊液时,注意不要触及卵黄囊,以防止卵黄溢出,影响下一步的实验效果。

3.0.5％的鸡红细胞悬液最好现用现配,已发生溶血的红细胞不能使用。

4.病毒抗原的倍比稀释过程中,应确保稀释的准确度,以免影响实验结果的判定。

【思考题】

1.血凝试验的原理是什么?

2.流感病毒的鉴定方法有哪些?

3.鸡胚材料收获前为什么要将鸡胚放入冰箱内?

4.病毒的血凝试验是一种特异性的反应吗?

实验十二　痘苗病毒 MVTT-GFP 的接种和滴度测定（综合性实验）

【实验目的】

1.掌握病毒的稀释、接种和滴度测定的方法。

2.掌握荧光显微镜的使用及维护方法。

【实验原理】

1.痘苗病毒的基本特点

痘苗病毒属于痘病毒科中的正痘属,是有包膜的双链线性 DNA 病毒,有感染力的成熟痘苗病毒呈卵形或砖形,直径为 300～400 nm。痘苗病毒的基因组较大(130～300 kb),能编码 200 个左右的基因和 100 多种多肽。痘苗病毒的基因组可人为地划分为左端、右端和中间区段,其复制所必需的基因(如 DNA 和 RNA 聚合酶、各种转录因子等)主要分布于基因组的中间区段;同时,痘苗病毒基因组的两端也分布着一些基因,如免疫调节因子、宿主范围相关基因等,它们常常是病毒复制非必需的。痘苗病毒的生活周期主要包括病毒的吸附进入、脱壳、基因的表达、DNA 的复制和病毒的组装及释放。目前,越来越多的痘苗病毒株被作为活病毒载体,用于包括艾滋病在内的传染病的疫苗研发中。

2.重组痘苗病毒的构建和外源基因的稳定表达

(1)通过同源重组的方法将绿色荧光蛋白(green fuorescent protein,GFP)基因插入痘苗病毒的特定区域:在穿梭载体 2-GFP 中(见图 7-12-1),筛选标记基因 GFP 置于痘苗病毒启动子的控制之下。在它的两侧,克隆有来自痘苗病毒的基因序列作为侧翼序列,该侧翼序列来自痘苗病毒天坛株相当于 MVA Del Ⅱ 的区域,可使 GFP 基因在同源重组之后插入痘苗病毒的特定区域。进行同源重组时,首先用 Vero 细胞接种野生型痘苗病毒天坛株(MVTT),然后将穿梭质粒 2-GFP 转染入感染了 MVTT 的 Vero 细胞,通过噬斑纯化得到稳定表达 GFP 的重组病毒 MVTT-GFP。

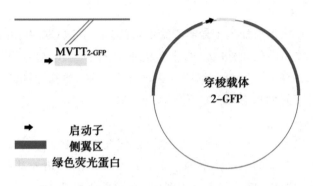

图 7-12-1　构造改良痘苗病毒 MVTT-GFP 的原理

（2）重组痘苗病毒稳定性鉴定和外源基因表达水平的比较：改良的重组病毒 MVTT-GFP 需要在 Vero 细胞中连续传代 6 次。将第 1 代和第 6 代的 MVTT-GFP 感染 Vero 细胞，在荧光显微镜下对产生的绿色荧光噬斑进行计数和拍照；然后再对感染的细胞进行免疫染色，对显示病毒感染的噬斑再次进行计数和拍照，与产生绿色荧光的噬斑数进行比较，以确定传代前后重组病毒的纯度，从而了解重组病毒的遗传稳定性。基因表达水平可通过流式细胞术（fuorescent activated cell sorter，FACS）和蛋白质免疫印迹（Western blotting）检测进行比较。

（3）痘苗病毒的滴度测定：在 24 孔板中加入 Vero 细胞，待长至单层后，吸出培养基，加入 10 倍梯度稀释的病毒样品进行病毒的吸附，吸附完成后，从培养板中移去病毒，加入新鲜的半固体培养基培养细胞，待噬斑形成后，用结晶紫进行染色，对细胞中产生的噬斑进行计数，根据噬斑数和稀释倍数计算病毒的滴度（pfu/mL，pfu：plaque formtting unit，噬斑形成单位）。

【实验材料】

1.试剂：DMEM 培养基、2×MEM 培养基、1％的琼脂糖、胎牛血清。

2.仪器：二氧化碳培养箱、荧光显微镜、水浴锅。

3.细胞：猴肾细胞 Vero。

4.病毒：痘苗病毒 MVTT-GFP。

【实验方法】

1.痘苗病毒 10 倍梯度稀释液的准备及病毒的接种

（1）取 4 个 1.5 mL 离心管，以 1～4 编号后按顺序放在管架上，每管加入

450 μL DMEM 培养基。

（2）取 50 μL 病毒液加入 1 号离心管中，混匀 4～6 次；取 50 μL 病毒稀释液加入 2 号离心管中，混匀 4～6 次；如此重复，依次稀释至 4 号离心管。

（3）将 24 孔板的单层 Vero 细胞弃去培养上清液，按指定的顺序依次每孔加入 200 μL 稀释好的病毒，37 ℃下吸附 60～90 min。

2.接种后细胞的培养

（1）吸附完成后，从培养板中弃去上清液，每孔加入 100 μL PBS。

（2）每孔加入新鲜的半固体培养基 500 μL（2×MEM 培养基和 1％的琼脂糖以 1∶1 的比例混匀，培养基含终浓度为 3％的胎牛血清）。

（3）于 37 ℃下，在含 5％的二氧化碳的培养箱中培养 40 h 左右。

3.病毒噬斑的观察、计数和滴度的计算

（1）在荧光显微镜下观察病毒的噬斑。

（2）对细胞产生的噬斑进行计数，根据噬斑数和稀释倍数计算病毒的滴度。

【实验结果】

在荧光显微镜下观察病毒的噬斑，并拍摄病毒噬斑的照片。

【注意事项】

1.测定病毒滴度时，细胞应为单层，密度不易过大，这样更有利于对噬斑的观察。

2.半固体培养基中，琼脂的最终比例为 0.5％。

【思考题】

如何根据噬斑数进行病毒滴度的测定？

实验十三　HIV-1 感染者体内针对 gp160 膜蛋白的血清抗体滴度的 ELISA 检测（综合性实验）

【实验目的】

1.熟悉 ELISA 检测的原理和操作。

2.掌握酶标仪的操作和使用。

3.进一步认识 HIV 对人体的危害,规范学生的行为。

【实验原理】

1.人类免疫缺陷病毒

人类免疫缺陷病毒(human immunodeficiency virus,HIV)是引起艾滋病
(获得性免疫缺陷综合征,acquired immune deficiency syndrome,AIDS)的病原
体,它是一种攻击人类免疫系统细胞的慢病毒,属于反转录病毒的一种。HIV
通过攻击人体的 T 淋巴细胞,影响人体免疫系统的正常功能,使机体对各种疾
病的抵抗力下降。

gp160 蛋白由 HIV 的结构基因编码,并在宿主细胞内由蛋白酶剪切成
gp120 和 gp41 两种膜蛋白。其中,gp120 在 HIV 侵染细胞的过程中与目标细
胞上的 CD4 受体结合;gp41 与 gp120 通过非共价键连接,在 gp120 与 $CD4^+$ 淋
巴细胞结合后帮助 HIV 侵入细胞。

由于宿主细胞内会合成大量 gp160,但蛋白酶切割的效率有限,因此在宿主
细胞释放复制后的 HIV 的同时,会释放大量的 gp160 蛋白,所以 AIDS 患者体
内的免疫系统常常会针对 gp160 产生抗体。

2.ELISA

ELISA 即酶联免疫吸附法(enzyme linked immunosorbent assay),是目前
常用的酶免疫测定法,其原理是通过抗原与抗体的特异性反应,以及酶与底物
产生的颜色反应来定量测定抗原抗体的结合效率。用于 ELISA 的酶有很多,
如辣根过氧化物酶(hoserndis peroxides,HRP)、碱性磷酸酯酶等。

根据检测对象和操作方法的不同,至少可以将 ELISA 分为以下四种方法:

(1)直接法:直接法是将抗原(抗体)包被于周相载体表面,先加入酶联抗
体,形成抗原-抗体复合物,再加入酶对应的底物,测定反应产生的颜色深浅。
颜色深浅与待测抗原(抗体)的含量呈正比。

(2)间接法:间接法是目前检测抗体最常用的方法。用间接法进行检测时,
首先将抗原结合在载体上,再加入与抗原发生特异性反应的抗体。然后,加入
带有由可与第二步加入的抗体结合的抗体(抗原)和酶组成的偶联物,当此偶联
物与固相载体上的抗原(抗体)发生反应后,加入酶的对应底物,检测酶与底物
发生颜色反应后产生的颜色的深浅。颜色深浅与待测抗原(抗体)的含量呈
正比。

(3)双抗体夹心法:对抗体夹心法是目前检测抗原最常用的方法。用双抗
体夹心法进行检测时,首先将抗体结合在固相载体上,再加入待测的抗原样品,

反应一段时间,使抗原与固相抗体结合,然后加入酶联抗体与抗原结合,最后加入酶对应的底物,通过检测颜色反应的程度,确定样品中抗原的含量。

(4)竞争法:竞争法是通过引入与待测抗原(抗体)竞争结合固态抗体(抗原)的酶标抗原(抗体),使酶与底物发生的颜色反应程度与待测抗原(抗体)含量呈负相关,从而确定样品中抗原的含量。以检测抗原为例,首先将特异性抗体固定于固相载体上,洗涤除去未固定的抗体;随后加入一定量的待测抗原与酶标抗原的混合溶液,保温,使抗原和抗体充分反应、结合,然后洗涤除去未结合的待测抗原和酶标抗原。加入底物显色后,与只加入酶标抗原的进行对照比较,待测样本颜色越浅,说明待测样本中抗原的含量越多。

3.滴度

滴度是一个表述浓度的用词,通常在生物化学、病理学和免疫学中使用。在免疫学中,滴度是指通过血清学方法能显示一定反应的抗体或抗血清的最高稀释倍数,如终点稀释度为 100,则血清的效价(每毫升血清中的抗体效价)为 100 抗体单位。

【实验材料】

1.试剂:gp160 膜蛋白、HIV-1 感染者血清、HRP-兔抗人 IgG 抗体。

(1)包被液(Na_2CO_3 0.15 g,$NaHCO_3$ 0.293 g,加蒸馏水稀释至 100 mL,pH 值为 9.6)。

(2)封闭液:0.5% 的 BSA PBS 溶液。

(3)稀释液(PBS 溶液)。

(4)洗涤液(同稀释液)。

(5)邻苯二胺溶液(6.1 mL 0.1 mol/L 的柠檬酸溶液,6.4 mL 0.2 mol/L 的 $Na_2HPO_4 \cdot 12H_2O$ 溶液,8 mg 邻苯二胺,12.5 mL 蒸馏水配制而成;临用前加入 30% 的过氧化氢溶液 40 μL)。

(6)终止液(2 mol/L 的 H_2SO_4 溶液)。

2.仪器:恒温培养箱、酶标仪、多道移液器。

【实验方法】

1.包被抗原:用包被液将 gp160 溶液稀释至 5 μg/mL(抗原含量一般为每孔 0.1~10 μg),在 96 孔板 2~10 列每列 B~G 孔每孔加入 100 μL 稀释后的溶液,在 37 ℃下孵育 1 h。

2.洗涤:倒净 96 孔板中的液体,每孔加 200 μL 洗涤液,用排枪吹吸、洗涤

3 次。最后,将 96 孔板倒置在吸水纸上,使孔中的洗涤液流尽。

3.封闭:每孔加封闭液 200 μL,在 37 ℃下孵育 1 h。

4.加被检血清:用稀释液将待测血清稀释至 1∶400,于 B2～D2、B11～D11 孔每孔加入 300 μL 稀释后的待测血清。于 3～11 列每孔加入 150 μL 稀释液,用多道移液器从 B2～D2 孔吸取 150 μL 液体,加入 B3～D3 孔,吹吸数次,稀释混匀,得到 1∶800 稀释的待测血清。取 1∶400 稀释的待测血清加入 B5 孔,重复以上步骤至 D9 孔,稀释得到 1∶51200 稀释的待测血清。于 B9～D9 孔吸弃 150 μL 稀释后的待测血清。在 37 ℃下孵育 1 h,加样方法如表 7-13-1 所示。

5.洗涤:倒净 96 孔板中的液体,每孔加 200 μL 洗涤液,用排枪吹吸、洗涤 3 次。最后,将 96 孔板倒置在吸水纸上,使孔中的洗涤液流尽。

6.加二抗:每孔加入 200 μL HRP-兔抗人 IgG 抗体,在 37 ℃下孵育 1 h。

7.洗涤:倒净 96 孔板中的液体,每孔加 200 μL 洗涤液,用排枪吹吸、洗涤 3 次。最后,将 96 孔板倒置在吸水纸上,使孔中的洗涤液流尽。

8.加底物:每孔加入 200 μL 邻苯二胺溶液,室温下避光反应 5 min。

9.加终止液:每孔加入 50 μL 终止液。

10.测定结果:用酶标仪记录波长 490 nm 下的读数。

【实验结果】

记录酶标仪 A490 读数,计算 gp160 膜蛋白的血清抗体滴度。

【注意事项】

1.严格按照说明书的要求,按规定的量、顺序、温度、温育进行操作。

2.显色剂避免在空气中暴露时间过长,加显色剂时尽量避免溅出孔外。

3.显完色后应及时终止,加终止液时要避免出现气泡。

【思考题】

1.封闭的目的是什么?略去此步骤对实验结果会有怎样的影响?

2.分析 ELISA 检测中产生假阳性的原因。

表 7-13-1　被检血清稀释法

	1	2	3	4	5	6	7	8	9	10	11	12
A												
B		1 : 400	1 : 800	1 : 1600	1 : 3200	1 : 6400	1 : 12800	1 : 25600	1 : 51200	无血清	无抗原	
C		1 : 400	1 : 800	1 : 1600	1 : 3200	1 : 6400	1 : 12800	1 : 25600	1 : 51200	无血清	无抗原	
D		1 : 400	1 : 800	1 : 1600	1 : 3200	1 : 6400	1 : 12800	1 : 25600	1 : 51200	无血清	无抗原	
E												
F												
G												
H												

实验十四　新型冠状病毒核酸检测(综合性实验)

新型冠状病毒核酸检测是检测是否感染新型冠状病毒的重要手段,主要通过采集患者的鼻咽拭子、痰液、血液等,利用聚合酶链式反应(PCR)技术明确样本中是否存在新型冠状病毒。该检测方法具有简便、快速的特点,是目前确诊是否患新型冠状病毒肺炎的无创诊断"金标准"。

【实验目的】

1.熟悉新型冠状病毒核酸检测的标本采集及实验流程。

2.掌握 PCR 技术的操作流程。

3.培养学生关注公共卫生的品质,加强个人防护意识。

【实验原理】

新型冠状病毒(SARS-CoV-2)属于 β 冠状病毒属(Betacoronavirus),该病毒是蛋白包裹的单正链 RNA 病毒,寄生和感染高等动物(包括人)。病毒中的特异性 RNA 序列是区分该病毒与其他病原体的标志物,如疑似患者样本中能检测到新型冠状病毒的特异性核酸序列,则可认为该患者可能被新型冠状病毒感染。

新型冠状病毒常用的核酸诊断方法有两种:病毒核酸特异性基因检测和病毒基因组测序。最常见的检测新型冠状病毒特异性核酸序列的方法是荧光定量 PCR。由于新型冠状病毒是 RNA 病毒,故试剂盒检测基本都采用反转录加实时聚合酶链式反应法(RT-PCR),扩增病原体的核酸(RNA),同时通过荧光探针实时检测扩增产物。在 PCR 反应体系中,包含一对特异性引物以及一个 Taqman 探针,该探针为一段特异性寡核苷酸序列,两端分别标记了报告荧光基团和淬灭荧光基团。探针完整时,报告荧光基团发射的荧光信号被淬灭荧光基团吸收;如反应体系存在靶序列,则进行 PCR 反应时探针与模板结合,DNA 聚合酶沿模板利用酶的外切酶活性将探针酶切降解,报告荧光基团与淬灭荧光基团分离,发出荧光。每扩增一条 DNA 链,就有一个荧光分子产生。荧光定量 PCR 仪能够检测出荧光到达预先设定阈值的循环数(Ct 值),该值与病毒核酸浓度有关,病毒核酸浓度越高,Ct 值越小。不同的生产企业会依据自身产品的性能确定产品的阳性判断值。

【实验材料】

1.试剂盒:新型冠状病毒诊断试剂盒。

2.标本:鼻拭子、咽拭子、鼻咽抽取物或呼吸道抽取物、深咳痰液、支气管灌洗液、肺泡灌洗液等,消化道标本包含粪便及肛拭子,血液标本包含全血及血清。

【实验方法】

1.标本采集(以咽拭子检查为例)

(1)被检者保持坐位,面对采集者,尽量平静心情,消除紧张情绪,取下口罩,并按照采集者的要求尽量张开嘴,头稍向后仰。

(2)采集者在被检者做好准备后,将准备好的棉拭子自被检者口腔向咽部深处插入,此时被检者应配合采集者发出"啊"的声音,持续 10 s 左右,采集者在被检者咽部后壁擦拭采集标本。

(3)采集完毕,被检者应佩戴好口罩后离开。

(4)采集者将标本封存送往实验室,由检验科技师进行样本核酸检测。

2.根据试剂盒说明书,进行荧光 PCR 核酸检测,对提取物进行荧光 PCR 扩增反应,需要 70~80 min(参见本书第七章实验十三)。

【实验结果】

1.阳性:PCR 扩增后显示出新冠病毒核酸片段,则判定样本和被检者体内可能存在该病毒,并且具有传染性。

2.阴性:被检者的样本中未检出新型冠状病毒。

【注意事项】

1.采集样本时,使用无 RNA 酶的拭子和无 RNA 酶的储存管,并尽快进行检测。

2.检查完毕,被检者应尽快离开检查场所,避免停留。

3.结果明确前,疑似患者需在医院隔离区暂时隔离或进行自我隔离。

【思考题】

荧光定量 PCR 检测技术还适用于哪些疾病的诊断？

实验十五　酵母菌的形态观察

【实验目的】

1.学习并观察酵母菌的形态及出芽生殖方式。
2.学习区分酵母菌死细胞和活细胞的试验方法。
3.学习酵母菌子囊孢子的观察方法。
4.掌握酵母菌的一般形态特征及其与细菌的区别。

【实验原理】

酵母菌是单细胞真核微生物,大小通常比常见的细菌大几倍甚至十几倍。酵母菌的菌落形态(见图 7-15-1)与细菌相仿,但由于酵母菌细胞比细菌大,且细胞间隙含水量较少,不能运动,故其菌落较大、较厚,外观较稠、不透明,菌落颜色多为乳白色或矿烛色。多数酵母以出芽的方式进行无性繁殖(见图 7-15-2),也有的行分裂繁殖。酵母菌的有性生殖是通过接合产生子囊孢子。

亚甲蓝是一种无毒性的染料,氧化型呈蓝色,还原型呈无色。酵母菌的活细胞新陈代谢作用较强,有较强的还原能力,能使亚甲蓝由蓝色的氧化型变为无色的还原型;而死去的酵母菌细胞或代谢作用较弱的衰老酵母菌细胞则呈蓝色或淡蓝色,借此即可对酵母菌的死细胞和活细胞进行鉴别。

子囊孢子是子囊菌类真菌有性生殖产生的有性孢子。在酵母菌中,能否形成子囊孢子及其形态是酵母菌分类鉴定的重要依据之一。麦氏培养基有利于面包酵母子囊孢子的产生。子囊孢子壁厚,不易染色,亦不易脱色,可采用芽胞染色法染色观察。酵母菌的子囊孢子呈绿色,而子囊壁和营养细胞呈红色(见图7-15-3)。

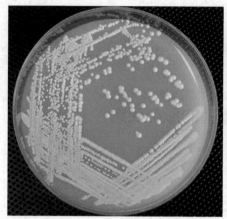

图 7-15-1　酵母菌的菌落特征

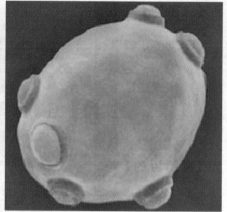

图 7-15-2　酵母菌的出芽繁殖

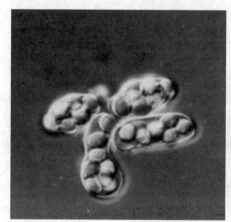

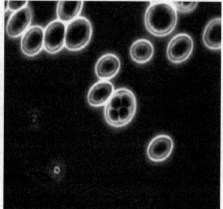

图 7-15-3　酵母菌的子囊孢子

【实验材料】

1.菌种:啤酒酵母、面包酵母。

2.培养基:豆芽汁斜面、麦氏培养基。

3.溶液或试剂:0.1％的亚甲蓝染液、5％的孔雀绿水溶液、0.5％的番红水溶液、95％的乙醇。

4.仪器及其他用具:接种环、酒精灯、载玻片、盖玻片、显微镜等。

【实验方法】

1.水浸片法观察酵母菌的死细胞和活细胞(啤酒酵母)

(1)取一片洁净的载玻片,在其中央滴1滴0.1%的亚甲蓝染液。

(2)将接种环在酒精灯上烧灼灭菌,冷却后蘸取少量平板培养物中的酵母菌,放在染液旁轻轻混匀。

(3)用镊子夹取一片盖玻片,先将盖玻片的一边与菌液接触,然后慢慢将盖玻片放下,使其盖在菌液上。

(4)将制好的片放置约3 min后再次镜检并对照,先用低倍镜,然后用高倍镜观察酵母菌的形态和出芽情况,并根据颜色来区别死细胞和活细胞。

(5)染色约30 min后再次进行观察,注意死细胞数量是否增加。

(6)绘图说明所观察到的酵母菌的形态特征。

概括步骤如下:

滴加染液→涂片→加盖玻片→3 min后镜检→30 min后再次镜检

2.子囊孢子的观察(面包酵母)

(1)菌种的活化:使用接种环挑取少许面包酵母菌种,接种到新鲜豆芽汁斜面上,于25～28 ℃的培养箱中培养24 h,连续转接种3次。

(2)产孢培养:最后一次接种到麦氏琼脂斜面上,置于25～28 ℃的培养箱中培养1周。

(3)涂片:取清洁载玻片一张,在其中央滴半滴生理盐水,挑取少量菌苔与生理盐水混匀。

(4)干燥:室温下自然晾干或电吹风吹干。

(5)固定:将干燥后的涂片通过火焰上方3次,固定酵母菌。

(6)染色:加5%的孔雀绿水溶液于涂片上,染色3 min,水洗。

(7)脱色:使用95%的乙醇脱色30 s,立即水洗。

(8)复染:将0.5%的番红水溶液滴加在菌膜上,复染30 s水洗,不要直接冲洗菌膜。

(9)干燥:室温下自然晾干、电吹风吹干或吸水纸吸干。

(10)镜检:先使用低倍镜观察,找到物像后再使用油镜进行观察。

(11)制作亚甲蓝水浸片,观察面包酵母。

【实验结果】

1.绘制水浸片法观察到的酵母菌死细胞和活细胞（啤酒酵母，见图 7-15-4）。

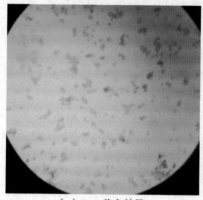
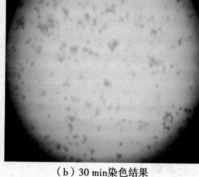

（a）3 min染色结果　　　　　　　　　　（b）30 min染色结果

图 7-15-4　啤酒酵母菌染色结果

2.绘制子囊孢子染色结果，如图 7-15-5 所示，子囊孢子呈绿色，菌体和子囊呈粉红色。

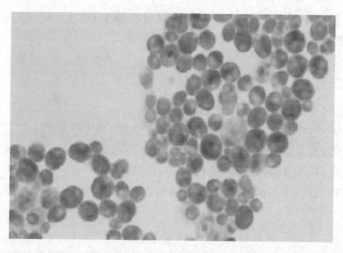

图 7-15-5　子囊孢子染色结果

3.绘制水浸片法子囊孢子的观察结果,如图 7-15-6 所示。

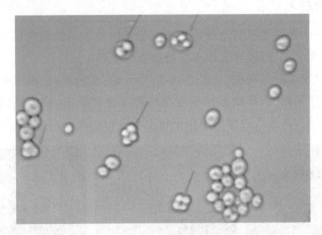

图 7-15-6　水浸片法子囊孢子的观察结果

【注意事项】

1.使用接种环将菌体与染液混合时不要剧烈涂抹,以免破坏细胞。

2.滴加染液的量要适中,否则用盖玻片覆盖时,染液过多会溢出,过少则会产生大量气泡。

3.盖玻片要缓慢倾斜覆盖,以免产生气泡。

【思考题】

1.在显微镜下,酵母菌有哪些区别于一般细菌的突出特征?

2.如何区别酵母菌的营养细胞和释放出子囊外的子囊孢子?

实验十六　放线菌、霉菌的形态观察

【实验目的】

1.学习掌握观察放线菌、霉菌形态的基本方法。

2.加深理解放线菌、霉菌的形态特征。

3.培养学生养成良好的卫生习惯。

【实验原理】

　　放线菌是一类主要呈菌丝状生长和孢子繁殖的革兰氏阳性细菌,陆生性较强,广泛分布于含水量低、有机质丰富的微碱性土壤中。

　　放线菌的菌落形态特征(见图 7-16-1)为干燥、不透明,表面呈致密丝绒状,上有一层彩色"干粉"。放线菌的菌落与培养基连接紧密,难以挑取,菌落正反面颜色也不一致,在菌落边缘的琼脂平板上有变形的现象,有泥腥味。

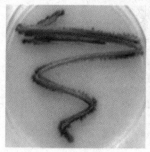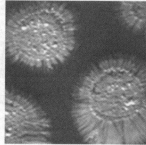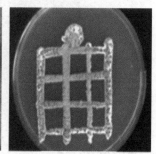

图 7-16-1　放线菌菌落形态特征

　　霉菌的菌丝和孢子比放线菌的粗得多,菌落(见图 7-16-2)较大,质地疏松,外观干燥,不透明;菌落与培养基间连接紧密,不易挑取;菌落正反面边缘与中心的颜色、构造通常不一致,有霉味。霉菌菌丝的孢子较大,在低倍镜下即可清晰地观察到有隔菌丝、无隔菌丝、孢子及巨大的孢子囊(见图 7-16-3)。

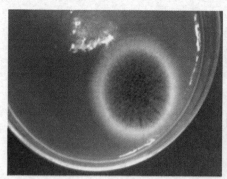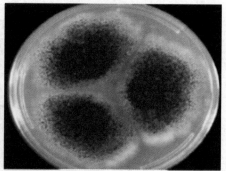

图 7-16-2　霉菌菌落形态特征

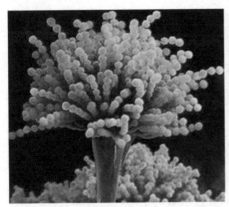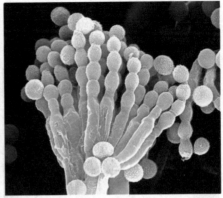

图 7-16-3　霉菌孢子囊

【实验材料】

1.放线菌培养物:链霉菌 4 天的培养物。

2.黑曲霉 4 天的平面培养物。

3.其他:显微镜、载玻片、接种环、解剖刀、酒精灯、镊子、酒精、蒸馏水等。

【实验方法】

1.放线菌孢子丝形态的观察(插片法)

(1)融化高氏 1 号培养基,冷却至 50 ℃倒入平板,平板要厚一些,以利于插片。接种、插片、培养。

(2)染色:用镊子小心地取出盖玻片,并将其背面附着的菌丝体擦干净,用 0.05％的亚甲蓝染液染色 1 min 后水洗,然后将盖玻片无菌丝体的面放在载玻片上。

(3)镜检:晾干后,用油镜观察孢子丝的形态特征。

2.霉菌的形态观察

(1)在载玻片上滴加 1 滴 0.05％的亚甲蓝染液。

(2)用解剖针或镊子从霉菌菌落底部小心挑取少量已经产孢子的霉菌菌丝。

(3)将菌丝放在载玻片上的染液中,用解剖针小心地将菌丝分开。

(4)盖上盖玻片,置于低倍镜下观察,必要时换高倍镜(不用油镜)。

【实验结果】

1.绘制放线菌孢子丝的形态,如图 7-16-4 所示。

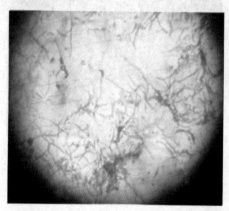
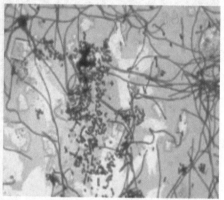

图 7-16-4　放线菌孢子丝的形态

2.绘制霉菌的形态,如图 7-16-5 所示。

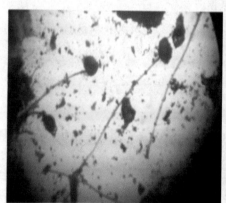
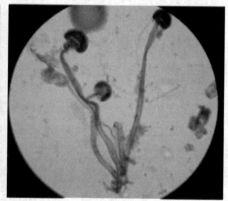

图 7-16-5　霉菌的形态

【注意事项】

1.染色水洗时水流要缓,以免破坏孢子丝的形态。

2.用镊子取菌和用解剖针分散菌丝时要细心,尽量减少菌丝断裂及形态破坏,盖盖玻片时要避免产生气泡。

【思考题】

列表说明在显微镜下,细菌、放线菌和霉菌的主要区别是什么?

第八章　免疫学检验

实验一　ABO 血型的鉴定

【实验目的】

1.学习辨别血型的方法。

2.观察红细胞凝集现象,掌握 ABO 血型鉴定的原理。

3.通过实验认识血型鉴定在输血中的重要性。

4.结合输血安全事故,培养严谨的工作态度。

【实验原理】

血型(blood group)通常指红细胞膜上特异性抗原的类型。根据红细胞上有无 A 抗原或(和)B 抗原,可将血型分为 A 型、B 型、AB 型和 O 型四种。可利用红细胞凝集试验准确鉴定 ABO 血型,即用已知抗 A 和抗 B 分型血清来测定红细胞上有无相应的 A 抗原或(和)B 抗原。红细胞凝集反应的本质是抗原-抗体反应(见表 8-1-1)。

表 8-1-1　ABO 血型系统的抗原和抗体

血型	红细胞上的抗原	血清中的抗体
A 型	A	抗 B
B 型	B	抗 A
AB 型	A+B	无抗 A,无抗 B
O 型	无 A,无 B	抗 A+抗 B

输血原则：

（1）当给人体输入血型不相容的血液时，在血管内会发生红细胞凝集反应，而且在补体的作用下，凝集的红细胞破裂，发生溶血反应，甚至会危及生命。因此，血型鉴定是安全输血的前提。

（2）即使在 ABO 系统血型相同的人之间进行输血，输血前也必须进行交叉配血试验（cross-match test），如图 8-1-1 所示。

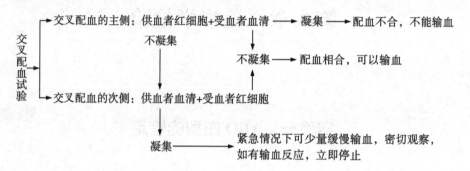

图 8-1-1　交叉配血试验

【实验材料】

消毒采血针、载玻片、消毒牙签、记号笔、标准抗 A 和抗 B 血清、75％的乙醇、碘附、消毒棉签等。

【实验方法】

1.取清洁载玻片一张，用记号笔分为两格，分别标记为"抗 A"和"抗 B"（可用记号笔标记）。

2.将标准抗 A 和抗 B 血清各 1 滴，分别滴在相应标记部位的中央处。

3.用碘附消毒指端或耳垂，再用 75％的乙醇脱碘。

4.待乙醇挥发后，用消毒采血针刺破皮肤取血。

5.用消毒牙签蘸取少许血液与标准抗 A 血清充分混合，用另一根消毒牙签蘸取少许血液与标准抗 B 血清充分混合。

6.过 10～15 min 后，用肉眼观察有无凝集现象，根据有无凝集现象来判断血型。

【实验结果】

如两者均发生凝集则血型为 AB 型,均不凝集则血型为 O 型,标准抗 A 血清凝集而标准抗 B 血清不凝集则血型为 A 型,标准抗 A 血清不凝集而标准抗 B 血清凝集则血型为 B 型(见图 8-1-2)。

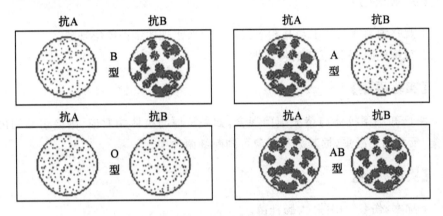

图 8-1-2　血型判断

【注意事项】

1.实验用具要严格消毒,切勿污染,消毒采血针应一人一针。

2.牙签蘸取血液切勿过多,以防止在血清中形成团块,影响判断结果。

3.使用两根牙签,不要用同一根牙签的一端同时在标准抗 A 血清和标准抗 B 血清中搅拌。

4.注意区别凝集现象与红细胞叠连。发生红细胞凝集时,肉眼观察呈朱红色颗粒,且液体变得清亮。

5.标准血清质量应符合要求,用完后应放在冰箱内保存,以免细菌污染。如出现混浊或变色则不能使用。

【思考题】

1.在操作过程中该如何注意无菌操作?

2.输血反应属于哪一型超敏反应? 其防治原则是什么?

实验二　玻片凝集反应(菌种鉴定)

【实验目的】

1.观察细菌在玻片上与其相应抗体结合所出现的细菌凝集现象。

2.理解抗原-抗体反应的特异性。

【实验原理】

将已知细菌抗体与待测细菌混合,如果抗原与抗体相对应,则会引起细菌凝集,反之则不凝集,据其凝集现象可判断细菌种类。

【实验材料】

1.标本:伤寒沙门菌、大肠杆菌。

2.试剂:伤寒诊断血清、生理盐水。

3.器材:玻片、蜡笔、接种环等。

【实验方法】

1.取玻片一张,用蜡笔划为三等份,左侧加生理盐水1滴,中间及右侧各加伤寒沙门菌诊断血清1滴。

2.用接种环在无菌操作下取伤寒沙门菌培养物,分别与左侧生理盐水及中间和右侧的伤寒沙门菌诊断血清接触。

3.轻轻晃动玻片,1～2 min后观察结果。

【实验结果】

阳性:液体变清,并有乳白色凝集块出现。

阴性:液体仍然混浊,无凝集块出现。

记录结果之后,将玻片放入含消毒液的指定容器内,切勿任意放置或冲洗。

【思考题】

该实验的注意事项有哪些?

实验三　试管凝集反应(血清抗体效价滴定)

【实验目的】

1.了解试管凝集反应方法。

2.掌握凝集效价的判定及其意义。

【实验原理】

试管凝集反应为一种定量试验,是用已知抗原检查血清中有无特异性抗体,并测定其相对含量。

【实验材料】

1.诊断血清:1:10 稀释的伤寒杆菌 H 血清,1:10 稀释的伤寒杆菌 O 血清。

2.菌液:伤寒杆菌 H 菌液,伤寒杆菌 O 菌液。

3.其他:生理盐水,小试管,吸管。

【实验方法】

1.取洁净小试管 14 只,分两排排列于试管架上,每排 7 只,依次用蜡笔注明号码,于每管中分别加入 0.5 mL 生理盐水。

2.在第 1 排第 1 管中加入 1:10 稀释的伤寒杆菌 H 血清 0.5 mL,于管内连续吹吸 3 次,使血清与生理盐水充分混合,然后吸出 0.5 mL 注入第 2 管,同样予以混匀后吸出 0.5 mL 注入第 3 管。依次类推,稀释到第 6 管,自第 6 管吸出 0.5 mL 弃去。此时,自第 1 管至第 6 管的血清稀释倍数分别为 1:20、1:40、1:80、1:160、1:320、1:640。第 7 管不加血清作为对照。

3.同法用吸管吸取 1:10 稀释的伤寒杆菌 O 血清,加入第 2 排第 1 管,并依次如上法予以稀释。

4.用移液管吸取伤寒杆菌 H 菌液,加到第 1 排各管中,每管 0.5 mL(由生理盐水对照管开始,依次由后向前加入),此时血清稀释倍数又增加了一倍。

5.同法于第 2 排各管中加入伤寒杆菌 O 菌液 0.5 mL。

6.将各管振荡混匀,放入 37 ℃的水浴箱中 2～4 h 或置于 37 ℃的培养箱中培养过夜,次日取出观察结果。

【实验结果】

先观察生理盐水对照管(第 7 管),应不发生凝集,可见液体浑浊,管底沉淀呈圆形,边缘整齐,此沉淀物为红细胞悬液静置时因重力作用自然下沉形成的。然后,自第 6 管开始,依次观察管内液体的浑浊程度及管底凝集块的大小。

【思考题】

试述实验中凝集效价(血清凝集滴度)的判定过程。

实验四　间接凝集反应

【实验目的】

1.掌握间接凝集试验的原理与方法。
2.熟悉凝集反应的分类。
3.明确间接凝集反应的意义。

【实验原理】

颗粒性抗原(如细菌、细胞)与相应的抗体特异性结合后,在适当的电解质环境中形成肉眼可见的凝集块的现象,称为"凝集反应"。

细菌或细胞等颗粒性抗原与相应抗体直接反应出现的凝集现象称为"直接凝集反应";将可溶性抗原包被在红细胞或乳胶颗粒表面,再与相应的抗体发生反应出现的凝集现象称为"间接凝集反应"(见图 8-4-1);将抗体吸附到载体上,再与相应的可溶性抗原反应也可出现凝集现象,称为"反向间接血凝试验";而先将可溶性抗原与抗体反应,隔一定时间后再加入相应抗原致敏的颗粒,因抗体已与抗原结合,不再出现间接凝集现象,这种反应称为相应抗原的"间接凝集抑制试验"。凝集反应被广泛应用于疾病的诊断和各种抗原性质的分析中。

链球菌溶血素 O(SLO)是一种含巯基的蛋白质,对氧敏感,遇氧时巯基会被氧化成二硫键(—S—S—),失去溶血活性,加入还原剂可使溶血作用恢复。SLO 对红细胞的溶解作用比其他细胞强。SLO 的巯基可与细胞膜上的胆固醇结合,使膜上出现微孔,导致细胞溶解。SLO 进入中性粒细胞可使溶酶体释放,导致细胞破坏。SLO 对哺乳动物的血小板、巨噬细胞、神经细胞等也有毒性作用,并可引起心肌细胞损伤。SLO 的免疫原性较强,85%～90% 的链球菌感染者于感染后 2～3 周至病后数月到 1 年内可检出 SLO 的抗体,由此可协助诊断与链球菌感染有关的疾病。

抗链球菌溶血素 O(ASO)试验(简称"抗链 O 试验")用来检测溶血性链球菌感染后机体血清中是否对链球菌菌体 O 抗原产生了抗 O 抗体,通常 ASO 效价大于 200 为阳性,即有诊断价值。

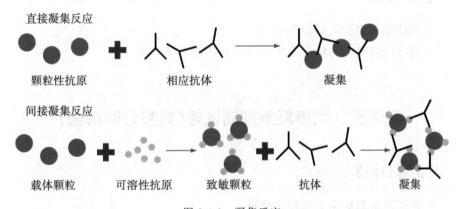

图 8-4-1　凝集反应

【实验材料】

1.黑色反应板。

2.被测血清标本 1 号、2 号,阳性、阴性对照血清。

3.抗链球菌溶血素 O 抗原试剂。

【实验方法】

1.抗链球菌溶血素 O 抗原试剂在使用前预置达到室温,再轻轻摇动混匀。

2.在黑色反应板的反应格中,滴加 1 滴被测血清标本,同时再分别滴加阴性、阳性对照血清各 1 滴于黑色反应板上,标记为血清标本 1 号、2 号。

3.分别在血清标本 1 号、2 号中滴加抗链球菌 O 抗原试剂 1 滴,轻轻摇动混匀,反应 2 min,观察结果。

【实验结果】

阳性对照血清凝集,乳胶颗粒凝集且液体澄清;阴性对照血清不凝集,乳胶颗粒也不凝集,仍保持乳胶状态。被测血清标本 1 号凝集反应为阳性,被测血清标本 2 号凝集反应为阴性。

【注意事项】

1.观察实验结果时,注意时间与温度对实验结果的影响。

2.所加的试剂和阴性、阳性对照要确保液滴大小一致。

【思考题】

1.简述凝集实验的原理及类型。

2.直接凝集试验与间接凝集试验中的抗原有何区别。

实验五 间接凝集抑制试验(妊娠诊断试验)

【实验目的】

1.理解间接凝集抑制试验的原理。

2.学会妊娠诊断试验的方法。

3.熟悉妊娠诊断试验的应用。

4.培养学生不断探索的科研精神。

【实验原理】

可溶性抗原致敏的乳胶颗粒与相应抗体发生反应,可使乳胶颗粒凝集,此为间接乳胶凝集试验。若使抗体先与可溶性抗原发生反应,再加入该抗原致敏的乳胶颗粒,因为没有游离抗体的存在,故乳胶颗粒表面的抗原不能与抗体结合出现凝集现象,即乳胶凝集被抑制(见图 8-5-1),此为间接乳胶凝集抑制试验。

孕妇末次月经后 40~90 天,尿液中的人绒毛膜促性腺激素(HCG)的含量会明显增高。HCG 与抗 HCG 抗体先发生反应后,再加入 HCG 致敏的乳胶颗粒,不出现凝集反应,此为妊娠试验阳性;非孕妇尿中 HCG 含量不足以消耗掉抗 HCG 抗体,抗体与后加入的 HCG 致敏乳胶结合呈现凝集现象,此为妊娠试验阴性。

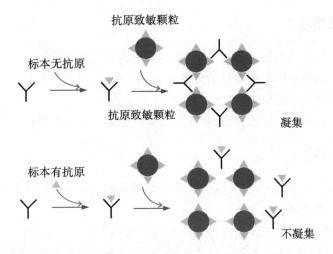

图 8-5-1　间接凝集抑制试验

【实验材料】

待测尿液、阳性对照、阴性对照、乳胶抗原、抗血清（含抗人 HCG 的抗体）、载玻片、牙签、滴管。

【实验方法】

1.取 3 片载玻片,分别编号为 1 号、2 号、3 号。

2.向 3 片载玻片上分别滴加 1 滴待测尿液、孕妇尿液和正常尿液。

3.向 3 片载玻片上分别滴加 1 滴抗血清（含抗人 HCG 的抗体）,轻轻晃动载玻片 1～2 min。

4.向 3 片载玻片上分别滴加 1 滴乳胶颗粒,轻轻摇动玻片 3～5 min 后观察结果,记录各标本有无凝集现象。

【实验结果】

根据以下标准,记录分析待测尿液的情况:1 号载玻片（待测尿液）若为乳状液,则为妊娠试验结果阳性;若出现凝集,则为妊娠试验结果阴性。2 号载玻片（阳性对照）呈均匀浑浊乳状液,无凝集,妊娠试验结果阳性。3 号载玻片（阴性对照）出现白色细小的凝集物,随着时间的延长,凝集物变成小块状,妊娠试验结果阴性。

【注意事项】

1.试验所用试剂用前应充分摇匀,而且应在有效期内使用。

2.加样用的滴管及混匀用的牙签等不能共用,防止交叉污染。

3.加样时,液滴大小要尽量一致。

4.加入抗血清后要充分混匀,使可溶性抗原和抗体充分反应。

【思考题】

1.记录血型鉴定试验、乳胶妊娠诊断试验的材料、方法及结果判定(可用图示或表格的方式表示)。

2.直接凝集试验与间接凝集试验有何不同?

3.在各凝集试验中都设有相应的对照,这有何意义?若对照出现异常该如何分析并解决?

实验六　沉淀反应

【实验目的】

1.了解沉淀反应的类型。

2.熟悉单向琼脂扩散试验的原理、方法与应用。

3.熟悉双向琼脂扩散试验的原理、方法与应用。

一、单向琼脂扩散试验

【实验原理】

可溶性抗原(如细菌培养滤液、外毒素、组织浸出液和血清蛋白等)与相应的抗体结合,在一定条件(适量的电解质、合适的酸碱度和温度)下形成肉眼可见的沉淀物,此类反应称为"沉淀反应"。沉淀反应多用半固体琼脂凝胶作为介质进行琼脂扩散或免疫扩散,在比例合适处相遇时形成可见的白色沉淀。

琼脂扩散是抗原抗体在凝胶中所呈现的一种沉淀反应。将一定量的已知抗体与加热融化的琼脂凝胶混合制成琼脂板,在适当的位置打孔并加入待测抗原;标本中的抗原会向四周扩散,在抗原抗体的浓度比例适当处会形成白色的沉淀环,沉淀环的直径与标本中抗原的含量呈正比。临床上常用此方法测定血清中免疫球蛋白和补体各成分的含量(见图 8-6-1)。

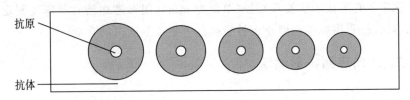

图 8-6-1　单向琼脂扩散试验

【实验材料】

1.试剂:诊断血清(抗体:抗人 IgG、IgA 或 C3 免疫血清)、待检人血清(抗原)、生理盐水、琼脂粉。

2.器材:微量加样器、打孔器、玻璃板、湿盒等。

【实验方法】

1.将适当稀释(事先滴定)的诊断血清与预融化的 2% 的琼脂在 60 ℃的水浴中预热数分钟后等量混合均匀,制成免疫琼脂板。

2.在免疫琼脂板上按一定距离(1.2~1.5 cm)打孔,如图 8-6-2 所示。

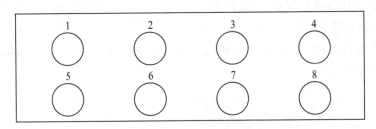

图 8-6-2　单向琼脂扩散试验抗原孔的位置

3.向孔内滴加按照 1∶2、1∶4、1∶8、1∶16、1∶32 的比例稀释的参考血清及 1∶10 稀释的待检血清(1~4 孔加参考血清,5~8 孔加待检血清),每孔加入 10 μL,此时加入的抗原液面应与琼脂板相平,不得外溢。

4.已经加样的免疫琼脂板置于湿盒中,在 37 ℃的培养箱内扩散 24 h。

5.观察并测定各孔形成的沉淀环。

【实验结果】

测定各孔形成的沉淀环直径(单位为 mm),用参考血清各稀释度测定值绘出标准曲线,再由标准曲线查出被检血清中免疫球蛋白的含量。

二、双向琼脂扩散试验

【实验原理】

双向琼脂扩散试验是一种定性试验,以融化的琼脂制板,冷凝后打孔,将抗原和抗体分别加入孔中,放入湿盒中使之扩散,若两者为相对应的抗原或抗体,则在比例适当处可形成肉眼可见的白色沉淀。此方法常用于抗原或抗体的定性检测、抗原的组成或两种抗原相关性的分析。

【实验材料】

1.试剂:兔抗人诊断血清、待测人血清、阴性对照血清、生理盐水、琼脂粉。

2.器材:载玻片、打孔器、微量加样器等。

【实验方法】

1.取一片清洁的载玻片,倾倒上 3.5～4.0 mL 加热融化的 0.9％的生理盐水琼脂,制成琼脂板。

2.琼脂凝固后,用直径 3 cm 的打孔器打孔,孔间距为 5 cm。孔的排列方式如图 8-6-3 所示。

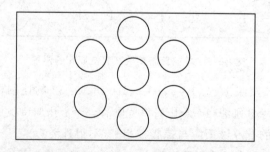

图 8-6-3 双向琼脂扩散试验抗原、抗体孔的位置

3.用微量加样器在中央孔处加抗体,在周围孔中加入各种抗原。加样时勿使样品外溢或在边缘处残存小气泡,以免影响扩散结果。

4.加样后的琼脂板收入湿盒内,在 37 ℃的培养箱内扩散 24～48 h。

【实验结果】

若凝胶中的抗原抗体是特异性的,则会形成抗原-抗体复合物,在两孔之间出现一清晰、致密、白色的沉淀线为阳性反应,若在 72 h 仍未出现沉淀线则为阴性反应。进行实验时,至少要有一个阳性对照。出现阳性对照与被检样品的沉淀线发生融合,才能确定待检样品为真阳性。

【结果分析】

琼脂扩散结果受许多因素影响,包括:

(1)抗原特异性与沉淀线形状的关系:在相邻两完全相同的抗原与抗体反应时,可出现两条沉淀线的融合。反之,如相邻抗原完全不同时,则会出现沉淀线的交叉;两种抗原部分相同时,则会出现沉淀线的部分融合(见图 8-6-4)。

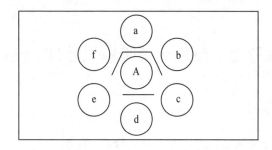

图 8-6-4　双扩散试验结果(A 为抗体,a、d 为阳性对照,其余为被检样品)

(2)抗原浓度与沉淀线形状的关系:两相邻抗原浓度相同,则可形成对称相融合的沉淀线;如果两抗原浓度不同,则沉淀线不对称,移向低浓度的一边。

(3)温度对沉淀线的影响:在一定范围内,温度越高,扩散越快。反应通常在 0～37 ℃下进行。在双向扩散时,为了减少沉淀线变形并保持其清晰度,可在 37 ℃下形成沉淀线,然后置于室温或冰箱(4 ℃)中为佳。

(4)琼脂浓度对沉淀线形成快慢的影响:一般来说,琼脂浓度越大,沉淀线出现越慢。

(5)参加扩散的抗原与抗体间的距离对沉淀线形成的影响:抗原、抗体相距越远,沉淀线形成得越慢,所以在进行试验时,孔间距离以 0.25～0.5 cm 为好,距离过远会影响反应速率。反过来,孔距过近会使沉淀线的密度过大,容易发生融合,有碍对沉淀线数目的确定。

(6)时间对沉淀线的影响:沉淀线形成一般在 1～3 天出现,14～21 天出现的数目最多。玻片法可在 1～2 h 出现,一般观察 72 h,放置过久可出现沉淀线重合消失。

【注意事项】

1.要注意琼脂的质量、浓度、孔径大小与间距,这些因素对实验结果都有一定的影响。

2.浇板时,琼脂温度一般在 60 ℃左右,而且要避免凝胶产生气泡。

3.加样量要准确,而且不要溢出孔外。

4.实验应做标准阴性对照与阳性对照,以控制实验的质量。

【思考题】

1.简述沉淀试验的原理与类型。

2.要确保实验的准确性,在沉淀操作中主要应注意些什么?

实验七 酶联免疫吸附试验(ELISA)

【实验目的】

1.了解酶联免疫测定技术常用方法的原理、用途。

2.掌握酶联免疫吸附试验(双抗体夹心法测抗原和 ELISA 间接法测抗体)的实验原理、实验方法及用途。

【实验原理】

酶联免疫吸附试验(enzyme-linked immunosorbent assay,ELISA)是目前应用最多的酶免疫技术。该试验以免疫学反应为基础,将抗原、抗体的特异性反应与酶对底物的高效催化作用相结合,是一种敏感性很高的试验技术。其原理是使抗原或抗体吸附于固相载体微孔聚苯乙烯塑料板上,使随后进行的抗原抗体反应均在载体表面进行,从而简化了分离步骤,提高了灵敏度。抗原或抗体可特异性结合吸附待检样品中的抗体或抗原,洗涤后加酶标抗体(酶与抗体或抗原结合后,既不改变抗体或抗原的免疫反应特异性,又不影响酶本身的活性),通过抗原抗体的结合反应,酶标物也随之结合到载体表面。洗去过剩的标记抗体,加入酶的底物,在一定时间内经酶催化产生有色产物。其颜色深浅与标记物中相应的抗体或抗原的含量成正比,可用肉眼观察或分光光度计测定,由此即可测定抗原或抗体的含量(见图 8-7-1)。

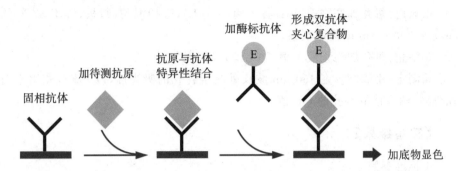

图 8-7-1　酶联免疫吸附试验的原理

检测抗体可用间接法,具体方法是使抗原吸附于载体上,然后加入被测血清,如有抗体,则其会与抗原在载体上形成复合物。洗涤后,加酶标记的抗球蛋白(抗抗体)与之反应。洗涤后加底物显色,有色产物的量与抗体的量成正比。

酶联免疫吸附试验灵敏度高,操作简便,稳定性强,可自动化检测,从而被广泛用于检测多种病原体抗原或抗体、血液及其他体液中的微量蛋白成分、细胞因子等。

常用试剂盒分一步法和两步法,二者原理完全相同。

(1)一步法:将待测抗原和酶标抗体同时混合加入,其形成的免疫复合物基本不影响目测的结果,适用于目测检查。

(2)两步法:将待测抗原和酶标抗体分别加入,让其分步进行反应,其结果较准确,主要用于需要定量检测时。

【实验材料】

1.仪器设备:微量移液器、恒温箱、酶联仪、吸头等。

2.试剂和材料:蒸馏水、人血清样品、HBsAg 诊断试剂盒。

【实验方法】

1.加样:每组 7 微孔,待检 4 孔,空白对照 1 孔,阴性和阳性对照各 1 孔。分别加阴性、阳性对照 1 滴和 50 μL 待测样本于相应孔内,置于 37 ℃的环境下水浴箱温育 30 min。

2.加酶:除空白对照孔外,每孔加 1 滴酶标溶液,混匀后封板,置于 37 ℃的环境下水浴箱温育 30 min。

3.洗涤:用洗涤液(按说明配制)注满各孔,静置 20 s,甩去洗涤液,重复

5 次,最后一次在吸水纸上扣干。

4.显色:每孔加底物液 A、B 各 1 滴(50 μL),轻拍混匀,封板,置于 37 ℃的环境下水浴 15 min,肉眼观察。

5.终止:每孔加终止液 1 滴(50 μL),轻拍混匀。

6.测定:用酶标仪在 450 nm 波长处测定各孔的吸光度(OD 值),先用空白孔校零,然后读取各孔的 OD 值。

【实验结果】

1.标准参照

终止反应后,立即以白色背景用肉眼观察判断结果,HBsAg 阳性对照血清孔应呈现黄色,HBsAg 阴性对照血清孔应接近无色。

2.待测结果

(1)如果以上对照成立,凡待测血清孔中溶液的颜色深于对照孔者,即可判读为 HBsAg 阳性。

(2)如果进行比色测定,以样品 OD 值/阴性对照平均 OD 值(P/N 值)不低于 2.1 者判为 HBsAg 阳性,低于 2.1 者判为 HBsAg 阴性。

(3)阴性对照 OD 值低于 0.05 作 0.05 计算,高于 0.05 按实际 OD 值计算。

3.实际意义

HBsAg 阳性为乙肝病毒感染的标志。检测血清中的 HBsAg 对病毒性肝炎的病原学诊断、HBsAg 携带者的调查、筛选献血员和乙肝病毒感染的流行病学调查均有重要意义。

【注意事项】

1.确保加样准确,一般采用微量加样器加样,时间控制在 3 min 之内完成。

2.加入样品后必须混合均匀。

3.洗板时必须防止气泡产生而阻碍洗涤液进入孔内;温育时,为防止液体蒸发,反应板小孔应该用黏胶纸封盖。

4.严格控制反应时间,洗板时严格按照操作规程进行,每一操作间隔不超过 10 min。

5.反应终止后,应立即进行比色测定或目测判断结果。对于结果在临界值附近的样品,应重复检测。

6.不同的商品试剂盒结果判断值各异,应仔细阅读说明书。

【思考题】

1.简述 ELISA 检测的原理、方法、意义和应用。

2.为什么要加终止液?

实验八　E 玫瑰花环形成试验

【实验目的】

1.掌握 E 玫瑰花环形成的原理。

2.熟悉 E 玫瑰花环形成试验的步骤及光镜下 E 玫瑰花环的形态。

3.了解 E 玫瑰花环形成的总数和百分率。

4.综合分析免疫应答的类型,结合三线共同抗感染的机制,培养大局观。

【实验原理】

CD2 分子因其能与绵羊红细胞(SRBC)结合,又称"绵羊红细胞受体",简称"E 受体"。人的 CD2 分子表达于绝大多数成熟的 T 细胞表面,其功能是介导 T 细胞与抗原提呈细胞或靶细胞之间的黏附,并提供 T 细胞活化的协同刺激信号。

由于人体的 B 淋巴细胞上无 CD2 分子,而成熟的人 T 细胞表面表达 CD2 分子,所以 CD2 是 T 淋巴细胞区别于 B 淋巴细胞的重要标志。在体外,若将人的淋巴细胞与绵羊红细胞混合,可见绵羊红细胞结合在 T 细胞的周围,形似玫瑰花环,在光学显微镜下可观察计数。

在临床上,E 玫瑰花环形成试验可用于分离人外周血 T 细胞及检测 T 细胞的数量和比例,以辅助判断细胞免疫功能。

【实验材料】

1.实验标本:肝素抗凝血。

2.实验试剂:Hank's 液、淋巴细胞分离液、绵羊红细胞悬液、灭活小牛血清。

3.实验仪器:离心机、37 ℃的培养箱、显微镜等。

【实验方法】

1.淋巴细胞悬液的制备

（1）取肝素抗凝血 4 mL，加于 3 mL 分离液上，1500 r/min 离心 20 min；用毛细吸管吸出位于血浆和分离液之间的乳白色单个核细胞层，加入 5 mL PBS 液洗 2 次，1500 r/min 离心 10 min，弃上清液，用 PBS 液配制成每毫升含$2×10^6$个细胞的溶液。

（2）取肝素抗凝血 4 mL，加入 2 mL PBS 洗 2 次，1500 r/min 离心 10 min，弃上清；再加入红细胞裂解液 3 mL，室温下裂解 5 min；然后 1000 r/min 离心 10 min，底部白色层为淋巴细胞。

2.取 0.1 mL 含淋巴细胞的 PBS，加入等量灭活的小牛血清（0.1 mL）。

3.加入 0.2 mL 0.5％的 SRBC 悬液，混匀，置于 37 ℃的环境下水浴 5 min。

4.将混合液置于离心管中，1000 r/min 离心 5 min，置于 4 ℃的环境下过夜。

5.加入 1 滴亚甲蓝染液，轻轻混匀，静置 5 min。

6.取 1 滴混合液置于载玻片上，盖上盖玻片，高倍镜或者油镜下观察形成的玫瑰花环细胞。

【实验结果】

淋巴细胞呈蓝紫色或淡蓝色，SRBC 不着色。凡淋巴细胞周围吸附 3 个以上 SRBC 者为 E 玫瑰花环形成阳性细胞（见图 8-8-1）。

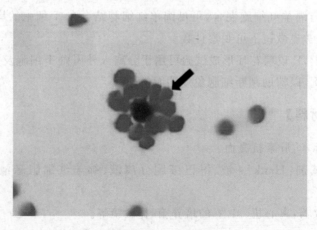

图 8-8-1　E 玫瑰花环

E 玫瑰花环形成率的计算公式如下：

$$E 玫瑰花环形成率 = \frac{形成花环的淋巴细胞数}{形成花环的淋巴细胞数 + 未形成花环的淋巴细胞数} \times 100\%$$

要求：计数 200 个淋巴细胞，求出 E 玫瑰花环形成率（百分比）。

正常人的 E 玫瑰花环形成率为 50%～70%，大致可以代表周围血中 T 细胞的百分数。

【注意事项】

1.SRBC 与淋巴细胞混合后离心速度不能过高。

2.绵羊红细胞以保存 1 周以内为最好，超过 2 周则与淋巴细胞的结合能力下降，超过 5～6 周则不能再用。

3.温度对实验结果影响较大，故实验温度条件应保持一致，从 4 ℃取出后应立即计数。

4.计数前将沉淀细胞重悬时，使细胞团块松散均匀即可，不可强力吹打，以免 SRBC 从淋巴细胞上脱落。

【思考题】

1.T 淋巴细胞和 B 淋巴细胞的主要表面标志有哪些？其各有何意义？

2.免疫应答的类型及其主要的生物学作用是什么？

3.探讨一下固有免疫和适应性免疫的关系，谈谈你的感悟。

实验九　外周血单个核细胞分离

【实验目的】

1.掌握免疫细胞的各种分离技术的原理。

2.掌握免疫细胞表面蛋白检测的主要技术类型及原理。

【实验原理】

外周血单个核细胞（PBMC）的比重与血液中的其他细胞不同，其中红细胞比重较大，约为 1.093，多形核粒细胞约为 1.092，血小板约为 1.032，PMBC 为 1.075～1.090。

利用一种比重为 1.077±0.001 的聚蔗糖反应葡胺混合液(淋巴细胞分离液)进行比重梯度离心,离心后不同类别的血细胞因比重不同而呈梯度分布。

【实验材料】

1.试剂

淋巴细胞分离液(比重 1.077±0.001)、肝素溶液(500 U/mL)、Hanks'液、含 20%的灭活小牛血清的 Hanks'液、2 g/L 台盼蓝染液。

2.仪器

试管、滴管、吸管、无菌干燥注射器、无菌棉球、橡皮止血带、水平式离心机、显微镜、血细胞计数板等。

【实验方法】

1.抽取静脉血 1.5 mL,加入含肝素的抗凝管中混匀,再加等量 Hanks'液,混匀稀释。

2.将稀释后的全血沿管壁缓缓地加到分层液上方,使稀释血液重叠于淋巴细胞分离液上,且分离液与稀释血液体积比为 1:2。

3.将离心管置于水平式离心机内,以 2000 r/min 离心 20 min。

4.用吸管插到血浆与分离液的界面处,沿管壁周缘吸出单个核细胞。

5.将吸出的细胞置于另一试管中,加入 5 倍体积的 Hanks'液混匀,1000 r/min 离心 5 min,弃上清(洗涤细胞)。

6.按上述方法将细胞重复洗涤 2 次(末次用含 20%的灭活小牛血清的 Hanks'液洗),末次洗涤后,弃上清,留在管底的即为 PBMC。用含 20%的灭活小牛血清的 Hanks'液 0.5 mL 重悬细胞。

7.充池,计数,将细胞密度调节成 $(1\sim 2)\times 10^6$/mL。

8.取 50 μL 细胞悬液和 50 μL 台盼兰染液混匀,取 15 μL 滴于载玻片上,4 个蓝色区域为白细胞计数池。

【实验结果】

绘制不同免疫细胞的形态,并进行分类计数。

【思考题】

分析该方法的临床应用及优点。

实验十　斑点金免疫测定技术

【实验目的】

胶体金法测定乙型肝炎病毒表面抗原,用于体外定性检测人血清或血浆样本中的乙型肝炎病毒表面抗原(HBsAg)。

【实验原理】

应用双抗体夹心法胶体金技术检测样本中的乙肝表面抗原。试剂在检测线(T线)包被有 HBsAg-1 的抗体,质控线(C线)包被有羊抗鼠 IgG,在胶体金垫上含有胶体金标记的 HBsAg-2 的抗体。检测时,若为阳性样本,则样本中的 HBsAg 先与胶体金垫上的抗体反应,形成抗原-金标抗体复合物;在 NC 膜上层析至检测线时,会与包被的 HBsAg-1 抗体形成抗体-抗原-金标抗体复合物,并在检测线位置显示出色带。若样本中无 HBsAg,则不能形成复合物,T线位置上不出现色带。C线在检测样本时均应出现色带,否则为试验无效(见图 8-10-1)。

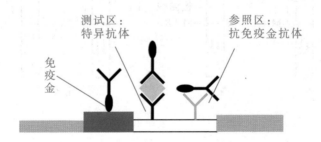

图 8-10-1　双抗体夹心法胶体金技术的检测原理

【实验材料】

1.样本:抗凝血清(血浆)。

2.器材:乙型肝炎病毒表面抗原检测试纸条(胶体金法)、一次性塑料吸管、无菌采血针、消毒棉签、75%的酒精、碘附。

【实验方法】

1.将检测试剂及样本平衡至室温,撕开铝箔袋,取出检测试纸。

2.在试纸的加样端加入约 80 IU 的血清或血浆,或将试纸的加样端插入待检样本中(注意不要超过 MAX 线)3～10 s,等样本开始在 NC 膜上层析时取出,平放。

3.用计时器计时,15～30 min 内观察实验结果,超过 30 min 结果无效。

【实验结果】

1.阴性:仅出现一条质控线(C 线)。

2.阳性:出现质控线(C 线)和检测线(T 线)两条线。

3.无效:不出现质控线(C 线)或仅出现一条检测线(T 线)表示结果无效,应重试(见图 8-10-2)。

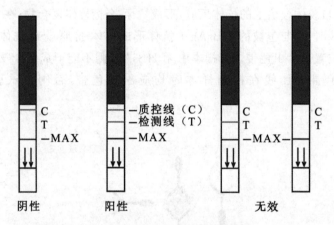

图 8-10-2　实验结果示意图

【思考题】

比较分析 ELISA、乳胶法、胶体金法等测定乙肝表面抗原抗体的实验,分析各种实验的利弊。

实验十一　补体溶血试验

【实验目的】

1.了解补体的特性、功能及溶血反应的原理。

2.掌握溶血反应的基本操作方法。

3.培养学生不断探索的科研精神。

【实验原理】

补体是一组存在于人和脊椎动物血清中、组织液中和细胞膜表面的蛋白质,经活化后具有酶的活性,是抗体发挥溶细胞作用的必要补充条件。在正常情况下,血清中的补体大多以无活性酶前体的形式存在。补体有三条激活途径(见图 8-11-1),这些途径经过一系列的连续反应,均会形成攻膜复合物(MAC),最终导致细胞受损、崩解。

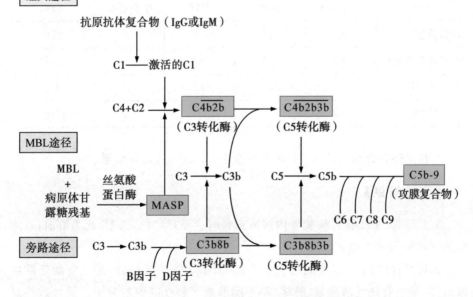

图 8-11-1　补体激活的三条途径

将绵羊红细胞作为抗原注入家兔体内,经过一定的潜伏期,家兔血清中即会出现特异性抗体,此种抗体称为"溶血素",它可以与绵羊红细胞结合。此时若加入补体,即可激活补体的经典途径,导致红细胞破坏,呈现溶血现象。补体无特异性,可与任何抗原-抗体复合物结合而被激活,但不能与单独的抗原或抗体结合。

【实验材料】

1.抗原:2%的绵羊红细胞(SRBC)。

2.抗体:溶血素(2 U)。

3.补体:新鲜豚鼠血清(含 2 U 补体)。

4.生理盐水。

5.试管、吸管、离心器、试管架等。

【实验方法】

1.取 4 支小试管,如表 8-11-1 所示加入各组分。

表 8-11-1　补体溶血试验的反应体系　　　　　　　　　单位:mL

成分	2%的 SRBC	羊溶血素	补体	生理盐水	结果
1(实验管)	0.5	0.5	0.5	0.5	溶血
2(溶血素对照)	0.5	0.5	—	1.0	不容
3(补体对照)	0.5	—	0.5	1.0	不容
4(NS 对照)	0.5	—	—	1.5	不容

2.将上述各试管放入 37 ℃的水浴箱中,30 min 后观察结果。

【实验结果】

1.实验管(第 1 管):实验管内溶液正常时应呈现红色,透明,此为溶血;若溶液呈浑浊则为不溶血。

2.对照管(第 2、3、4 管):均应不溶血,因第 2 管缺乏补体,第 3 管缺乏溶血素抗体,第 4 管缺乏溶血素、补体,都不能形成溶解红细胞的分子。设计这些对照管的目的是验证各种溶血是否符合实验要求,以确保实验材料的可靠性和实验结果的可信度。

【注意事项】

1.羊血用前要轻轻摇匀,避免剧烈振荡引起溶血。

2.各种试剂的吸管不要混用。

3.由于补体的性质较不稳定,故豚鼠补体血清要新鲜,否则活性会下降;或低温保存,加样时再从冰箱里取出。

4.水浴时要避免水滴滴进试管,以防红细胞破裂溶解,影响实验结果。

5.本实验的影响因素有很多,对照组的反应情况是否正常是判断实验可信度的参照。

【思考题】

1.补体属于固有免疫系统,它是否也参与了适应性免疫?

2.由溶菌现象到补体系统的发现,朱尔·博尔代(Jules Bordet)的成功说明了什么?

实验十二　吞噬细胞吞噬功能检测实验

【实验目的】

1.了解吞噬细胞的吞噬功能。

2.观察小鼠腹腔吞噬细胞的趋化效应及其对异物的吞噬效应。

【实验原理】

吞噬细胞具有吞噬和消化异物(细菌、绵羊红细胞、鸡红细胞等)的功能,在趋化因子的作用下,吞噬细胞可向异物存在部位聚集,通过其表面模式识别受体,对异物进行吞噬和消化,在机体固有免疫中发挥重要作用。此外,单核-巨噬细胞还能处理呈递抗原,激活 T 淋巴细胞,启动适应性免疫应答。

人体内具有吞噬功能的细胞群按其形态大小分为两类:一类为大吞噬细胞,即组织中的巨噬细胞和血液中的大单核细胞,它们对异物有吞噬和消化的功能,在机体的非特异性免疫、特异性免疫和免疫调节中有重要的作用。因此,根据吞噬细胞的吞噬作用可以判断机体的免疫力。另一类为小吞噬细胞,即中性粒细胞。中性粒细胞的功能包括黏附、移动、吞噬杀菌等,是机体天然免疫力的重要组成部分。

在小鼠腹腔内注射淀粉可刺激巨噬细胞的聚集。3天后,再向小鼠腹腔内注入鸡红细胞悬液,20 min后解剖收集小鼠腹腔内的吞噬细胞进行染色、镜检,可观察到其对鸡红细胞的吞噬现象。通过计算吞噬百分比或吞噬指数,可测定吞噬细胞的吞噬功能。

【实验材料】

1.试剂:8%的淀粉溶液、5%的鸡红细胞、瑞氏染液。

2.器材:剪刀、镊子、注射器、尖吸管、橡皮吸头、载玻片、小试管、普通光学显微镜、擦镜纸等。

3.实验动物:6～8周的昆明小鼠(体重约20 g)。

【实验方法】

1.实验准备:用无菌注射器吸取8%的淀粉溶液2 mL,注射于小鼠腹腔内。

2.注射完淀粉溶液3天后,于小鼠腹腔内注射5%的鸡红细胞悬液2 mL,轻揉小鼠腹部,并让小鼠活动45 min～1 h。

3.用颈椎脱臼法处死小鼠,解剖暴露腹腔,于腹腔靠上部位,用镊子轻轻夹起腹膜,将腹膜剪一小口,用尖吸管直接吸出腹腔液。

4.将1滴腹腔液滴到载玻片的一端,用另一张载玻片将腹腔液均匀地从载玻片一端向另一端推开,自然干燥。

5.同免疫细胞的形态观察。

【实验结果】

观察小鼠腹腔巨噬细胞和中性粒细胞对鸡红细胞的吞噬现象(见图8-12-1),计算吞噬百分比,即每100个吞噬细胞中吞噬有鸡红细胞的细胞数。也可用吞噬指数来表示,即将100个吞噬细胞中所吞噬鸡红细胞的总数除以100,即为吞噬指数。吞噬百分比和吞噬指数一般是平行的。

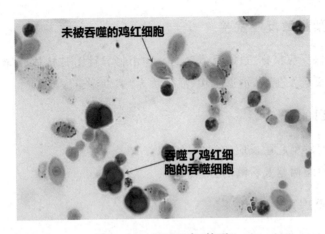

未被吞噬的鸡红细胞

吞噬了鸡红细胞的吞噬细胞

图 8-12-1　吞噬现象(镜下)

【注意事项】

1.鸡红细胞注射前要摇匀。

2.充分揉搓小鼠腹腔,尽可能地将吞噬细胞冲洗下来。

3.剖开小鼠腹腔时,剪刀尖端要向上,以免剪破其腹腔血管。

4.用尖吸管吸取小鼠腹腔液时,要尽量避开腹腔脏器,避免损伤血管引起出血,从而影响实验结果。

5.用瑞氏染液染色时,切勿先将染液倾去后再冲洗,以免染液中的细小颗粒附着于玻片上,影响标本的清晰度。

【思考题】

1.实验前 3 天向小鼠腹腔内注射 8%的淀粉溶液的目的是什么?

2.吞噬细胞在特异性免疫应答中发挥了哪些作用?

3.简述吞噬细胞吞噬杀菌的基本过程。

实验十三　超敏反应实验(综合性实验)

超敏反应又称"变态反应",是指机体再次接触相同抗原的刺激时,已致敏的机体发生以生理功能紊乱或组织细胞损伤为表现的特异性免疫应答。

一、Ⅰ型超敏反应试验

Ⅰ型超敏反应俗称"过敏反应",是一种由特异性 IgE 抗体介导产生的超敏反应。因其反应发生快,消退也快,故也称为"速发型超敏反应"。

【实验目的】

1.掌握速发型超敏反应的发病机制。

2.了解模型构建及检测的方法。

【实验原理】

给豚鼠注射少量异种蛋白,经过一定的潜伏期,豚鼠就会产生抗异种蛋白的 IgE;IgE 吸附于肥大细胞、嗜碱性粒细胞上,这时动物便处于致敏状态。当第二次用较大剂量的相同抗原注射豚鼠时,抗原与 IgE 结合,激发豚鼠体内的肥大细胞脱颗粒,释放组胺、白三烯等多种生物活性介质,引起毛细血管扩张、通透性增加,腺体分泌增加,平滑肌痉挛等严重的过敏反应(见图 8-13-1),豚鼠表现为不安、竖毛、抓鼻、抽搐,直至休克或死亡。

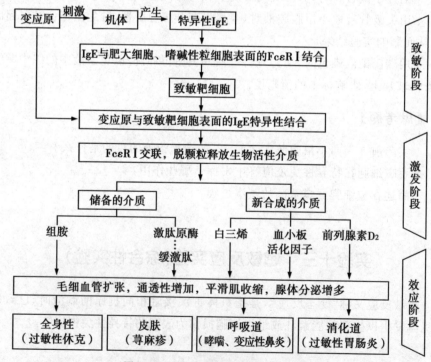

图 8-13-1 Ⅰ型超敏反应的发生过程

【实验材料】

1.实验动物:体重 200 g 的健康豚鼠。

2.实验试剂:正常小牛血清、PBS 或生理盐水、中性红染液。

3.实验器材:无菌注射器、针头、解剖用具、酒精棉球、玻片、吸管、离心管、离心机、冰块、显微镜、酒精灯等。

【实验方法】

1.配制中性红染液:取中性红 125 mg,溶于 25 mL 无水乙醇中,混匀溶解后保存备用。临用时再用无水乙醇稀释一倍,滴于清洁的盖玻片上,在火焰上稍微加热。待乙醇挥发后,染料即可固定于盖玻片上。

2.取健康豚鼠,经腹腔或皮下注射 1∶10 的小牛血清 0.1 mL。

3.经 14~21 天,对上述豚鼠经心脏注入小牛血清 1~2 mL。

4.注射后密切观察动物的状态。

5.制备豚鼠肥大细胞:向豚鼠腹腔注射 PBS 液 15~20 mL(含 EDTA 浓度为 0.5 mg/mL),用吸管吸出腹腔液,2000 r/min 离心 10 min,弃上清液;沉在管底部的细胞用 PBS 液洗涤一次,弃上清液,将管底细胞悬于 0.5 mL PBS 液中备用。取 1 滴细胞悬液滴于载玻片上,并盖上涂有中性红的盖玻片,在高倍镜下观察 100 个细胞(半小时内看完)。

【实验结果】

1.注射抗原后数分钟动物可出现不安,用前爪搔鼻,咳嗽,打喷嚏,耸毛,痉挛,大小便失禁,呼吸困难,站立不稳等表现,最后窒息而死于过敏性休克(轻度者可逐渐恢复而不死亡,此时动物处于脱敏状态;若在一定时间内注射同种过敏原,则不出现过敏症状)。

2.将死亡豚鼠解剖,可见肺气肿,豚鼠肠蠕动正常,颜色正常。

3.镜下可见约 30% 的肥大细胞颗粒脱出。

【注意事项】

1.心脏内注射时,要固定好动物,以免划破心脏。

2.心脏注射必须准确,有回血后再注入过敏原。

3.小心不要被豚鼠抓伤,抓伤后要及时清理伤口。

4.制备和保存细胞悬液应尽量在冰浴中,以防细胞死亡。

【思考题】

在该实验中,如果将注射入豚鼠心脏的小牛血清换成生理盐水或小剂量的蛋清,会出现什么样的反应现象?

二、结核菌素(PPD)试验

【实验目的】

1.掌握结合杆菌的免疫学诊断方法。
2.理解结核菌素试验的临床意义。

【实验原理】

结核菌素试验也称为"芒图试验""PPD 试验",是一种诊断结核杆菌的技术手段。它是基于Ⅳ型变态反应原理而提出的一种皮肤试验,用来检测机体有无感染过结核杆菌。凡感染过结核杆菌的机体,都会产生相应的致敏淋巴细胞,具有对结核杆菌的识别能力。当再次遇到少量结核杆菌(自然感染)或结核菌素(人工感染)时,致敏 T 淋巴细胞受相同抗原的再次刺激后会释放出多种可溶性淋巴因子,导致血管通透性增加,巨噬细胞在局部集聚,发生浸润。在 48~72 h 内,局部可出现红肿、硬节等阳性反应。若受试者未感染过结核杆菌,则注射局部无变态反应发生。

【实验材料】

1.试剂:纯蛋白衍生物(PPD)、75％的酒精。
2.器材:1 mL 注射器及 4.5 号针头、无菌纱布、棉签等。

【实验方法】

1.选受试者左臂屈侧中部皮肤无瘢痕部位,准备皮试。
2.局部用 75％的酒精消毒,用 1.0 mL 注射器、4.5 号针头(针头斜面不宜太长),吸取稀释液 0.1 mL(5 IU)皮内注射,使其形成 6~8 mm 大小的圆形皮丘。
3.注射后 48 h 观察一次,72 h 判读结果,测量注射局部红肿处的硬结横径与纵径,取其平均值为硬结直径。

【实验结果】

1.阴性反应:无硬结或硬结直径不超过 5 mm。

2.阳性反应:硬结直径 5～10 mm 为弱阳性,10～15 mm 为中度阳性,超过 15 mm 或局部有水疱、出血、坏死及淋巴管炎者为强阳性。

【注意事项】

1.严格执行查对制度及无菌操作原则。

2.药液必须现用现配。

3.按时观察结果,判断结果时必须在光线充足的地方,受试者手臂肌肉要放松。

【思考题】

结核菌素试验的临床意义是什么?

实验十四　淋巴因子 IL-2 的检测(综合性实验)

【实验目的】

1.掌握 IL-2 生物活性测定的原理。

2.熟悉 IL-2 生物活性测定的实验方法和细胞活性的计算方法。

3.结合细胞因子引起的病理性疾病,培养辩证思维。

【实验原理】

IL-2 是由辅助性 T 细胞(Th)分泌的一种淋巴因子,能促进 T 细胞增殖、维持 T 细胞生长。当有 IL-2 存在时,可使克隆化的 IL-2 依赖的 T 细胞株(CTLL-2)增殖,进而能量代谢活跃,DNA 合成增加。因此测定细胞的能量代谢水平可间接反映细胞增殖的情况,并将其作为 IL-2 生物活性的定量检测指标。

四甲基偶氮唑盐(MTT)是一种淡黄色的水溶性化合物,活细胞(尤其是处于增殖期的细胞)通过线粒体能量代谢过程中的琥珀酸脱氢酶的作用,使淡黄色的 MTT 分解产生蓝色结晶状的甲臜,沉积于细胞内或细胞周围,所形成的甲臜的量与细胞增殖程度成正比;甲臜经 SDS 作用后又可溶解显色,而溶液的光密度值与细胞代谢及 IL-2 活性呈正相关,因此可以用 MTT 检测 T 细胞的增殖情况。

【实验材料】

1.IL-2 的诱生

(1)10％的 FCS-RPMI 1640 培养液:含 2 mmol/L 的谷氨酰胺、25 mmol/L 的 HEPES、100 U/mL 的青霉素、100 μg/mL 的链霉素。

(2)聚蔗糖(ficoll)淋巴细胞分层液。

(3)MTT:用 PBS 缓冲液配制成 1 mg/mL 的工作液,4 ℃避光保存。

(4)IL-2 标准品。

(5)PHA(200 μg/mL)。

2.IL-2 活性的测定

(1)CTLL-2 细胞株、IL-2 标准品、待测 IL-2 样品、1640 培养液(完全)、MTT 溶液(5 mg/mL)、10％的 SDS。

(2)96 孔细胞培养板、多头细胞收集器、微量加样器、二氧化碳培养箱、酶标仪等。

【实验方法】

1.IL-2 的诱生

(1)分离细胞:采用常规方法分离外周血单个核细胞(PBMC),用 10％的 FCS-RPMI 1640 培养液调整细胞浓度至 $1×10^6$/mL。

(2)加样:将细胞悬液加入 24 孔培养板,每孔 0.5 mL,再加入 PHA 0.5 mL(每孔 125 μg),入 37 ℃含 5％的二氧化碳的培养箱中培养 48 h。

(3)回收上清:洗出培养上清,1200 r/min 离心 20 min,收集上清液,置于 -20 ℃的冰箱中保存备用。

2.IL-2 活性的测定

(1)制备 CTLL-2 细胞悬液:取传代培养 24～48 h 对数生长期的 CTLL-2 细胞,要求细胞存活率必须大于 95％。用 1640 培养液洗 3 次,每次洗完后用 1200 r/min离心 5 min。用完全 1640 培养液配成浓度 $2×10^5$/mL 的细胞悬液。

(2)稀释样品和标准品:将待测样品和标准品 IL-2 用 1640 培养液按一定的倍比稀释。

(3)加样:向 96 孔细胞培养板内加入不同稀释度的样品和标准品,每孔 50 μL,每个稀释度均设 3 个复孔,并设细胞对照(100 μL 细胞＋100 μL 培养液);向各孔加入 50 μL 细胞悬液,混匀,置于含 5% 的二氧化碳的 37 ℃ 培养箱中培养 36~40 h。

(4)MTT 掺入:轻轻吸去 100 μL 上清液,每孔加入 MTT 20 μL,置于含 5% 的二氧化碳的 37 ℃ 培养箱中培养 6 h。

(5)溶解甲臢:每孔再加 10% 的 SDS 溶液 100 μL,充分混匀,入 37 ℃ 培养箱中静置(使甲臢完全溶解)。

(6)终止反应:离心培养板,2000 r/min 离心 5 min,吸弃上清液,每孔加入 100 μL DMSO,作用 30 min。

(7)测定:用酶标仪在波长 570 nm 处测定 OD 值,将待测样品的 OD 值与标准品的 OD 值比较后,求出待测样品的 IL-2 活性单位。

【实验结果】

活性单位的计算:将各稀释度的 OD 值按照样品最大增殖 OD 值的百分比换算成概率单位,可将原来呈"S"形的曲线转换成直线。根据这些点的数据求出各直线的回归方程,再根据回归方程求出各样品达到 50% 最大增殖时的稀释度,然后按下面的公式求出待测样品 IL-2 的活性单位:

$$x = (d/D) \times a$$

式中,x 为待测样品 IL-2 活性单位(U/mL);a 为标准参考样品 IL-2 活性单位(U/mL);d 为待测样品达到 50% 最大增殖时的稀释度;D 为标准参考样品在 50% 最大增殖时的稀释度。

【注意事项】

1.MTT 液要现用现配,避免光照,若有蓝色颗粒需要过滤后再用。

2.因生物学测定法敏感性高、特异性强,所测定的 IL-2 又是具有高生物活性的白细胞因子,因此要严格控制实验条件,严格执行操作规程。

3.若标本中含 IL-4 等,会影响 IL-2 的测定,最好用抗 IL-4 单抗吸附除去 IL-4。

【思考题】

1.为什么生物学活性测定的实验条件要严格控制、统一操作规范呢?

2.结合新冠病毒可引起的"细胞因子风暴",谈一谈你对免疫的看法。

实验十五 梅毒甲苯胺红不加热血清学试验

【实验目的】

1.掌握梅毒甲苯胺红不加热血清学试验(TRUST)的原理及临床意义。

2.掌握梅毒甲苯胺红不加热血清学试验的操作方法、结果判断及报告方式。

3.了解该试验的方法学评价。

【实验原理】

试剂中重悬于甲苯胺红溶液中的牛心肌脂质抗原在白色卡片上与待检血清(或血浆)中的反应素结合,形成红色絮状凝集颗粒。

【实验材料】

1.梅毒甲苯胺红不加热血清学试验诊断试剂盒(内含 TRUST 抗原悬液、阳性对照血清、阴性对照血清、试验专用白色卡片、专用滴管及针头)

2.微量加样器、废液缸。

3.待检标本:血清或血浆。

【实验方法】

1.定性检测

(1)取出反应卡做好标记。

(2)分别滴加 1 滴(约 50 μL)梅毒阳性对照血清和阴性对照血清于白色卡片的两个对应的圆圈中,并均匀铺开。

(3)将待检样品 50 μL 加至反应卡(白色卡片)对应的圆圈内铺匀,轻轻摇动将抗原混匀。

(4)用专用滴管及针头分别垂直滴加 TRUST 试剂 1 滴于上述血清中。

(5)以 100 r/min 的转速转动 8 min,立即观察结果。

2.半定量检测

对于阳性标本,还可进行半定量检测,方法是将待检血清用生理盐水作倍比稀释,然后按上述定性方法进行试验,以呈现明显凝集反应的最高稀释度作为该血清的凝集效价。

3.注意事项

(1)本试验在 23～29 ℃的条件下进行。

(2)TRUST 抗原悬液使用前应充分摇匀。

(3)本试验为诊断梅毒的初筛试验,为非特异性反应,结果为阳性时,需结合临床症状进行综合分析。必要时需进一步开展梅毒螺旋体抗体特异性试验以进行确证。

(4)本试剂应保存于 2～8 ℃的环境下,有效期 1 年。

【实验结果】

1.阳性反应(＋＋＋～＋＋＋＋):可见中等或较大的红色絮状凝集物。

2.弱阳性反应(＋～＋＋):可见较小的红色凝集物。

3.阴性反应(—):无凝集物出现。

若阳性对照出现凝集,阴性对照不出现凝集,则试剂盒有效,然后再观察标本血清。

4.记录凝集效价。

【思考题】

1.该方法的优点有哪些?

2.实验中有哪些注意事项?

第九章　临床检验基础

实验一　微量吸管的使用、毛细血管采血、计数板的鉴定与使用

【实验目的】

掌握微量吸管的使用,毛细血管采血,计数板的鉴定、构造与使用。

【实验原理】

一次性采血针刺破毛细血管后,用微量吸管吸取一定量的血液,稀释至一定的倍数,冲入计数池,计数一定体积内的细胞数量。

【实验材料】

1.试剂:红细胞稀释液、75%的乙醇、消毒药棉。

2.仪器:一次性采血针、计数板、盖玻片、微量吸管、2 mL 吸管、中号试管、显微镜、小玻璃棒。

【实验方法】

1.微量吸管的使用

用抗凝血训练微量吸管的使用。

2.毛细血管采血(以红细胞计数为例)

(1)取清洁干燥的试管1支,加入2 mL 红细胞稀释液。

(2)选择、按摩采血部位,用75%的乙醇棉球进行针刺部位的皮肤消毒,待

乙醇挥发干后(否则血流不成滴),自指尖腹内侧迅速刺针,擦去第 1 滴血,准确吸取 10 μL 血液,用无菌干棉球压住伤口止血。用无菌干棉球擦去管尖外围的余血后,将血液释放到稀释液底部,回吸上清液 2～3 次,轻轻混匀。

3.计数板的构造

(1)外观构造:每块计数板由"H"形凹槽分上下两个计数室,在计数室两侧各有一条支柱,比计数室高出 0.1 mm。将一块平整光滑的血细胞计数专用盖玻片(24.0 mm×20.0 mm×0.6 mm)覆盖其上时,盖玻片与计数室间可形成 0.1 mm的缝隙。

(2)格子构造:计数池长、宽各 3 mm,平均分成 9 个大格,每个大方格的容积就是 0.1 mm³。四角的四个大方格分别用单线划分成 16 个中方格,即为白细胞计数区域;中央的大方格用双线划分成 25 个中方格,每个中方格又用单线划分成 16 个小方格,其中四角与正中的 5 个中方格就是红细胞计数区域。

4.计数板的使用

(1)用清洁、干燥、柔软的纱布擦拭计数板及盖玻片。

(2)用推盖法从计数板下缘向前平推盖玻片,将其盖在计数室上。

(3)充分混匀细胞悬液,充池,静置。

(4)观察细胞的分布情况(若严重不匀,应重新充池)。

【实验结果】

熟练掌握上述微量仪器的使用。

【思考题】

总结上述微量仪器使用时的注意事项。

实验二　血涂片的制备(手工薄血膜推片法)及染色(瑞特染色法)

【实验目的】

血涂片的制备(手工薄血膜推片法)及染色(瑞特染色法)。

【实验原理】

首先将一小滴血液均匀涂在载玻片上,制成血薄片并进行瑞特染色,细胞的着色既有物理的吸附作用，又有化学的亲和作用。不同的细胞由于其所含化学成分不一样，对染料的亲和力也不一样，因此瑞特染色后各种细胞及细胞成分会呈现不同的色彩。

【实验材料】

1.实验器材：消毒用品、一次性采血针、微量吸管、清洁好的载玻片、推片、染色放置架、显微镜、擦镜纸。

2.实验试剂：瑞特染液。

【实验方法】

1.采血

采血前，用碘附消毒人的指腹或耳垂，再用 75％的酒精棉球脱碘，酒精挥发后，用医用一次性采血针刺破指腹或耳垂的皮肤采血（见图 9-2-1）；给动物采血时，先将动物耳部剪毛，同上述消毒步骤，刺破动物的耳部皮肤，挤去第 1 滴血不要（因含单核细胞较多）。

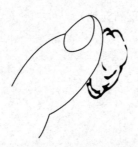 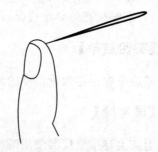

（a）碘附及75%的酒精棉球消毒指腹　　　（b）待酒精晾干后，用消毒采血针刺破皮肤取血

图 9-2-1　采血操作

2.涂片

挤出第 2 滴血置于载玻片的一端，再取另一张边缘光滑的载玻片，斜置于血涂片的前缘，先向后稍移动轻轻触及血滴，使血滴沿玻片端展开呈线状，两玻片的角度以 30°～45°为宜（角度过大会导致血膜较厚，角度小则会导致血膜过薄），轻轻将载玻片向另一端推进，即涂成血液薄膜（见图 9-2-2）。推进时速度要均匀，否则血膜会呈波浪形，厚薄不匀（见图 9-2-3）。

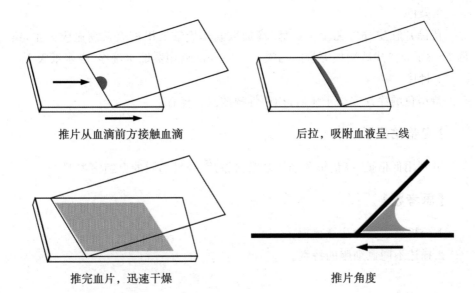

图 9-2-2　推片示意图

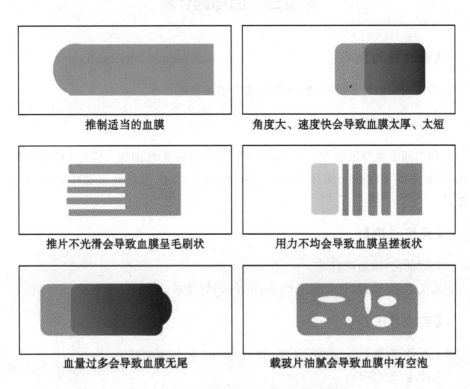

图 9-2-3　正常血膜及易出现的几种错误情况

3.染色

待涂片在空气中完全干燥后,滴加数滴瑞氏染液甲液至盖满血膜为止,染色 1~3 min。然后滴加等量的乙液,5~10 min 后用蒸馏水洗净,吸水纸吸干。

4.封片

待染色的涂片完全干燥后,用中性树胶封片保存。

【实验结果】

分别用低倍镜、高倍镜和油镜观察血涂片,分辨不同的血细胞类型。

【思考题】

1.分析该实验的注意事项。

2.描述不同血细胞的特点。

实验三　白细胞计数

【实验目的】

掌握白细胞计数的原理、操作方法与结果报告。

【实验原理】

用白细胞稀释液将全血稀释一定的倍数并破坏红细胞,充入血细胞计数池,在显微镜下计数一定体积的白细胞数,经换算求出每升血液中的白细胞数量。

【实验材料】

1.试剂:白细胞稀释液。

2.仪器:显微镜、改良纽巴氏(Neubauer)计数板、试管、微量吸管、玻璃棒。

【实验方法】

1.准备:取清洁干燥试管 1 支,加 0.38 mL 白细胞稀释液。

2.按摩采血部位。

3.用 75% 的乙醇棉球进行针刺部位的皮肤消毒。

4.待乙醇挥发干(否则血流不成滴),自指尖腹内侧迅速刺针,擦去第 1 滴血,准确吸取 20 μL 血液,用无菌干棉球压住伤口止血。

5.用无菌干棉球擦去管尖外围余血后,将血液轻轻释放到稀释液底部,回吸上清液 2~3 次,混匀,室温下静置至液体变为棕褐色,即表示红细胞破坏完全。

6.清洁计数板、盖玻片,充池,静置 2~3 min 待细胞下沉,低倍镜下计数四角大方格内的白细胞总数。

7.计算公式:白细胞数=四个大方格内的白细胞数$(N)/4\times10\times20\times10^6=N/20\times10^9/L$。

【实验结果】

记录实验结果,完成实验报告。

【思考题】

1.计数板保持清洁的原因是什么?
2.分析计数的原则是什么?

实验四　白细胞分类计数

【实验目的】

掌握显微镜法外周血白细胞分类计数的方法,以及各种白细胞的镜下形态。

【实验原理】

将血液制备成涂片,经瑞-吉氏染色后,在显微镜下根据白细胞的形态特征进行分类计数。通常分类 100 个白细胞,通过计算得出各种白细胞所占的百分比。

【实验材料】

1.试剂:瑞-吉氏复合染液。
2.仪器:显微镜、外周血标本片、香柏油、擦镜纸、清洁剂。

【实验方法】

1.准备：血涂片制备及瑞-吉氏染色后待干。

2.在低倍镜下选择细胞分布均匀、着色良好的区域。

3.换油镜，按一定的规律移动视野，依次进行分类，计够 100 个白细胞。

4.算出各种白细胞的百分比。

【实验结果】

完成实验报告，并分析该实验的临床意义。

【思考题】

如有杂质，分析其对观察有何影响？

实验五　红细胞计数及血红蛋白测定

【实验目的】

掌握红细胞计数及血红蛋白测定的原理、操作方法，规范地报告结果。

【实验原理】

红细胞计数的原理：用等渗稀释液将血液稀释一定倍数，充入计数池，在显微镜下计数一定体积内的红细胞数，经换算求得每升血液中的红细胞数。

血红蛋白测定（HiCN 法）原理：血红蛋白可被高铁氰化钾氧化为高铁血红蛋白，后者再与氰离子结合形成稳定的氰化高铁血红蛋白（HiCN），HiCN 在规定波长（540 nm）与液层厚度（1 cm）的条件下具有一定的毫摩尔消光系数。可用标准的高精度分光光度计进行直接定量测定，或用 HiCN 标准液进行比色法测定，根据标本的吸光度即可求出血红蛋白的浓度。

【实验材料】

试管、计数板、红细胞稀释液（甲醛枸橼酸盐稀释液）、HiCN 转化液。

【实验方法】

1.红细胞计数

取清洁干燥的试管 1 支,加红细胞稀释液 1.99 mL,再加末梢血 10 μL 于稀释液底部。吸取上清液回吸冲洗 3～4 次,颠倒混匀,清洁计数板,盖上盖玻片,充液,静置 2～3 s,计数(中央大格中四角及正中 5 个方格的细胞数),计算公式为:

红细胞计数＝5 个中方格细胞数×5×10×200×10^6/L＝5 个中方格细胞数×10^{12}/L

2.血红蛋白测定

(1)直接定量测定法:取中号试管 1 支,加 HiCN 转化液 5 mL,再加末梢血 20 μL,混匀静置 5 s;用 721 型比色计比色,波长 540 nm,以转化液为空白对照管测其吸光度 A,计算(A×367.7)并报告结果。

(2)标准曲线法:将血红蛋白标准液稀释成 3 种不同的浓度(150 g/L、100 g/L、50 g/L),分别测其吸光度 A;以 A 为纵坐标,以血红蛋白标准液浓度的参考值(单位为 g/L)为横坐标,绘制标准曲线。通过标准曲线求出待测样本的血红蛋白浓度。

【实验结果】

报告红细胞计数结果及血红蛋白含量。

【思考题】

1.如何保护采血部位?

2.选择实验所用波长的意义是什么?

实验六 外周血细胞形态检验

【实验目的】

掌握血细胞分类计数的原理和方法,学会用染色后的血涂片正确地进行血液一般检验,并进行综合分析。

【实验原理】

在油镜下观察染色后的外周血的血涂片中各种血细胞的形态结构,判断其大小、形状、染色及结构是否正常。

【实验材料】

1.实验器材:显微镜、香柏油、二甲苯、擦镜纸。
2.制片:制作良好的血涂片。

【实验方法】

1.取镜

显微镜是光学精密仪器,使用时应特别小心。从镜箱中或柜中取出显微镜时,应一手握镜臂,另一手托镜座,放在实验台边缘 7 cm 偏左处,不能放在边缘上。

2.端正坐姿

镜检时,两眼同时睁开,单目显微镜一般用左眼观察,用右眼帮助绘图或做记录。双目显微镜用双眼观察。

3.调光

先用低倍镜对光,将低倍镜旋到镜筒下方,使其与目镜成一直线,旋转粗准焦螺旋,使镜头与载物台的距离最近或在 0.5 cm 左右。电光源显微镜应打开照明光源或转动反光镜调整外来光线,使整个视野都有均匀的照明。

4.装片

将要观察的标本放在载物台上,待检部位应位于物镜正下方。

5.低倍镜观察

观察必须从低倍镜开始。旋转粗准焦螺旋上升载物台,在侧面观察,使物镜接近盖玻片,防止物镜压在标本盖玻片上而受到损伤。然后从目镜中观察视野,旋动粗准焦螺旋,使载物台徐徐下降,直至出现物像,再用细准焦螺旋调至物像清晰为止。

6.高倍镜观察

使用推动器移动标本,将观察目标置于视野中心,转动转换器,用高倍镜观察。转换物镜时,也要从侧面观察,避免镜头与玻片相碰。调节光圈和聚光镜使光线亮度适中,然后用细准焦螺旋反复调节,直至获得清晰的物像。转动转换器,将镜检部位移至视野中央,注意不要用手指扳动物镜镜头。

7.油镜观察

旋转粗准焦螺旋下降载物台,将油镜转到镜筒正下方。在载玻片目标物上滴加 1 滴香柏油。从侧面注视,上升载物台,使油镜前端刚好浸入香柏油,注意不要压破玻片或损伤油镜镜头。然后一边观察,一边用粗准焦螺旋缓缓下降载物台(注意只允许下降载物台,不能向上调节),当视野中出现模糊物像时,旋转细准焦螺旋,直至出现清晰的物像。如果油镜已经离开油面或观察不到物像时,需要重复上面的操作。

8.擦镜

观察完毕后,下降载物台,取下标本片。及时用擦镜纸将镜头上的香柏油擦去。擦拭时,先用干净的擦镜纸擦去镜头上的油滴,然后再用二甲苯润湿一张新的擦镜纸,沿同一个方向擦拭镜头 1~2 次,最后再用干净的擦镜纸擦去二甲苯残渍(切忌用手指或其他纸张擦拭镜头,以免损伤镜头)。用柔软的绸布或绒布擦拭显微镜的机械部分,将各部位还原,将物镜低倍镜镜头正对载物台,载物台降至最低,反光镜垂直于镜座,最后罩上镜套,将显微镜放回镜箱中或柜中。用过的标本片在涂面上滴 1 滴二甲苯,用吸水纸擦去油污至洁净后,放入标本盒中。

【实验结果】

1.正常红细胞的形态以及有无异常红细胞,血红蛋白含量是否正常。

2.正常粒细胞的形态以及有无异常粒细胞,是否找到嗜酸性粒细胞及嗜碱性粒细胞,有无核的左移或右移。

3.正常淋巴细胞的形态以及有无异常淋巴细胞,是否找到大淋巴细胞和小淋巴细胞。

4.单核细胞的形态结构。

5.计数 100 个白细胞,看不同类型的白细胞分别有多少个。

6.观察血小板的形态结构。

7.观察有无寄生虫、真菌。

8.绘制一个典型的油镜视野下的细胞形态。

【思考题】

1.分析白细胞总数与中性粒细胞数量增多的临床意义。

2.分析嗜碱性粒细胞增多的临床意义。

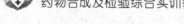

实验七　血浆凝血酶时间测定

【实验目的】

掌握血浆凝血酶时间(TT)测定的原理、操作步骤、注意事项和临床意义。

【实验原理】

在 37 ℃的条件下,向待检血浆中加入"标准化"的凝血酶后,直接将血浆纤维蛋白原转变为纤维蛋白,使缺乏血小板的血浆凝固,其凝固时间即为 TT。

【实验材料】

1.试剂:待测血浆、凝血酶试剂。
2.器材:水浴锅、离心机、透明试管、秒表。

【实验方法】

采集待用血浆,加血浆与凝血酶试剂(1∶1),混匀,放入 37 ℃的水浴中并立即计时,倾斜试管摇动数次观察结果,管内液体停止流动后终止计时。

实验者可以六人一组,于水浴装置前分别操作,相互观察实验结果及差异,注意管内液体流动终止时间的判定。

【实验结果】

参考区间为 16～18 s,超过正常对照值 3 s 为异常。

由于试剂中凝血酶的浓度不同,其检测结果必然存在差异,因此每个实验室都必须建立相应的参考区间。

【思考题】

分析 TT 延长及缩短的临床意义。

实验八　血常规检验

【实验目的】

掌握血常规检验的操作规程,并规范得出报告结果。

【实验原理】

参见本章前面相关的血液学检验的内容。

【实验材料】

1.实验器材:改良 Neubauer 计数板、分光光度计、玻璃试管、微量吸管、显微镜、玻璃棒。

2.实验试剂:红细胞稀释液、白细胞稀释液、瑞-吉氏复合染液、HiCN 转化液。

【实验方法】

1.取大、中、小号试管各 1 支,分别加 HiCN 转化液 5 mL、红细胞稀释液 2 mL 和白细胞稀释液 0.38 mL。

2.消毒手指后针刺,分别取 10 μL 末梢血于红细胞稀释液中,20 μL 末梢血于白细胞稀释液中,20 μL 末梢血于 HiCN 转化液中,并及时混匀。

3.取清洁干燥的载玻片一片,滴 1 滴血液于玻片一端,推制血片,待干后行瑞-吉氏染色并观察。

4.分别进行白细胞及红细胞计数。

5.计算结果,并完成血常规检验结果报告。

【实验结果】

血常规检验的白细胞正常参考值如表 9-8-1 所示。

表 9-8-1　血常规检验的白细胞正常参考值

成人	$(4\sim10)\times10^9/L$
儿童	$(5\sim12)\times10^9/L$
新生儿	$(15\sim20)\times10^9/L$

血常规检验的红细胞和血红蛋白正常参考值如表 9-8-2 所示。

表 9-8-2　血常规检验的红细胞和血红蛋白正常参考值

	红细胞	血红蛋白
成年男性	$(4\sim5.5)\times10^{12}/L$	120~165 g/L
成年女性	$(3.5\sim5)\times10^{12}/L$	110~150 g/L
儿童	$(6\sim7)\times10^{12}/L$	170~200 g/L

白细胞分类计数的正常参考值如表 9-8-3 所示。

表 9-8-3　白细胞分类计数的正常参考值

中性粒细胞	杆状核 1%~5%,分叶核 50%~70%
淋巴细胞	20%~40%
巨噬细胞	3%~8%
嗜酸性粒细胞	0.5%~5%
嗜碱性粒细胞	0~1%

【思考题】

1.标本采集的顺序是什么？

2.取一份临床血常规检验报告并进行分析。

实验九　尿液的理化检验

【实验目的】

掌握尿液一般理化检验的原理、操作方法及结果观察、报告。

【实验原理】

1.尿蛋白的检验原理:①磺基水杨酸法:在酸性条件下,磺基水杨酸的磺酸根阴离子与蛋白质氨基酸阳离子结合,形成不溶性蛋白盐沉淀。②加热醋酸法:加热煮沸使蛋白质变性凝固,再加醋酸使尿液的 pH 值接近等电点(约为 5)而加速蛋白质的沉淀。

2.GLU(班氏法)原理:葡萄糖在碱性溶液中加热后,其分子由环状结构变为带醛基的链状结构,从而具有了还原性,可将硫酸铜还原为黄色或红色的氧化亚铜(Cu_2O)沉淀。

3.KET(朗格氏环状法)原理:尿中的酮体(丙酮与乙酰乙酸)与亚硝基铁氰化钠与硫酸铵作用,可生成异硝基、异硝基胺,后者与$(CN)_6^{3-}$生成紫红色复合物。

4.URO(尿胆原)测定原理:在酸性溶液中,尿胆原与对二氨基本甲醛反应,生成樱红色化合物。

【实验材料】

1.实验器材:试管、pH 试纸、滴管、酒精灯、试管夹、尿比重计。

2.实验试剂:5%的冰醋酸溶液、200 g/L 的磺基水杨酸溶液、班氏试剂、亚硝基铁氰化钠、氨水、埃利希(Ehrlich)试剂。

【实验方法】

1.尿色及透明度:正常人的尿液黄色透明,若遇浑浊尿,可采取加热加酸法鉴别,深黄色者提示为黄疸患者。

2.尿 pH 值:正常尿液一般为弱酸性(pH 值为 6～5)。

3.尿比重(SG):成人为 1.015～1.025(多积尿),若受饮水、出汗影响则比重可波动于 1.003～1.030(随机尿)。

尿比重测定方法:斜持比重筒(量筒),将尿液沿管壁缓慢倒入量筒中,以将比重计浮起为度,注意要避免激起泡沫,如有泡沫,可用滤纸吸去。将比重计轻轻放入量筒中并加以捻转,使其悬浮在尿液中,待比重计稍停稳后,观察液面,得比重读数。

4.尿蛋白定性试验(两种方法)

(1)加热醋酸法(参考方法):取试管,加尿液至试管 2/3 处,用试管夹夹持试管下 1/3 处,加热上 1/3 处的尿液(注意:不断转动试管以均匀加热,防止尿液沸溅);然后加冰醋酸 2~3 滴,再加热煮沸,观察结果,报告。

(2)200 g/L 的磺基水杨酸法(首选方法):取试管,加尿液约 1 mL 于试管内,加 200 g/L 的磺基水杨酸数滴,观察结果,报告。

5.尿糖定性试验(班氏法):取试管,加班氏试剂 1 mL 于试管内,加热煮沸,试剂仍呈清亮蓝色;滴加尿液 2~3 滴,再次煮沸 2 min,冷却,观察结果,报告。

6.尿酮体检验(格氏环状法):取试管,加尿液约 2 mL,加冰醋酸数滴混匀;再加亚硝基铁氰化钠粉少许,振荡混匀;沿管壁轻轻加入氨水做环状试验,报告结果。

7.尿胆原检验(欧氏法):取试管,加新鲜尿液 1 mL,加欧立区试剂 0.1 mL 混匀,静置 10 min,在白色背景下从管口向管底观察结果并报告。

【实验结果】

观察实验现象,完成实验报告。

【思考题】

1.该实验的注意事项有哪些?
2.尿液不同化学成分的临床意义是什么?

实验十　尿液未离心未染色涂片的显微镜检验

【实验目的】

1.掌握尿液有形成分显微镜检验技术的一般方法。
2.具备在实际工作中对尿液有形成分的分析和判断能力。

【实验原理】

尿液的有形成分可以在显微镜下被观察到。

【实验材料】

1.实验器材:显微镜、一次性尿杯、载玻片、盖玻片、擦镜纸、一次性滴管。
2.实验标本:尿液。

【实验方法】

混匀尿液,涂片,盖好盖玻片,先用低倍镜观察、计数,再用高倍镜观察、计数。其中,低倍镜下先观察尿液涂片的全貌,包括有无管型、细胞及结晶等,初步估计这些有形成分的数量,如发现管型则计数管型,至少计数 20 个视野;高倍镜下主要鉴定管型种类,鉴定、计数细胞及结晶等,至少观察 10 个视野。

【实验结果】

1.细胞、结晶:每高倍镜视野下的最低至最高个数或每高倍镜视野下的平均值。

2.管型:每低倍镜视野下的最低至最高个数或每低倍镜视野下的平均值。

3.报告方式

(1)"少许":少数视野可见(1~4 个)。

(2)"+":占视野面积的 1/4 或每个视野都有少量存在(5~14 个)。

(3)"++":占视野面积的 1/2(15~29 个)。

(4)"+++":占视野面积的 3/4(30~50 个)。

(5)"++++":满视野(50 个以上)。

【思考题】

分析尿液中细胞、结晶、管型的形态特点。

实验十一　尿液分析仪的使用及 HCG 检测

【实验目的】

掌握尿液分析仪的使用方法及 HCG 检测的原理、操作方法及结果观察、报告。

【实验原理】

HCG 检测(胶乳凝集抑制试验)的原理:将尿液与抗 HCG 血清混合,待反应后加入被 HCG 致敏的乳胶悬液,若尿液中含有 HCG,则先于乳胶与血清结合,故乳胶仍呈均匀状,不出现凝集;反之,非孕妇尿液因不含 HCG,抗血清中的抗体与乳胶抗原发生反应,出现凝集。

【实验材料】

1.试剂:妊娠诊断血清、妊娠诊断抗原。
2.仪器:尿液分析仪、显微镜、载玻片、试管、尿液试纸条。

【实验方法】

1.尿液分析仪的使用

每两个实验台为一小组,由老师示教操作方法及注意事项,然后每组抽人认真操作,熟悉操作程序,为以后的临床工作打下坚实的基础,并学会在使用仪器的过程中爱护及保养仪器。

2.HCG 检测

取载玻片一张,于载玻片一端加被检尿液,另一端加生理盐水(阴性对照)各 1 滴,两端同时加 HCG 抗血清各 1 滴,混匀 1 min,再同时加乳胶抗原各 1 滴,充分混匀,放置 5 min 后观察结果并报告。

【实验结果】

阳性为不凝集,阴性为凝集。

【思考题】

简述尿液分析仪的使用。

实验十二　排泄物及阴道分泌物检验

一、粪常规(Rt)及粪隐血(OB)检验

【实验目的】

掌握粪便外观、显微镜检查的方法及粪便隐血试验的方法,熟悉镜检时粪便中各物质的形态与估计方式。

【实验原理】

粪隐血(OB)试验的原理:血红蛋白中的亚铁血红素有类似过氧化物酶的

活性,能催化过氧化氢分解释放新生态氧,将邻联甲苯胺氧化成邻甲偶氮苯而显蓝色。

【实验材料】

1.试剂:生理盐水、10 g/L 的邻联甲苯胺冰乙酸溶液、1 mol/L 的过氧化氢溶液。

2.仪器:显微镜、竹签、载玻片、滤纸。

【实验方法】

1.粪便外观检查

观察粪便的颜色、黏稠度。

2.显微镜检验

取载玻片,加生理盐水 1～2 滴,用竹签自粪便多处取材(特别是脓、血、黏液等异常部分),与生理盐水混合涂成薄片(以能透过字迹为度);先低倍镜观察有无虫卵、原虫,再换高倍镜观察细胞情况,并对其数量进行估计,报告。

报告方式:细胞数报告 10～20 个视野的最低值至最高值或报告平均值,低倍镜直接报告见到某某虫卵及食物残渣的多少。

3.粪便潜血试验(OB 试验)

用竹签挑取少许粪便于滤纸片上,滴加邻联甲苯胺冰乙酸溶液 2～3 滴,再加 1 mol/L 的过氧化氢溶液 2～3 滴,于标本上立即观察结果,报告。

【实验结果】

结果观察:

(1)"－"为 2 s 后仍不显色。

(2)"＋"为 10 s 后由浅蓝色渐变为深蓝色。

(3)"＋＋"为初显浅蓝褐色,渐变成明显的蓝褐色。

(4)"＋＋＋"为立即呈现蓝褐色。

(5)"＋＋＋＋"为立即呈现黑蓝色。

二、阴道分泌物检验

【实验目的】

掌握阴道清洁度的检验内容、判定标准及常见阴道菌的形态。

【实验材料】

1.标本:阴道分泌物标本片。

2.仪器:显微镜、擦镜纸、清洁液、镜油。

【实验方法】

1.阴道分泌物清洁度的检查

取玻片,加生理盐水1～2滴,先用低倍镜观察,再用高倍镜观察,根据上皮细胞、白细胞(或脓细胞)、杆菌、球菌的多少分度(清洁度Ⅰ、Ⅱ、Ⅲ、Ⅳ)。

2.展片

观察阴道杆菌、霉菌、淋病双球菌、阴道线索细胞等。

【实验结果】

阴道清洁度的分级判断如表9-12-1所示。

表 9-12-1　阴道清洁度的分级判断

清洁度	阴道杆菌	杂菌(球菌)	上皮细胞	白细胞(或脓细胞)
Ⅰ	＋＋＋＋	－	＋＋＋＋	0～5/HPF
Ⅱ	＋＋	－	＋＋	5～15/HPF
Ⅲ	－	＋＋	－	15～30/HPF
Ⅳ	－	＋＋＋＋	－	＞30/HPF

【思考题】

分析展片观察时的注意事项。

附　录

附录一　我国化学试剂的规格等级

习惯叫法	优质纯	分析纯	化学纯	实验室试剂
符号	GR	AR	CP	LR
全国统一化学试剂质量标准	一级品	二级品	三级品	四级品

附录二　重要的实验方法

一、液体化合物的分离与提纯方法

有机合成产生的液体化合物其分离纯化一般采用蒸馏的方法。根据待分离组分和理化性质的不同,蒸馏可以分为简单蒸馏和精馏(分馏);根据装置系统内压力的不同,蒸馏又可分为常压蒸馏和减压蒸馏。对于沸点差极小的组分分离或对产物纯度要求极高的分离,则可应用高真空技术,具体可参见有机化学方面的实验教材。

二、固体化合物的提纯方法

化学合成药物的纯度和质量是关系到人身安危的重大问题。为了获得高纯度的药品,对最终成品及关键中间体必须进行提纯和精制。固体物质一般采用结晶(重结晶、分级结晶等)或升华的方法进行纯化,具体可参见有机化学方面的实验教材。

三、常用色谱方法

色谱(又称"层析")是一种物理的分离方法。其分离原理是使混合物中的各组分在两相间进行分配,其中一相是不动的,称为"固定相";另一相是携带混合物流过此固定相的流体,称为"流动相"。当流动相中所含的混合物经过固定相时,就会与固定相发生作用。由于各组分在性质和结构上有差异,与固定相发生作用的大小、强弱也有差异,因此在同一推动力的作用下,不同组分在固定相中的滞留时间有长有短,从而按先后不同的次序从固定相中流出。这种借助在两相间分配差异而使混合物中各组分分离的技术就称为"色谱法"。

(一)薄层色谱

薄层色谱是一种简单实用的实验技术,属固液层析法。薄层色谱的固定相一般是硅胶或氧化铝,属吸附层析。在层析过程中,吸附剂对样品中各组分的吸附力不同,当展开剂流过时,各组分被展开剂从吸附剂上解析下来的难易程度不同,从而造成各组分移动时的速度差别,达到分离的目的。

薄层色谱可以用来分离混合物,鉴定精制化合物,测量混合物中各组分的含量,测定样品纯度等。其展开时间短,几十分钟就能达到分离目的,分离效率高,还可用制备板分离几毫克到几百毫克的样品。在药物合成实验中,还常用来跟踪反应进程和确定反应的终点。薄层色谱特别适用于挥发性小的化合物以及在高温下化学性质不稳定的化合物的分析。

(二)柱层析色谱

柱层析色谱是通过层析柱来实现分离的,主要用于大量化合物的分离。层析柱内装有固体吸附剂,也就是固定相,如氧化铝或硅胶等。液体样品从柱顶加入,在柱的顶部被吸附剂吸附,然后从柱的顶部加入有机溶剂(也就是展开剂)进行洗脱。由于吸附剂对各组分的吸附能力不同,各组分以不同的速度下移,被吸附较弱的组分在流动相里的含量较高,以较快的速度下移。各组分随溶剂按一定顺序从层析柱下端流处,分段收集流出液,再用薄层色谱来鉴定各组分。柱层析的分离条件可以套用该样品的薄层色谱分离条件,分离效果亦相同。

(三)纸层析色谱

纸层析是以滤纸为载体,用一定的溶剂系统展开而达到分离分析目的的层析方法。此法可用于定性分析,亦可用于分离制备微量样品。纸层析的原理是分配层析,其中滤纸是载体,水为固定相,展开剂为流动相。试样在固定相(水)与流动相(展开剂)之间连续抽提,依靠溶质在两相间分配系数的不同而达到分离的目的。物质在两相之间有固定的分配系数,在纸层析色谱上也有固定的比移值。

纸层析色谱法的一般操作是将待测样品溶于适当的溶剂中,点样于滤纸一端,另用适当挑选的溶剂系统从点样的一端通过毛细现象向另一端展开。展开完毕,滤纸取出阴干,以适当的显色剂显色即得纸层析色谱。样品层析往往用比移值来表示某一化合物在纸层析色谱中的位置。

(四)高效液相色谱

高效液相色谱是一种具有高灵敏度和高选择性的高效快速分离分析技术,广泛应用于医药分析的各个领域。在药品质量控制如主要成分的定性定量分析、杂质的限量检查和测定、稳定性考察、药物合成反应的监测、药物体内过程和代谢动力学研究、中药的成分研究及人体内源活性物质的测定等领域,高效液相色谱都是重要的分析手段。

近年来,在这些药物的对映体选择性高效液相色谱分析方法研究上取得了令人瞩目的进展。例如,β-肾上腺素受体拮抗剂类药物均为手性分子的外消旋体,其对映异构体的药效学差异显著。常见的高效液相色谱手性拆分方法有手性固定相直接拆分法、手性试剂衍生化法和手性流动相添加法。

例如,采用柱前衍生化法测定普萘洛尔对映体时,色谱条件为:

色谱柱:Micro Pak SP C_8 柱(15 mm×14 mm)。

流动相:醋酸钠(0.02 mol/L,pH=4.0)-乙腈(30∶70)。

流速:2 mL/min。

检测:荧光,265 nm/345 nm。

测定时,样品经硼酸-磷酸二氢钠缓冲液(0.10 mol/L,pH 值用氢氧化钠调至 8.5)稀释,混合后取样品溶液 20 μL,加入(+)-1-(9-芴基)-乙基甲酰氯(FLEC)衍生化试剂 20 μL,反应 10 min 后,取 10 μL 进样。保留时间:(−)-普萘洛尔衍生物为 6.549 min,(+)-普萘洛尔衍生物为 7.070 min,FLEC 为 12.1 min。

四、光学异构药物的拆分

药物分子的立体结构与生物活性密切相关。含手性中心的药物,其对映体之间的生物活性往往有很大的差异。研究表明,导致药物立体异构体药效差异的主要原因是它们与受体结合能力的差异。

近年来,人们对光学异构体间的药效差异有了长足的认识,以单一对映体用药已引起各方面的重视,今后的新药研制也将日益朝着单一对映体药物的方向发展。

对映异构体的药物一般可以通过不对称合成或拆分方法得到。然而,就目前医药工业的生产能力而言,尚未有成熟的不对称合成方法用于药物的大量生产,因此不对称拆分仍然是获得手性药物的重要方法。常用的光学异构药物的拆分方法与拆分原理包括以下几种。

(一)播种结晶法

播种结晶法是在外消旋体的饱和溶液中加入其中一种纯的单一光学异构体(左旋或右旋)结晶,使溶液对这种异构体成过饱和状态,然后在一定温度下该过饱和的旋光异构体优先大量析出结晶,迅速过滤得到单一光学异构体。再向滤液中加入一定量的消旋体,则溶液中另一种异构体达到饱和,经冷却过滤后得到另一种单一光学异构体,经过如此反复操作,连续拆分便可以交叉获得左旋体和右旋体。

播种结晶法的优点是不需使用光学拆分剂,因此原料消耗少、成本低,而且该法操作较简单,所需设备少,生产周期短,母液可套用多次,拆分收率高。但该法仅适用于两种对映体晶体独立存在的外消旋混合物的拆分,对大部分只含一个手性碳原子的互为对映体的光学异构药物则无法用播种结晶法进行拆分。另外,播种结晶法拆分的条件控制也较麻烦,制备过饱和溶液的温度和冷却析晶的温度都必须通过实验加以确定,拆分所得的光学异构体的光学纯度不高。

(二)形成非对映异构盐法

对映异构体一般都具有相同的理化性质,用重结晶、分馏、萃取及常规色谱法不能分离。而非对映异构体的理化性质有一定差异,因此利用消旋体的化学性质,使其与某一光学活性化合物(即拆分剂)作用生成两种非对映异构盐,再利用它们物理性质(如溶解度)的不同将它们分离,最后除去拆分剂,便可以得到光学纯的异构体。目前,国内外大部分光学活性药物均用此法生产。

（三）酶拆分法

酶拆分法是利用酶对光学活性异构体选择性的酶解作用，使外消旋体中的一个光学异构体优先酶解，而另一个难酶解，后者被保留下来，从而达到分离的目的。

（四）色谱拆分法

利用气相和液相色谱可以测定光学异构体的纯度，在实验室进行少量样品的制备，并推断光学异构体的构型和构象等。

附录三　常用酸、碱浓度

名称	化学式	分子量	相对密度	质量分数/%	浓度/(mol·L⁻¹)	质量浓度/(g·L⁻¹)
浓盐酸	HCl	36.46	1.18	36.0～38.0	12	—
稀盐酸	HCl	36.46	—	—	2.61～2.88	95～105
浓硝酸	HNO_3	63.01	1.41	69.0～71.0	16	—
浓硫酸	H_2SO_4	98.07	1.84	≥96.0	18	—
稀硫酸	H_2SO_4	98.07	—	—	0.97～1.07	95～105
浓氨水	NH_4OH	35.05	0.900～0.908	含氨 25.0～28.0	13.3～14.8	—
稀氨水	NH_4OH	35.05	0.955～0.962	—	2.71～3.00	95～105
冰醋酸	CH_3COOH	60.05	1.05	≥99.0	17	—
醋酸	CH_3COOH	60.05	1.045	36.0～37.0	—	—
甲醛溶液	CH_2O	30.03	1.102	36.0	—	—
氢氧化钠	$NaOH$	40.00	—	≥96.0	—	—
氢氧化钾	KOH	56.11	—	≥85.0	—	—

附录四　染色液及染色法

(一)革兰氏染色液的配制(Hucker 改良法)

1.结晶紫染液

结晶紫乙醇饱和溶液	100.0 mL
A 液:结晶紫	2.5 g
95％的乙醇	25.0 mL
B 液:1％的草酸铵水溶液	80.0 mL

将结晶紫研细后,加入 95％的乙醇使之溶解,配成 A 液;将草酸铵溶于蒸馏水中,配成 B 液,分别配制后混合均匀,滤纸过滤。

2.卢(路)戈(Lugol)氏碘液

碘	1.0 g
碘化钾	2.0 g
蒸馏水	300.0 mL

先称取碘化钾 2.0 g,以 10 mL 蒸馏水使其溶解,然后加碘 1.0 g,待完全溶解后再加蒸馏水至 300 mL。

3.脱色液

(1)95％的乙醇	100 mL
(2)丙酮乙醇溶液	
95％的乙醇	70 mL
丙酮	30 mL

4.番红复染液

2.5％的番红 O(Safranin O)	2.5 g
95％的乙醇溶液	100 mL

称取番红 O(又称"沙黄 O")2.5 g,95％的乙醇 100 mL,溶解后可贮存于密闭的棕色瓶中,用时取 20 mL 与 80 mL 蒸馏水混匀即可。

注:以上染液配合使用,可区分出革兰氏染色阳性(G^+)或革兰氏阴性(G^-)细菌,革兰氏阴性菌被染成蓝紫色,革兰氏阳性菌被染成淡红色。

（二）吕氏（Loeffer）碱性亚甲蓝染色液的配制及染色法

1.染液的配制

亚甲蓝乙醇饱和溶液(95％的乙醇 100 mL,亚甲蓝 2 g)	30 mL
10％的氢氧化钾溶液	0.1 mL
蒸馏水	100 mL

将上述各溶液混合均匀,滤纸过滤,备用。

2.染色方法

在已固定好的涂片标本上滴加1～2滴染液,染色1～3 min后进行水洗,将标本片晾干或吸水纸吸干后进行镜检。

（三）奈瑟（Neisser）染液的配制及染色法

1.染液的配制

第一液:	亚甲蓝	0.01 g
	95％的乙醇	5 mL
	冰醋酸	5 mL
	蒸馏水	100 mL

将亚甲蓝研碎溶于乙醇,将冰醋酸加至蒸馏水中,再将冰醋酸水溶液加至亚甲蓝乙醇溶液中混合,24 h后用滤纸过滤,备用。

第二液:	甲紫	1 g
	95％的乙醇	10 mL
	蒸馏水	300 mL

将以上三种成分混合溶解后过滤,备用。染色前,将 2 份第一液与 1 份第二液混合,用混合液染色。

第三液:	黄叱精	2 g
	蒸馏水	300 mL

将黄叱精溶于蒸馏水中,趁热过滤,备用。

2.染色方法

向在已固定的涂片标本上滴加第一液和第二液的混合液,染色1～2 min后进行水洗。继续用第三液染色半分钟,倾去染液,吸干后镜检。

注:白喉杆菌菌体被染成黄褐色,异染颗粒则呈蓝黑色。

（四）阿尔伯特（Albert）染色液的配制及染色法

1.染液的配制

第一液：
甲苯胺蓝	0.15 g
孔雀绿	0.2 g
95％的乙醇	2 mL
冰醋酸	1 mL
蒸馏水	100 mL

将甲苯胺蓝和孔雀绿置于研钵中，加乙醇研磨使其溶解，再加入蒸馏水和冰醋酸，混合后入瓶中，室温下过夜，滤纸过滤后装入棕色瓶中，置于阴暗处备用。

第二液：
碘	2 g
碘化钾	3 g
蒸馏水	300 mL

先将碘和碘化钾混合，加蒸馏水少许，充分振摇，等完全溶解后再加蒸馏水至 300 mL。

2.染色方法

在已固定的涂片标本上滴加第一液染色 1～5 min，然后水洗，再加入第二液染色 1 min，水洗后，晾干或吸干镜检。

注：白喉杆菌菌体被染成绿色，异染颗粒则呈蓝黑色。

（五）萋-尼（Ziehl-Neelsen）抗酸染色液的配制

1.染色剂（苯酚复红溶液）

碱性复红乙醇饱和液（95％的乙醇 100 mL，碱性复红 100 g）	10.0 mL
5％的苯酚水溶液	90.0 mL

将以上两种溶液混合均匀后使用。

2.脱色剂（5％的盐酸乙醇溶液）

浓盐酸	5.0 mL
95％的乙醇	97.0 mL

使用时再将溶液稀释 10 倍。

3.复染剂

称取亚甲蓝 0.3 g，加入 50 mL 95％的乙醇中，溶解后加入 100 mL 蒸馏水，混合均匀。使用时需进行 10 倍稀释。

注：结核杆菌被染成红色，非抗酸菌染成蓝色。

（六）冯泰那（Fontana）镀银染色液的配制及染色法

1.染液配制

（1）固定液：

冰醋酸	1 mL
35％的甲醛	20 mL

加蒸馏水至 100 mL。

（2）媒染液：

鞣酸	5 g
苯酚	1 g

加蒸馏水加至 100 mL。

（3）5％的硝酸银溶液（Fontana 银液）：

硝酸银	5 g

加蒸馏水至 100 mL。

临用前取硝酸银溶液 20 mL，逐滴慢慢滴入 10％的氨水，初始生成棕色沉淀，再继续滴加氨水至沉淀溶解、微现乳白色为适度。

2.染色法

（1）将标本涂于清洁的玻片上，在空气中自然干燥。

（2）滴加固定液，作用 1～2 min，用无水乙醇冲洗。

（3）滴加媒染液，并略加温至有蒸汽冒出，作用 0.5 min，用水冲洗。

（4）滴加硝酸银溶液，轻微加热至有蒸汽出现，作用 0.5 min，水洗，待干镜检。

注：螺旋体被染成棕褐色，背景则为淡黄色。

附录五　试剂及溶液

（一）甲基红试剂

称取甲基红粉剂 0.1 g，溶于 95％的乙醇 300 mL 中，再以蒸馏水稀释至 500 mL。

（二）吲哚试剂（柯氏试剂）

称取对二甲基氨基苯甲醛 5 g，加入 75 mL 戊醇（或丁醇）中，置于 56 ℃的水浴中过夜。次日取出,冷却后徐徐滴入纯盐酸 25 mL(边加边摇,避免骤热)。配制完成后置于冰箱内备用。

(三)Hank's 溶液

原液甲:

NaCl	160 g
KCl	8 g
$MgCl_2 \cdot 6H_2O$	2 g
$MgSO_4 \cdot 7H_2O$	2 g

加入 800 mL 双蒸水

$CaCl_2$ 　　　　　　　 2.8 g,单独配制,溶于 100 mL 的蒸馏水中。

将上述两种溶液混合后,加双蒸水至 1000 mL,加氯仿 2 mL 用于防腐,置于 4 ℃的冰箱中保存备用。

原液乙:

KH_2PO_4	3.04 g
葡萄糖	1.20 g
$Na_2HPO_4 \cdot 12H_2O$	20.0 g

加入 800 mL 双蒸水

0.4%的酚红溶液 　　　　 100 mL(将 0.4 g 酚红放钵体中,加入 0.1 mmol/L 的氢氧化钠溶液 11.28 mL,研磨后加双蒸水 100 mL)

将上述两种溶液混合后,加双蒸水至 1000 mL,再加氯仿 2 mL 用于防腐,置于 4 ℃的冰箱中保存备用。使用时,按以下比例配置:

原液甲	1 份
原液乙	1 份
蒸馏水	18 份

将以上溶液混合均匀,按需要进行分装,0.56 kg/cm^2 高压灭菌 20 min,置于 4 ℃的冰箱中保存备用。

(四)0.5%的水解乳蛋白溶液

Hank's 溶液	1000 mL
水解乳蛋白	5 g

称取 5 g 水解乳蛋白,溶解于 1000 mL Hank's 溶液中,过滤分装,在 0.56 kg/cm^2 的高压下灭菌 20 min,置于 4 ℃的冰箱中保存备用。

(五)营养液

0.5%的水解乳蛋白液	90 mL
无菌小牛血清	10 mL
双抗(青霉素、链霉素)溶液	1 mL(终浓度为 100 U/mL)

用 $NaHCO_3$ 调整 pH 值至 7.4。

(六)维持液

在营养液中仅将无菌小牛血清量加到 2%即可。

(七)0.25%的胰蛋白酶溶液

胰蛋白酶	1.25 g
Hank's 液	500 mL

溶解后过滤除菌、分装,置于 $-20\ ℃$ 的冰箱中保存备用。

(八)pH 值为 8.6、离子强度为 0.05 的巴比妥缓冲液

称取巴比妥 184 g 入 200 mL 蒸馏水中,加热溶解,再加入巴比妥钠10.3 g
溶解,最后再加蒸馏水至 1000 mL。

(九)TES 缓冲液(1×)

10 mmol/L 的 Tris-HCl

1 mmol/L 的 EDTA

0.5%的 SDS

(十)DNA 提取试剂

DNA 提取缓冲液:0.15 mol/L 的氯化钠溶液、0.1 mol/L 的 EDTA。

SDS 缓冲液:4%的 SDS、0.1 mol/L 的氯化钠溶液、100 $\mu g/\mu L$ 的蛋白
酶 K。

(十一)质粒 DNA 提取溶液

溶液 Ⅰ:50 mmol/L 的葡萄糖、25 mmol/L 的 Tris-HCl(pH＝8.0)、
10 mmol/L的 EDTA(pH＝8.0),溶解后于高压灭菌锅中灭菌 15 min。

溶液 Ⅱ(pH＝12.6,现用现配):0.2 mol/L 的氢氧化钠溶液,1%的 SDS。

溶液Ⅲ(pH＝4.8):5 mol/L 的醋酸钠溶液 60 mL,冰醋酸 11.5 mL,双蒸水 28.5 mL。

TE 缓冲液(pH＝8.0):10 mmol/L 的 Tris-HCl(pH＝8.0),1 mol/L 的 EDTA(pH＝8.0)。

附录六　常用培养基的制备

(一)肉膏汤培养基

1.成分

牛肉膏	3 g
蛋白胨	10 g
氯化钠	5 g

2.配制

(1)将上述各种成分加入 1000 mL 蒸馏水中,混合加热溶解。

(2)使用时,常用氢氧化钠溶液将 pH 值调节至 7.2～7.6,煮沸 3～5 min。用滤纸过滤,补足水量。

(3)分装于烧瓶或试管中,瓶口或管口塞好棉塞,包装,以 1.05 kg/cm² 的压力高压蒸汽灭菌 20 min。

(4)灭菌后放于阴凉处,或冷却后存于冰箱中备用。

注:此为通用基础培养基,加上适量琼脂可制成固体培养基,再加上血液可制成血液固体培养基。

3.用途

用于分离培养和增菌培养细菌。

(二)普通琼脂(固体)培养基

1.成分

肉膏汤(pH＝7.6)	100 mL
琼脂	2～3 g

2.配制

(1)将琼脂加入 100 mL 肉膏汤中,加热融化,补足失水量。用脱脂棉过滤,除去杂质,分装于试管(或烧瓶)中,塞好棉塞,以 1.05 kg/cm² 的压力高压蒸汽灭菌 20 min。

(2)若将分装于试管的培养基灭菌后,趁热将试管倾斜放置,冷却凝固后即成斜面培养基。

(3)若将分装于烧瓶中的培养基灭菌后,冷却至 50～60 ℃时,以无菌操作方法将琼脂倾注入平皿中,水平放置平皿,冷却后即成琼脂平板培养基。

3.用途

普通琼脂(固体)培养基一般用来培养菌落或动物、植物的组织,观察菌落和分离提纯微生物,用于保存运输等。

(三)血液琼脂培养基

1.成分

纤维羊血(或兔血)　　5～10 mL

普通琼脂培养基　　　100 mL

2.配制

(1)将制备的普通琼脂培养基(100 mL 瓶装)水浴煮沸,溶解。

(2)待该培养基温度降至 45～50 ℃时,以无菌操作方法加入适量的(经 37 ℃水浴预温)无菌脱纤维羊血或兔血。

(3)轻轻摇匀(勿产生气泡,若有气泡则用取菌环以无菌操作方法去除),倾注于直径 9 cm 的无菌平皿中 13～15 mL;也可分装于试管中,制成斜面培养基。

(4)做无菌实验:凝固成斜面后,抽样,37 ℃培养 1～24 h,若无细菌生长,则存放于冰箱内备用。

3.用途

用于培养分离对营养有特殊要求的细菌,可用于观察细菌的溶血现象与菌落特征。

(四)半固体琼脂培养基

1.成分

肉膏汤(pH=7.6)　　　100 mL

琼脂　　　　　　　　0.3～0.5 g

2.配制

(1)将琼脂加入 100 mL 肉膏汤中。

(2)加热融化,补足失水量。

（3）用脱脂棉过滤，除去杂质，分装入试管中，塞好棉塞，以 1.05 kg/cm² 的压力高压蒸汽灭菌 20 min。

3.用途

主要用于观察细菌的动力。

（五）蛋白胨水培养基

1.成分

蛋白胨（或胰胨）　　　　20 g

氯化钠　　　　　　　　　5 g

加蒸馏水至 1000 mL。

2.配制

称重蛋白胨、氯化钠并溶于蒸馏水中，调整 pH 值至 7.6，以 1.05 kg/cm² 的压力高压蒸汽灭菌 20 min，备用。

3.用途

用于吲哚试验。

（六）单糖发酵管培养基

1.成分

蛋白胨　　　　　　　　　　　　　　　　10 g

氯化钠　　　　　　　　　　　　　　　　5 g

糖　　　　　　　　　　　　　　　　　　5～10 g

16 g/L 的溴甲酚紫乙醇溶液（指示剂）　1 mL

加蒸馏水至 1000 mL。

2.配制

（1）待上述成分溶解，调 pH 值至 7.6，分装入华氏试管中，以 0.56 kg/cm² 的压力高压灭菌 15 min。

（2）如果要观察产气，可在每一华氏试管中加一个倒置的小管（40 mm×300 mm）。

（3）单种糖发酵管的做法：葡萄糖、甘露醇、侧金盏花醇、肌醇等要在灭菌前加入以上培养基内；阿拉伯糖、木糖和各种双糖必须过滤除菌后加入灭菌的培养基内，制成多种类型的单糖发酵管，使终浓度为 1%。将各管贴上不同颜色的标签或在棉塞上涂以不同的颜色，作为标记。

3.用途

主要用于革兰氏阴性杆菌的鉴别。

(七)醋酸铅培养基

1.成分

蛋白胨	10.0 g/L
牛肉浸粉	3.0 g/L
氯化钠	5.0 g/L
硫代硫酸钠	2.5 g/L
琼脂	12.0 g/L

2.配制

称取本品 32.5 g,加热溶解于 1000 mL 蒸馏水中,分装入三角烧瓶(每瓶 100 mL),115 ℃高压灭菌 15 min,冷至 50 ℃左右时加入过滤除菌的 10%的醋酸铅溶液 1 mL,混匀,分装入试管中,每管 3~4 mL,将 pH 值调节至 7.3±0.1,冷却至 25 ℃备用。

3.用途

醋酸铅培养基用于检测细菌产生 H_2S 的能力。

(八)尿素琼脂培养基

1.成分

蛋白胨	0.1 g
氯化钠	0.5 g
磷酸二氢钾	0.2 g
琼脂	2.0 g
10%的葡萄糖溶液	1.0 mL
0.4%的酚红液	0.3 mL
20%的尿素溶液	1.0 mL
蒸馏水	100 mL

2.配制

(1)将蛋白胨、氯化钠、磷酸二氢钾与琼脂混合于蒸馏水中,加热使其完全溶解,调整 pH 值至 7.4,脱脂棉过滤,以 0.70 kg/cm² 的压力高压蒸汽灭菌 20 min。

(2)待冷却至 60 ℃时,加入无菌葡萄糖液及尿素溶液(尿素溶液应已过滤除菌)。

(3)混匀,分装入试管中,制成斜面培养基。

(4)凝固后置于 37 ℃的环境下 24 h,若无细菌生长即可使用。

3.用途

鉴别分解尿素的真菌(尿素分解后可使培养基显碱性,令指示剂变红)。

(九)沃格尔-邦纳(Vogel-Bonner,VB)基本培养基

1.成分

无水磷酸二氢钾	100 g
枸橼酸	20 g
硫酸镁	2.0 g
磷酸氢钠铵	35 g

加蒸馏水至 1000 mL。

2.配制

(1)将上述成分加热溶解,调整 pH 值至 7.0,按 40 mL 分装。

(2)以 1.05 kg/cm^2 的压力高压蒸汽灭菌 20 min 后,置于 4 ℃的冰箱中保存备用。

(3)取蒸馏水 360 mL,加琼脂 8 g,以 1.05 kg/cm^2 的压力高压蒸汽灭菌 30 min。

(4)待冷却至 55 ℃时,再加入上述盐溶液 40 mL。

(5)加入已灭菌的 50%的葡萄糖溶液 16 mL,倾注平板。

3.用途

用于鼠伤寒沙门菌变异株的致突变试验。

(十)完全培养基

1.成分

水解乳蛋白	1.0 g
酵母浸膏	0.5 g
K_2HPO_4	0.3 g
KH_2PO_4	0.1 g

2.配制

(1)称取酵母浸膏溶于少量水中,再加其余成分,补加蒸馏水到 100 mL,使固体物质完全溶解。

(2)调整 pH 值至 7.4,加琼脂 2 g,以 1.05 kg/cm² 的压力高压蒸汽灭菌 20 min,或滤菌。

(3)加入已灭菌的 50% 的葡萄糖溶液 1 mL,冷却至 45 ℃,倾注平板。

如果将上述培养基中去掉琼脂成分,则可制成完全肉汤。

3.用途

(1)鼠伤寒沙门菌营养缺陷型菌株的增菌。

(2)分离、鉴定菌体。

(3)短期内保存菌种。

(十一)SS 琼脂

SS 琼脂是一种强选择性培养基,用于粪便中沙门菌属及志贺菌属的分离,对大肠杆菌有较强的抑制作用,故能增加粪便的接种量以提高病原菌的检出率,是目前公认的肠道杆菌选择性培养基。国产的 SS 琼脂粉使用方便,效果较好。

1.配制法

称取 70 g SS 琼脂粉,加入 1000 mL 水中,混合后加热溶解。冷却至 50～60 ℃时,倾入平皿中,冷却凝固即成 SS 平板培养基。置于 37 ℃ 的培养箱内,待培养基表面适度干燥后即可使用。

2.培养结果

肠道致病菌呈无色或微黄色透明菌落,大肠杆菌呈红色菌落。

3.成分及作用

SS 琼脂成分较多,大体可分为:

(1)营养物:牛肉膏、蛋白胨。

(2)抑制物:煌绿、胆盐、硫代硫酸钠、枸橼酸钠等抑制非病原菌生长的物质。

(3)促进细菌生长的物质:胆盐能促进沙门菌生长;硫代硫酸钠能缓和胆盐对痢疾与沙门菌的有害作用,并能中和煌绿与中性红染料的毒性。

4.用途

用于肠道致病菌的分离、培养。

（十二）中国蓝琼脂平板培养基

1.成分

无糖琼脂培养基(pH＝7.6)	100 mL
乳糖	1.0 g
1％的灭菌中国蓝溶液	1 mL
1％的蔷薇酸乙醇溶液	1 mL

2.配制

(1)取 pH＝7.6 的琼脂培养基 100 mL,加入乳糖 1 g。

(2)灭菌,以 0.56 kg/cm² 的压力高压蒸汽灭菌 15 min。

(3)取出,待冷却至 50 ℃左右,加入中国蓝及蔷薇酸乙醇溶液各 1 mL。

(4)摇匀后,倾注平板,凝固后即可使用。

3.原理

中国蓝为指示剂,在碱性反应时呈红色,酸性反应时呈蓝色。培养基制成后的 pH 值约为 7.4,呈淡紫红色。接种大肠杆菌后,因不分解乳糖产酸,故菌落呈蓝色。伤寒杆菌、痢疾杆菌等不发酵乳糖,使菌落无色。蔷薇酸为革兰氏阳性菌的抑制剂。

4.用途

用于初步鉴别伤寒杆菌、痢疾杆菌等肠道致病菌。

（十三）半固体双糖含铁培养基

1.成分

(1)甲液:

蛋白胨水(pH＝7.4)	100 mL
琼脂	0.35～0.50 g
2％的无菌酸性复红水溶液	0.5 mL
10％的无菌葡萄糖液	2 mL

(2)乙液:

蛋白胨水(pH＝7.4)	100 mL
琼脂	1.5 g
2％的无菌酸性复红水溶液	0.5 mL
20％的灭菌乳糖液	5 mL
硫代硫酸钠	0.03 g
硫酸亚铁	0.02 g

2.配制

(1)取蛋白胨水 100 mL,称取琼脂 0.4 g 并加至蛋白胨水中,置于甲瓶中作为甲液。注:甲液准备作下层-半固体葡萄糖发酵之用。

(2)另取蛋白胨水 100 mL,加琼脂 1.5 g、硫代硫酸钠 0.03 g 和硫酸亚铁 0.02 g,置于乙瓶中作为乙液。注:乙液准备作上层-固体乳糖发酵之用。

(3)将甲、乙两瓶中的液体以 1.05 kg/cm² 的压力高压蒸汽灭菌 20 min。

(4)冷却至 60 ℃,向甲瓶中加入酸性复红和葡萄糖液,摇匀后分装于已灭菌的试管(13 mm×130 mm)中,每管约 2 mL,迅速直立于冷水中凝固。

(5)向乙瓶中加入酸性复红和乳糖液,摇匀后向上述各管中加入乙液约 2 mL,使其凝固成斜面。注意:凝固后,在 37 ℃ 的培养箱内培养 24 h,若无细菌污染即可使用,此为无菌实验。

3.原理

本培养基以酸性复红为指示剂,在酸性时呈红色,碱性时为无色。下层为含葡萄糖的半固体培养基,可以观察细菌的动力和对葡萄糖的发酵能力。大肠杆菌发酵葡萄糖产酸、产气,使下层变红,且有气泡产生,同时有动力;上层为含乳糖、硫酸亚铁的固体培养基,主要是观察细菌对乳糖的发酵情况及产生硫化氢(H_2S)的能力。大肠杆菌能发酵乳糖,使上层斜面呈红色;致病性肠道杆菌不发酵乳糖,因此斜面不变色。大肠杆菌不产生 H_2S,斜面培养基不呈黑色;伤寒杆菌产生 H_2S,斜面培养基可出现黑色。

4.用途

初步筛选肠道致病菌,观察细菌的糖发酵能力、H_2S 产生能力和动力,保存菌种等。

(十四)脱脂牛乳培养基

1.成分

新鲜脱脂牛乳	100 mL
1.6%的溴甲酚紫乙醇溶液	0.1 mL

2.配制

(1)将新鲜牛乳置于烧瓶中,水浴中煮沸 15～20 min,冷却后置于冰箱内 2 h。

(2)用虹吸管吸取上层脱脂牛乳,放入另一烧瓶内。

(3)取 100 mL 脱脂牛乳,加入 1.6%的溴甲酚紫指示剂 0.1 mL,混匀、分装入试管中,每管 6～8 mL。

(4)向每管液体表面加入融化的凡士林,厚度为 5 mm。

(5)以 0.56 kg/cm² 的压力高压蒸汽灭菌 20 min,在 37 ℃ 的环境下放置 24~48 h,若无细菌生长即可使用。

3.用途

(1)用于配制冷冻干燥菌种用的保护剂。

(2)观察细菌等对牛乳的利用能力。

(十五)庖肉培养基

1.成分

牛肉浸液(或肉膏汤,pH＝7.6):

牛肉渣　　　0.5 g

牛肉汤　　　7.0 mL

2.配制

取制备牛肉浸液剩下的并经过处理的肉渣,装于 15 mm×150 mm 的试管内,每管 0.5 g,并加入 pH 值为 7.6 的肉汤培养基 7 mL,液面上盖 3~4 mm 厚的融化的凡士林,以 1.05 kg/cm² 的压力高压蒸汽灭菌 20 min,备用。

3.用途

庖肉培养基用于厌氧菌的增菌培养和保存,还可用于肉毒梭菌及兼性厌氧菌和厌氧梭状芽胞杆菌的检验。

(十六)吕氏血清培养基

1.成分

100 g/L 的葡萄糖肉汤(pH＝7.4)　　　1 份

小牛血清(或兔、羊、马血清)　　　3 份

2.配制

将上述成分混合于灭菌锥形瓶中,无菌分装于 15 mm×150 mm 的灭菌试管中,每管 3~5 mL,斜置于血清凝固器中,间歇灭菌 3 天。第 1 天徐徐加热至 85 ℃,维持 30 min,使血清凝固,在 37 ℃ 的培养箱内过夜;第 2 天和第 3 天再用 85~90 ℃ 的高温灭菌 30 min,取出后置于 4 ℃ 的冰箱中保存备用。

3.用途

本培养基用于白喉棒状杆菌的培养及观察异染颗粒。

（十七）亚碲酸钾血琼脂平板

1.成分

营养琼脂(pH＝7.6)	100 mL
10 g/L 的亚碲酸钾水溶液	2 mL
50 g/L 的胱氨酸水溶液	2 mL
脱纤维羊血或兔血	2～10 mL

2.配制

将 pH 值为 7.6 的营养琼脂融化,待冷却至 50 ℃时加入已灭菌的亚碲酸钾溶液、胱氨酸溶液及无菌脱纤维血液,摇匀后即刻倾注入无菌平皿内,凝固后置于 4 ℃的冰箱中保存备用。

3.用途

用于白喉棒状杆菌的分离培养。

（十八）Elek 培养基

1.成分

(1)甲液:

胰蛋白胨	4.0 g
麦芽糖	0.6 g
乳酸	0.14 mL
蒸馏水	100 mL

(2)乙液:

琼脂	3.0 g
氯化钠	1.0 g
蒸馏水	100 mL

2.配制

(1)将甲液、乙液中的各成分分别加入蒸馏水中,加热溶解,脱脂棉过滤后调整 pH 值至 7.8。

(2)取甲液与乙液等量混合,分装入试管中,每管 15 mL。

(3)100 ℃间歇灭菌 20～30 min,置于 4 ℃的冰箱中保存备用。

(4)使用时,将融化后冷却至 55 ℃的埃列克(Elek)琼脂按 5∶1 的比例加入无菌正常兔或牛血清,充分混匀后倾注无菌平皿,凝固后即可使用。

3.用途

用于测定白喉棒状杆菌有毒株的产毒素能力。

(十九)罗氏(Lowenstein-Jensen)培养基

1.成分

磷酸二氢钾	2.4 g
枸橼酸镁	0.6 g
硫酸镁($MgSO_4 \cdot 7H_2O$)	0.24 g
天门冬素	3.6 g
甘油	12 mL
孔雀绿水溶液	20 mL
马铃薯淀粉	30 g
新鲜鸡蛋全卵液	1000 mL(约 30 个鸡蛋)
蒸馏水	600 mL

2.配制

(1)加马铃薯淀粉于甘油-盐类溶液中,以 1.05 kg/cm² 的压力高压蒸汽灭菌 20 min,备用。

(2)加新鲜鸡蛋全卵液、孔雀绿于上述溶液中,摇匀后室温下放置 1 h。

(3)分装试管,80 ℃下灭菌 50 min,灭菌后存放于 5 ℃下备用。

(4)在上述培养基中,每毫升加 50 U 青霉素及 35 μg 的萘啶酸(nalidixicacid)可抑制细菌和真菌生长,成为选择培养基。

3.用途

罗氏培养基用于痰液细菌的培养,主要目的是培养结核分枝杆菌,一般为斜面培养基,含有卵黄、马铃薯粉等营养成分,以及抑菌剂孔雀绿,所以培养基呈绿色。

注:典型分枝杆菌等抗酸菌会被染成红色,非抗酸菌会被染成蓝色。

(二十)苏通(Santon)改良培养基

1.成分

天门冬氨酸	4.0 g
磷酸二氢钾	0.5 g
枸橼酸	2.0 g
硫酸镁($MgSO_4 \cdot 7H_2O$)	0.5 g

枸橼酸胺铁	0.05 g
琼脂	20.0 g
甘油	30 mL
蒸馏水	270 mL

2.配制

用 10％的氢氧化钾溶液调整 pH 值至 7.0,分装入试管中,每管 7 mL,以 1.05 kg/cm² 的压力高压蒸汽灭菌 20 min,备用。用前加入 10％的灭活兔血清。

3.用途

苏通改良培养基是一种人工综合培养基,基质透明,呈半流体状态,在其中生长的结核分枝杆菌可形成白色颗粒状菌落,悬浮于培养基中段,便于观察。

注:本培养基主要用于区别缓慢生长及快速生长型分枝杆菌,快速生长者多能在本培养基上生长。

(二十一)改良沙氏(Sabouraud)琼脂培养基

1.成分

葡萄糖	40.0 g
蛋白胨	10.0 g
琼脂	20.0 g
蒸馏水	1000 mL

2.配制

先将蛋白胨、琼脂加入 700 mL 蒸馏水中,置于 1000 mL 锥形瓶内加热溶解;将葡萄糖加入剩余的 300 mL 蒸馏水中溶解。混匀两者,以 0.56 kg/cm² 的压力高压蒸汽灭菌 15 min。冷却至 55 ℃左右倾注平板,冷藏备用。

注:(1)此培养基为真菌常规培养基,用于真菌的分离、菌种保存等。

(2)为防止细菌生长,可在培养基灭菌后冷却至 45 ℃左右时,加入青霉素 2000 U/100 mL 培养基及链霉素 1000 g/100 mL 培养基。

(二十二)麦氏(Meclary)培养基的制备

1.成分

葡萄糖	1.0 g
KCl	1.8 g
酵母浸膏	2.5 g
醋酸钠	8.2 g

琼脂	20.0 g
水	1000 mL

pH 值自然

2.配制

(1)分别称取 2,4-二氯苯氧乙酸(2,4－D)、萘乙酸(NAA)和 6 苄基嘌呤(6BA)各 10 mg。

(2)将 2,4-二氯苯氧乙酸和萘乙酸用少量(1 mL)无水乙醇预溶。

(3)将 6 苄基嘌呤用少量(1 mL)物质的量浓度为 0.1 mol/L 的氢氧化钠溶液溶解,溶解过程中需要水浴加热。

(4)分别定容至 100 mL,即得质量浓度为 0.1 mg/mL 的母液。

3.用途

麦氏培养基用于培养酵母菌,有利于酵母菌子囊孢子的形成。

(二十三)高氏 1 号培养基

1.成分

可溶性淀粉	20 g
NaCl	0.5 g
KNO_3	1 g
$K_2HPO_4 \cdot 3H_2O$	0.5 g
$MgSO_4 \cdot 7H_2O$	0.5 g
$FeSO_4 \cdot 7H_2O$	0.01 g
琼脂	15～25 g

2.配制

(1)按照配方,先称取可溶性淀粉 20 g,放入小烧杯中,并用少量冷水将淀粉调成糊状,再加入少于所需水量的沸水中继续加热,使可溶性淀粉完全溶解。

(2)然后再称取其他各成分,并依次溶解,对微量成分 $FeSO_4 \cdot 7H_2O$ 可先配成高浓度的贮备液,按比例换算后再加入。

(3)待所有的药品全部溶解后,补充水分到所需的总体积。

(4)配制固体培养基时,可将称好的琼脂放入已溶的试剂中,再加热融化,最后加水至 1000 mL,调节 pH 值至 7.4～7.6。

3.用途

高氏 1 号培养基的用途是培养和观察放线菌的形态特征。

附录七　常用的细胞培养溶液

1.Hank's 液

(1)原液甲：

NaCl	160 g
KCl	8 g
$MgCl_2 \cdot 6H_2O$	2 g
$MgSO_4 \cdot 7H_2O$	2 g

加入 800 mL 双蒸水

$CaCl_2$　　　　　2.8 g,溶于 100 mL 双蒸水

将上述两溶液混合后再加双蒸水至 1000 mL,最后加 2 mL 氯仿防腐,置于 4 ℃的冰箱中保存备用。

(2)原液乙：

KH_2PO_4	3.04 g
葡萄糖	1.20 g
$Na_2HPO_4 \cdot 12H_2O$	20.0 g

加入 800 mL 双蒸水

0.4%的酚红溶液　　100 mL(先将 0.4 g 酚红放入钵中,加0.1 mmol/L 的氢氧化钠溶液 11.28 mL,研磨后加双蒸水 100 mL)

将上述两种溶液混合后,再加入双蒸水至 1000 mL,最后加 2 mL 氯仿防腐,置于 4 ℃的冰箱中保存备用。使用时,按以下比例配置：

原液甲	1 份
原液乙	1 份
双蒸水	18 份

混合后按需要分装,以 0.56 kg/cm² 的压力高压蒸汽灭菌 20 min,置于 4 ℃的冰箱中保存备用。

2.$NaHCO_3$溶液

用双蒸水将 $NaHCO_3$ 配成 5.6%的溶液,过滤除菌,置于 4 ℃的冰箱中保存备用。

3.双抗(青霉素、链霉素)溶液

取青霉素 100 万单位,链霉素 1 g,用灭菌水或 Hank's 液 100 mL 溶解,使每毫升含青霉素 10000 U,链霉素 10000 μg。分装于无菌青霉素瓶中,置

于-20 ℃的冰箱中保存备用。

4.0.5%的水解乳蛋白溶液

称取 5 g 水解乳蛋白,溶于 1000 mL Hank's 液中,用滤纸过滤,分装后以 0.56 kg/cm² 的压力高压蒸汽灭菌 20 min,置于 4 ℃的冰箱中保存备用。

5.营养液与维持液

(1)营养液:

0.5 g 水解乳蛋白液	90 mL
小牛血清	10 mL
双抗溶液	1 mL(终浓度为 100 U/mL)

用 $NaHCO_3$ 调整 pH 值至 7.2~7.6。

(2)维持液:同营养液,小牛血清加到 2%即可。